活用于临床的
病理诊断学 消化道·肝胆胰篇

第 3 版

主编

（日）福嶋敬宜 （日）二村 聪

主译

苏弘博 谢 威 祝建红

副主译

崔红霞 张 黎

主审

杨开颜

辽宁科学技术出版社
·沈阳·

Authorized translation from the Japanese Journal, entitled
臨床に活かす病理診断学 消化管・肝胆膵編 第3版
ISBN 978-4-260-03553-8
執筆 福嶋 敬宜 二村 聡
Published by IGAKU–SHOIN LTD., TOKYO Copyright © 2018

© 2023辽宁科学技术出版社
著作权合同登记号：第06-2022-123号。

图书在版编目（CIP）数据

活用于临床的病理诊断学. 消化道. 肝胆胰篇／（日）福嶋敬宜，（日）二村聪主编；苏弘博，谢威，祝建红主译. —3版.—沈阳：辽宁科学技术出版社，2023.6
ISBN 978-7-5591-2962-8

Ⅰ.①活… Ⅱ.①福… ②二… ③苏… ④谢… ⑤祝… Ⅲ.①病理学—诊断学 ②肝疾病—病理学—诊断学 ③胆道疾病—病理学—诊断学 ④胰腺疾病—病理学—诊断学 Ⅳ.①R446.8 ②R57

中国国家版本馆CIP数据核字（2023）第055226号

出版发行：辽宁科学技术出版社
　　　　　（地址：沈阳市和平区十一纬路25号　邮编：110003）
印 刷 者：辽宁新华印务有限公司
经 销 者：各地新华书店
幅面尺寸：185 mm × 260 mm
印　　张：17
插　　页：4
字　　数：450千字
出版时间：2023 年 6 月第 1 版
印刷时间：2023 年 6 月第 1 次印刷
责任编辑：丁　一
封面设计：顾　娜
版式设计：袁　舒
责任校对：王春茹

书　　号：ISBN 978-7-5591-2962-8
定　　价：268.00元

编辑电话：024-23284363　13840404767　15998252182
E-mail：guojingbin@126.com　191811768@qq.com
邮购热线：024-23284502
http://www.lnkj.com.cn

审译者名单

主　译
苏弘博　中国医科大学附属第一医院　病理科
谢　威　温州医科大学附属第一医院　消化内科
祝建红　苏州大学附属第二医院　消化内科

副主译
崔红霞　苏州大学附属第二医院　病理科
张　黎　上海市东方医院 / 同济大学附属东方医院　病理科

主　审
杨开颜　温州医科大学附属第一医院　病理科

参　译
马　骏　温州医科大学附属第一医院　病理科
李　鹏　温州医科大学附属第一医院　病理科
孙文文　温州医科大学附属第一医院　病理科
马　平　南京市高淳人民医院病理科
高福平　南京市高淳人民医院病理科
郭天威　南京中医药大学附属常熟医院病理科
化宏金　江苏省人民医院病理科
郭　鹏　山东省东平县人民医院病理科
周　泉　浙江省嘉兴市第二医院　病理科
赵小辉　江苏大学附属医院病理科
王　强　湖北省武汉市黄陂区中医医院病理科
孙　琦　南京大学医学院附属鼓楼医院病理科
杜明占　苏州大学附属第一医院病理科
杨旭丹　四川省人民医院病理科
茹　怡　苏州市立医院东区病理科

主编名单

主　编

（日）福嶋敬宜　　自治医科大学教授・病理学 / 自治医科大学附属医院部
　　　　　　　　　长・病理诊断部・病理诊断科
（日）二村　聪　　福冈大学医学部副教授・病理学讲座

译者序

回想自己刚接触病理知识时，拿着病理科借来的相关专著，看着其中繁杂的分类及晦涩的叙述，中学时代背英语单词的痛苦经历仿佛又历历在目。

相信很多临床医生和我一样，一方面在诊疗过程中对病理知识的兴趣及需求不断增加，另一方面在阅读专业性极强且略显枯燥的病理学专著时又感到力不从心，供求两者之间宛如隔着一道深不见底的"马里亚纳海沟"。

而本书打破了我对原来病理学书籍"形式八股"的刻板印象。正文内容丰富，重点突出，除了消化道病理外，还涉及肝胆胰方面的病理知识；涵盖了从标本处理到病理诊断各方面的内容，甚至在许多病理专著中被当作"理所当然"而无需赘述的"基础"知识也在本书中得到了详细描述。书中别具一格的旁注则拓展补充了一些经验教训和警示、某一概念的历史变迁及部分诊疗过程中的小技巧，阅读时会有一种福嶋、二村教授现场面授的亲切感。除了正文，书中另设多个特色专栏，有些专栏融历史、文化、艺术及作者自身感悟于病理知识之中，另一些则详细介绍一些主流病理教材上未曾出现过的知识点，这也使本书的知识架构更为立体。书中的专业名词一览、附表等工具性内容也是一大亮点。此外，本书基于日本的病理诊断体系进行编写，对于众多习惯于欧美诊断体系的病理医生来讲，无疑也是一次"文化碰撞"。

跟自己以往翻译过的内镜专著相比，病理学专著对于术语的要求更加严谨，每个术语的翻译都伴随着海量文献的查阅、反复的斟酌；而在注重严谨性的同时又要兼顾作者天马行空般的想象力。作为一个非病理专业的"门外汉"，这实属巨大的挑战。好在翻译工作得到了病理科杨开颜老师的热情相助及支持，她在日常繁忙工作之余，仍抽出大量时间和我逐字逐句校对、讨论及推敲，确保了内容的专业性及严谨性。

此外我也特别感谢苏弘博医生在本书翻译中所做的大量工作，以及辽宁科学技术出版社给予我的大力支持。

本书的初衷就是加强病理医生与临床医生之间的沟通，推动临床诊治工作的开展，也希望它能给各位对病理感兴趣的临床医生以及病理医生带来不一样的阅读体验及知识盛宴！

谢威

2023 年春 于阳和起蛰的温州

第 3 版 写在前面

各位同道大家好。本系列从第 1 版问世距今将近 14 年，第 2 版上市距今也已近 7 年。在我们使出浑身解数后，第 3 版终于登场了。现如今，作为一本既不是教科书，也非指南，同时也不属于操作手册的医学类书籍来说，这并不属于大家必备的书，竟然能屡次得以修订出版，实属罕见。对此，我们在惊讶之余同时也深感欣慰。

因此，在进行第 2 次修订时，我们两位作者进行了讨论。首先，为什么要推出第 3 版？即使现在回过头去草草翻阅一下第 2 版，也不会觉得里面的知识点太过陈旧，第 2 版中的"基础 + α"这一特色内容，就算目前看来也十分实用。但是，这种感觉是建立在"草草翻看"这一前提下，如果仔细阅读本书正文旁边的注解以及相关专栏等内容，就会真切地感受到 7 年所带来的变化还是相当之大的。在反复研读的过程中，这种想法变得越来越强烈。

还有一点，为什么要将《活用于临床的病理诊断学——消化道·肝胆胰篇》作为书名，这就要回归到编写此书的"初衷"，那便是"将病理信息准确地传达给临床一线医生，希望将其活用于诊疗工作中"，这种想法至今仍未改变。经过十几年的沉淀，在这种想法上又产生一种"要回馈曾经培育过我们的临床医生们"的情感。

对于这种情感，另一位作者二村先生曾用中岛美雪的《线》歌词中的"纵向之线"和"横向之线"作了生动比喻。"纵向之线"指临床医生，"横向之线"则指病理医生。有了纵线和横线相互交汇，就织成坚实的布匹。歌词"交织而成的布匹，也许有一天能覆盖某个人的伤口""当注定相逢的两条线，终于交会之时，就是人们所谓的幸福时刻"也相当应景。

在此，我也简单介绍一下这次修订的要点，本版主题是"即使在基因组、AI 时代也普遍适用的消化系统病理诊断的基础"。

入门篇、基础篇、应用篇、资料篇的框架基本保持不变，但将"特殊染色的基础知识"编入基础篇（一）。为了能快速便捷地查阅抗体列表，将其挪到封二及封三。恰当的标本处理方法以及取材方法等是本书的要点，所以这部分内容没有大幅改动，只是增加了基因组分析所需样本的处理方法等。基础篇（二）的修订是本版的最大特色，增加了很多最新的内容，包括正文旁边的注解都发生了很大变化。在术语汇总中，对每一个术语都进行了再次斟酌，最终敲定了 160 个术语，对术语的解析也反复推敲。专栏部分，从咖啡时间到最新话题，内容也有一半以上的更新，而且随着上述内容的修订，阅读体验也进一步提升。修订后的版本，内容更加充实，页数则与上一版基本相同。

在第 1 次准备会议上，我们就上述有关文章内容调整和编写方针进行了讨论，并根据讨论结果开展了修订、编写工作。在完成初稿后，进行了第 2 次会议。虽然我们一大早就集合，但讨论一直进行到临近深夜，大家都相当疲惫。尽管如此，当校对结束时，不止我们两位作者沉浸于强烈的满足感和振奋感中，连医学书院编辑部的志泽麻理子女士也非常兴奋。

完成修订后的第 3 版，即将来到各位读者手上，如果有读者能从中获得意想不到的启发，或因此对消化系统病理产生浓厚的兴趣，我们将不胜欣喜。但本书难免存在一些不足之处，或有些表述晦涩难懂，或我们想让读者理解但又缺少相应解释的内容。对此我们更要对这些用心阅读本书的读者朋友们表示感谢。如果能收到有关本书任何直接或间接的感想或意见，我们都会非常高兴。

最后，感谢为本书修订倾尽心血的医学书院的工作人员，以及所有在身边默默支持我们编写工作的各位同仁。向你们表示由衷的感谢！

作者代表   **福嶋敬宜**
2018 年 6 月

第 1 版　写在前面

　　《活用于临床的病理诊断学——消化道·肝胆胰篇》是一本医学图书，主要面向从事消化系统诊疗及研究工作的临床医生，特别适用于：

　　·在病理科进修的临床医生。

　　·将来打算成为消化专科医生的人。

　　·经常在临床病理交流会上对病理医生的说明感到疑惑不解的人。

　　·虽然是外科医生中的中流砥柱，但对指导他人进行病理标本处理等没有自信的人。

　　·几乎没和自己医院的病理医生有过交流的人。

　　·以及其他一些相关人士。

　　如果本书对以上朋友有所帮助，我将不胜欣喜。我可以自豪地说，不仅对临床医生，而且对从事病理检查的临床检查技师、一般的病理医生、还有正在临床实习的医学生、以及想要在短时间内掌握消化系统病理诊断学知识及步骤的人来说，本书都是再适合不过的选择。

　　说到病理学，不少人想当然地认为只要盯着彩色图谱看，然后记住相关表现就足够了，但在医院实习后就会发现，病理诊断学与自己所想的大不相同。首先，得对从患者身上切除的组织标本从大体层面进行仔细观察，此时如何把握相关要点将其制成组织切片就显得尤为重要，只有做好这步，才能在后续微观层面上对病变进行初步评估。一张合格的组织切片的制作，送检病理标本的临床医生至关重要。如果标本固定不妥当，后续很难进行复原。遇到难以获取病变定位的标本，如果没有直接参与手术医生的解释说明，则难以顺利地完成组织标本的制作。另外，临床医生的临床信息（病情变化及影像学所见等）对于病理医生做出准确病理诊断同样不可或缺（具体理由将在书中论述）。作为正在等待病理诊断结果的主诊医生，也会十分关注病理结果。

　　本书并不是病理学家为医学生和病理医生编写的病理教科书，而是从医院内与临床医生共事的病理诊断医生的视角出发进行编写的、有关病理诊断学方面的解说书。因此，本书将留出充分的篇幅，将一些在常规病理学教科书中被当作"理所当然的内容"或"默认的前提"进而删减的基础内容，以及实际诊疗一线中必不可少的注意事项囊括其中。经常有临床医生向病理室咨询有关组织、细胞标本的送检方法以及病理学检查的申请方法等问题，虽然不同机构之间的流程会有所差异，但本书尽量以实用性为中心对这类问题进行阐述。在相当于病理学各论的"不同脏器、病变的病理学探究"这一板块中，在介绍各脏器和病变之前，除了介绍病理学检查的顺序及疾病的基础知识，对于在相关学会和专业杂志等上极具话题性的最前沿的热点专题，也尝试用"热点聚焦""值得一听"等专栏进行浅显易懂的解说。

另外，无论是临床研究还是基础研究，很多情况下都离不开病理基础知识，所以也对病理形态和病理诊断学的活用方法等进行了一定的思考。另外，"特殊染色的基础知识""病理诊断相关术语""正常组织学图谱"等板块也有各自的参考价值。当拿到病理诊断报告，或在研究会、交流会上遇到难以理解的问题时，快速参考本书相对应板块，很多疑问或许能迎刃而解，希望大家充分利用。

虽说本书主要面向临床医生，也许有人觉得书中病理检查步骤相关内容有点多。但我认为这些内容恰恰是本书的亮点。如果不清楚病理医生如何处理标本，那么在申请病理检查时对一些重要的注意事项就难以把握。不管怎么说，了解病理医生的意图（思考过程）对理解病理诊断本身就有很大帮助。因为没有强制要求记住书中每一个步骤或流程，故有时可以尝试抱着一种"旁观上级医生指导其他新手病理医生的过程，而这一过程中有价值的知识又恰好被自己偷学到"的轻松心态来阅读本书，或许也会有一些新的发现。另外，正文旁边注解中随处可见的病理医生的心声及叮嘱，也值得多加参考。

我坚信，在开展诊疗、研究工作时随身携带本书，哪怕时间不长，只要阅读并掌握其中的相关内容，就一定能成为大家眼中公认的"擅长病理的临床医生（或医学生）"，工作中向患者解释病理诊断结果的时候也会变得底气十足，并且一旦熟悉相关病理术语及话题的要点后，你会发觉自己可以自然而然地参与到各种研究会和交流会的讨论之中去了。

无论是良性病变还是恶性病变，病理诊断和病理所见对诊断和治疗都有直接影响。除了希望更多的人（特别是临床医生）能够正确理解病理信息，进而更好地开展诊疗和研究工作外，我还衷心希望最终的病理诊断能给患者带来一些有价值的信息，这也是我们对本书所寄予的期望。

毫不夸张地说，如果没有医学书院医学杂志部《消化系统图像》编辑室的土田一慧老师的建议和鼓励，本书不会与大家见面。此外，编辑部志泽真理子女士等同仁，为了使本书成为"临床医生书架上常备的病理图书"而倾尽心血，最终在他们费心帮助下完成了本书的编写工作，在此向他们表示由衷的感谢。

作者代表　**福嶋敬宜**

2004 年 9 月

目录

I

入门篇

病理诊断由此开始

在病理组织学或细胞学诊断的过程中，病理医生主要依据组织和细胞形态，将疾病信息整理成诊断报告并提供给临床医生，以决定患者的诊疗方针。

虽然病理组织学及细胞学诊断本身并不能使患者直接获益，但如果临床医生能够理解其中的诊断和病理信息，据此制订方针并付诸实践，那么病理诊断就得以活用并服务于临床。因此可以说，病理诊断首先是因患者而生，而报告书则主要是为临床医生提供信息。

本篇首先对临床上经常向病理医生提出的疑问进行解答，使临床医生能够理解病理诊断如何较好地活用于临床。

1 病理诊断的概要

Q₁ 病理学检查可获取哪些信息？

A 若某一疾病组织出现形态学改变，病理学检查即可明确该疾病种类、具体分型以及病情等信息（图I-1）。

从病理学的角度来说，人体病变可分为肿瘤、炎症、循环障碍、免疫·代谢异常、畸形等，这些全部属于病理诊断的范畴。在消化系统疾病的临床工作中，对病理诊断要求最多的就是判断该病变是否为肿瘤性，以及在明确为肿瘤的前提下，判断其良恶性。在判断病灶是否适合外科切除这一问题上，这种要求显得更为迫切。术中和术后也有进行病理学检查的需求，这部分将于后文详述。

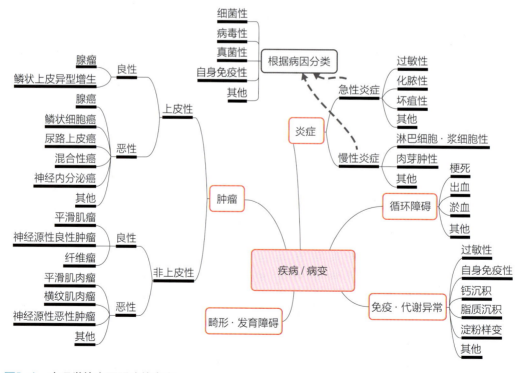

图I-1 病理学检查可明确的内容

炎症性病变由于病因不同或处于不同的疾病阶段，其组织学表现也有所差异。众所周知，过敏和寄生虫引起的病变中多可见嗜酸性粒细胞的浸润，而在自身免疫相关的慢性炎症中多可见显著的浆细胞及淋巴细胞浸润。当有明显中性粒细胞浸润伴黏膜破坏或浆膜面有纤维蛋白渗出时，提示为急性炎症。

当考虑炎症由微生物感染所致时，依据所推测的病原体（细菌、真菌、病毒）选择合适的特殊染色（革兰染色、抗酸染色、六胺银染色等），可在一定程度上提高病因诊断的精确度。此外，在某些情况下，利用免疫组化和原位杂交技术（in situ hybridization；ISH）也可明确致病病毒。

虽然循环障碍是一种功能性疾病状态，但是由它导致的组织变化（梗塞、淤血等）可被显微镜观察到，由此可推断疾病的进展程度和病因。

代谢异常是一种与细胞内功能密切相关的病理状态，无法直接被光学显微镜观察到但通常代谢性疾病引起组织、细胞的继发改变或产生的异常沉积物（脂质、铁、淀粉样物质等）可被肉眼或显微镜所捕获。

Q₂ 病理诊断的优势是什么？

A 优势在于可根据显微镜下组织、细胞的变化作出诊断，而这些微观变化恰恰是肉眼（包括内镜，影像学表现）无法探知的。同时它可对特定组织上的特殊结构进行染色，进而明确不同蛋白质的表达及定位情况。此外，经济性和简便性也是其优势之一。

在器质性疾病中，组织、细胞水平上会发生不同程度的变化。例如，肿瘤内异常细胞增多，或前文所提及的炎性病变中出现的炎症细胞/免疫细胞（粒细胞，淋巴细胞，组织细胞等）。而这些改变对于受过一定训练的病理医生来说，往往一瞬间就可识别出来。

病理诊断是在苏木精—伊红（hematoxylin-eosin；HE）染色显示组织、细胞形态的基础上，通过各种染色方法的辅助来探知组织的某些性状和功能。

Q₃ 病理诊断的劣势是什么？

A 由于病理诊断依赖于离体标本，因此难以反映疾病的动态发展及生理机能的变化，而且由于其是以形态学为基础的诊断方法，难以完全除外主观因素的干扰。

*1　即抽样误差。

病理医生所能检测和评判的范围，仅局限在那些从患者身体中取出、送检且用于病理检查的活体组织样本内。若患者体内存在病变，没有出现在所取的样本中[*1]，便无法得到准确诊断。另外，取材时标本挫伤或未经过恰当的固定，其组织形态也会受到影响而发生改变。在某些情况下，甚至会导致无法诊断或误诊。

应时刻铭记的一点是，病理检查所反映的只是在某个时间点捕捉到的组织某个切面的形态，这一点与影像学及临床所见类似，但频繁地从患者身上采集组织并不现实，故病理检查较难反映疾病随时间而演变的情况[*2]。

*2　但对于像慢性肝功能不全、消化道异型上皮、炎症性肠病的活动与否这类情况，病理可对其中、长期临床演变过程进行动态评估。

诊断中主观因素的干扰不仅出现在病理诊断方面，同时也是医学上普遍存在的问题。但若考虑到此因素给病理诊断带来的影响[*3]，则须尽力减少检查医院之间、病理医生之间的诊断误差，并建立报告复核体系等。当然，对于每个病理医生自身来说，掌握难以受主观因素干扰的标准及评估方法也相当重要。

*3　或者可以说"此因素在病理诊断中的分量"。

☕ 咖啡时间　**1**　如何界定模棱两可的"灰区"？

即使在临床专家中，也有人误以为只要把标本交给病理医生就能一切 OK。

由于病理检查能捕捉到仅靠影像学检查和内镜所看不见的微观形态，因此，病理诊断在多数情况下能比较准确。但是，无论借助多么高端的显微镜去观察，答案都不会写在镜头之下，更何况面对的是人体的疾病，因而难免会有模棱两可之处。就像资深的内镜医生也会遇到内镜下诊断不清的病例，放射科医生也有难以出具的 CT 或 MRI 诊断报告。造成病理诊断"灰区"的可能原因如下：

1. 送检的组织／细胞量过少。
2. 取材的人为因素干扰。

3. 不同疾病的组织形态之间存在相似之处。
4. 一些生物学上的中间型（交界性）病变（如上皮内瘤变）。
5. 极为罕见的疾病等。

以上这些因素可能是受到诊断者知识储备及经验差异的影响。另外，比较棘手的是上述因素混杂存在。如何认识这些"灰区"，如何对其进行界定，如何向临床医生传达，这些都是病理医生责任，而这些最终都归结为一个问题，即医疗者如何引导患者（纳入随访再次活检，还是制订并实施治疗方案）选择最佳诊疗方案。

（福嶋）

Q4 用于病理诊断的特殊检查方法有哪些?

A 除大体观察和光学显微镜的观察外,还有组织化学染色、免疫组化染色、原位杂交以及电子显微镜检查等。另外,使用病理标本进行基因检测的病理检测机构也在逐渐增多(图I-2)。

病理诊断是从大体观察开始的,标本制作后,通过显微镜观察 HE 染色切片,并对镜下观察到的结果进行读取,对可疑病变进行性质的诊断或辅助鉴别诊断时,会进行组织化学染色、免疫组化染色及电子显微镜检查。近年来,相比组织化学染色,越来越多的病理医生更青睐于免疫组化染色,但弹性纤维染色、网状纤维染色、黏液染色、针对细菌和真菌等的组织化学染色效果也非常理想。

最近,伴随基因组研究发展而来的精准医疗[*4]的影响,治疗前针对各种分子表达情况及基因异常进行检测的需求越来越多。例如,在消化系统疾病中,具有 *RAS* 基因(*KRAS/NRAS* 基因)突变的结直肠癌患者,无法从抗 EGFR 抗体类药物中获益(延长寿命、肿瘤缩小)的可能性很大,因此在治疗前有必要进行相关检测。

*4 又可称为精密医疗,也可以说是个体化医疗理念的进一步升华。

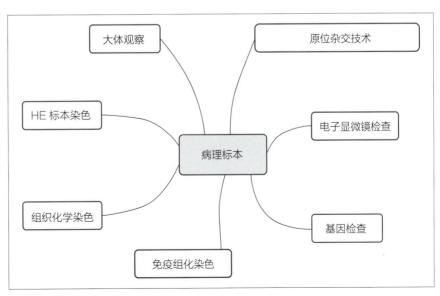

图I-2 病理诊断中的常用检查手段

Q5 听说病理医生很少，有地域差异吗？

A 这种情况很大程度上存在。可以说日本国内没有任何一个地方的病理医生是充足的。

根据日本病理学会要求，病理医生在指定的研修机构中（具有医师执照，且经日本病理学会认定）进行 4 年以上的病理学研修，结束规定的研修内容后，须通过日本病理学会举办的专科医生考试（笔试、实践技术考试），最后经日本病理学会专科医师制度运营委员会审议、认可后，才会授予其"病理专科医生"的资格。

不过根据后来的新专科医生制度，病理医生可以在初期研修后的 3 年病理诊断进修中，获得专科医生考试的资格，这已被认为是能够在一定程度上承担起病理诊断业务的最低标准。即便如此，截至 2017 年 10 月 1 日，这样的病理专科医生也仅有 2405 名。

而且这些病理专科医生大多集中在大城市的医院、大学，其中全国前 3 的都府县：东京都、大阪府、神奈川县的病理医生占全国的 30%（前 5 位都道府县占 40%）。此外，病理医生总数不到 20 人的县有 11 个。即使在东京都，如果考虑到其人口总数的话，这些病理医生也不算多，并且大城市的医院之间也存在很大差距。

☕ 咖啡时间 **2**　病理诊断学在离岛医疗圈中的作用

提到偏僻地区医疗中的离岛医疗，人们通常只强调保障人才、钻研技能上的困难等问题。但这只是离岛地区医疗的一个侧面。在与这些地区的临床医生进行诊疗合作的过程中，笔者的一个强烈感受就是，很多临床医生其实都具有全局性和区域性视角。

每当看到那些身处四面环海的离岛地区的临床医生一边照顾岛民的生活情况（如林业繁忙或渔汛期等），一边从事诊疗工作，都不由得让笔者重拾医者初心。

另外，极少有病理医生常驻于离岛医疗圈（接近于零）。所以这些地方往往难以实现术中快速诊断，有的医院引进了远程病理诊断系统。在不具备这种系统的地区，以胃切除手术为例，外科医生就要在术前十分谨慎地决定切除边界（即临床所谓的活检阴性区域）。尽管如此，有时也会遇到黏膜内或胃壁内的肿瘤进展范围超出预计的情况，此时需要外科医生凭直觉决定切除边界。因此，"手感很重要"这句资深外科医生常说的话，其重要性不言而喻。手术切除的标本通过海运或空运送到相关医院的病理诊断部门或第三方检查机构（即注册卫生检查所），由该处进行取材、制片，并下达最终诊断。但由于离岛这一地理因素，这一过程很容易变成只有标本和报告书的枯燥交流。最理想的举措就是定期召开临床病理会议，提供病例讨论的平台，双方的交流和学术碰撞将有助于提高离岛地区的医疗质量并培养年轻医生的钻研精神。希望地方医院能积极地探索那些只有基层医院才能做而大医院做不到的事情。病理诊断学虽然看似"不起眼"，但对实际诊疗却有很大的帮助，其实很多地方都是病理医生可以大显身手的舞台。

（二村）

2 病理标本、细胞标本的处理流程

Q6 病理科的标本处理流程是怎样的?

A 活检标本和外科手术切除标本的处理流程略有不同,但基本上是经过大体观察、取材、制片,显微镜诊断等一系列过程后,给出病理报告(图I-3)。

（1）标本接收

病理标本和检查申请单送到病理科后,首先对必要事项进行检查,再录入电脑（或输入条形码）,贴上病理标本编号。

（2）标本处理、拍照

*5 不同机构间有所不同。

手术切除的标本在福尔马林固定前也要进行大体观察和拍照*5。有时根据病例要求,会采集一部分未经福尔马林固定的组织标本,并保存用于基因检测。

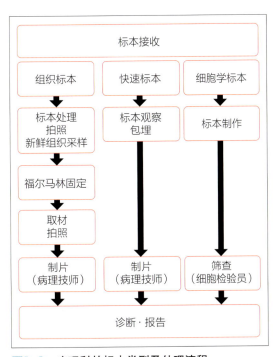

图I-3　病理科的标本类型及处理流程

（3）固定后标本的拍照、取材

对固定后的标本进行再次观察，记录大体所见，拍照（必要时拍摄特写照片以获得取材区域的放大图），然后将标本进行适当改刀，便于后续制作用于观察的切片。确认并记录所接收的标本，将标本进行必要且适当的切割，装入对应的包埋盒，这些操作步骤就是取材的核心内容。

*6 这个过程由病理部门的技师（临床检查技师）完成。

（4）制片 *6

改刀后的组织块在被制成切片之前还要经过几道工序处理。组织块经酒精脱水、石蜡浸透，待石蜡凝固后，制成包埋有组织的蜡块。将蜡块用切片机切成 3~5μm 厚的薄片，在水面展开，用载玻片捞起，待干燥后制成未染色的石蜡切片，然后进行各种染色，用盖玻片封片，这样用于显微镜下观察的切片就完成了。

（5）显微镜下观察、诊断及报告

病理学医生通过显微镜观察切片并做出诊断。在出具病理诊断报告时，很多医院采用病理报告复核体系。在诊断过程中，病理医生针对病变采取必要的特殊染色检查，在取材不充分的情况下追加补取，以完成对疾病的精准评估。

 制作术中快速病理标本的流程与常规病理标本有何不同？

A 取材、制片、报告方式等均有不同。

对肿瘤性病变而言，外科手术的最终目标是将其完整切除。

因此，术中快速病理所面对的是送检标本背后的各种临床需求，如切缘是否有肿瘤残留、淋巴结是否有转移、腹膜结节是否为癌肿转移所致等。

（1）标本接收

即使是术中快速病理诊断的标本，也需要在正式进入诊断流程前进行登记。另外，如有术中快速病理诊断的需求，应事先与病理科联系并预约。

（2）标本的大体观察、取材及包埋

拿到标本后，病理医生会对标本所对应的器官、部位及送检目的进行确认，暴露出标本中需检查的部位（必要时需对标本进行切割），将其包埋在专用的凝胶物质（OCT 包埋剂等）内，使其急速冻结。

（3）制片

*7 一种带冷冻功能的切片装置。

用冷冻切片机 *7 将冷冻状态下的组织切片，并附着在载玻片上，依次在各个染色液中浸染数十秒进行染色，制成冰冻切片，同一组织通常制作

2～3 张冰冻切片。从标本接收到制片完成，需要 10～15min。

（3）显微镜观察、诊断

某些情况下，在制作组织标本的同时，观察制作细胞印片标本也是有用的。如果切面未能充分展现病变，可对标本进行深切以获取更多信息。如果有该病例相关的既往活检标本等，也可与这些标本进行对比。

（4）向手术室发送报告

配合检查目的，报告诊断结果。通过对讲机或电话报告诊断结果的情况也比较常见，在报告结束后，将口头传达的检查所见及诊断意见整理成术中快速病理诊断报告书，同时也记录、留存术中讨论的事项。

 Q8 细胞病理检查流程与一般病理检查有何不同？

A 不同之处：细胞的收集，标本制作（涂片、固定、染色），对异常所见的筛选及诊断等。

（1）细胞的收集、涂片、固定（图 I-4）

细胞的采集方法有：灌洗法（→腹腔灌洗液等），摩擦法（→如胆管刷检、胰管刷检等），印片（Stamp）法（→采集的淋巴结及肿瘤的切面等），穿刺吸引法（→肿瘤，囊肿等）以及体液采集（→腹水、胰液、胆汁等）。根据不同用途选用不同方法。细胞标本的固定方法有：湿固定法（使用 95% 乙醇）和干固定法（将标本快速干燥）。另外，根据标本的不同，有时固定前的一系列操作需在细胞采集现场进行。

（2）细胞染色

经湿固定法固定的标本，采用巴氏（Papanicolaou）染色；经干固定法固定的标本，采用吉姆萨（Giemsa）染色。

（3）由细胞检验员筛查

细胞检验员对标本进行仔细观察。遇到异常细胞时，用墨水等在标本上做好标记。

（4）由病理医生行细胞病理诊断

病理医师或细胞诊断专科医生对细胞检验员标记的标本进行评估，生成细胞诊断报告书。

有些医院则是由细胞检验员和病理医生共同在多头显微镜下边观察边讨论，然后做出最终诊断。对筛查后没有发现异常的细胞标本，不同医院有各

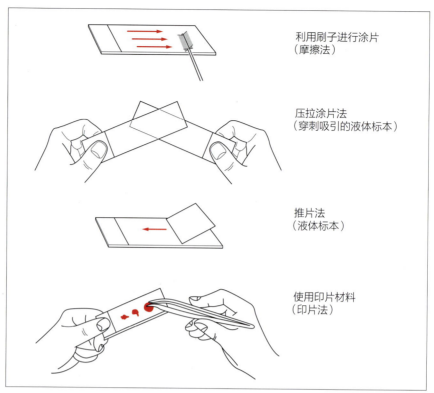

利用刷子进行涂片
（摩擦法）

压拉涂片法
（穿刺吸引的液体标本）

推片法
（液体标本）

使用印片材料
（印片法）

图I-4 **细胞涂片方法**

自的处理习惯，可由病理医生或细胞诊断专科医生共同复核，或者直接出具报告。

3 病理标本的固定及送检

Q9 病理标本固定（福尔马林）时应注意什么？

A 首先应理解固定目的，尽可能迅速地将切除标本浸泡在足量的福尔马林中。

为了得到准确的病理诊断，需要对标本进行适当处理，将组织浸透并固定于福尔马林中，目的如下：

1. 防止组织自溶。
2. 防止细菌等微生物繁殖。
3. 使组织硬化，便于后续切片。
4. 提高组织着色性。
5. 维持组织结构。

当组织从身体中取出后就开始自溶。其程度随时间推移而加剧，富含酶等物质的脏器很快就会呈现较强的自溶倾向。一旦组织发生自溶，即使立刻浸入福尔马林中固定，自溶的部位也无法复原。而且固定不充分的标本在染色时不易着色，最终导致切片颜色黯淡，不易观察。

固定液的量至少为组织标本体积的 10 倍（最好 15～20 倍）（图I-5）。如果把小型手术标本或带有脂肪的淋巴结塞进小容器的话，其中心可能会固定不佳。

如果标本未经固定放置于常温下会因细菌繁殖而腐烂[8]。

取材时需要对标本进行切割，组织需达到一定硬度才可被顺利切割。另外，制片时需将组织均匀地切成厚度为 3～5μm 的薄片，所以最初的固定也相当重要。

标本一旦经福尔马林固定后，如果强行弯曲或拉伸，都会使其断裂。因此，在浸泡在福尔马林之前，有必要考虑固定后的状态而预先将组织充分展开。

[8] 如深夜结束手术后忘记处理的标本，或是泡在生理盐水中送检的淋巴结等，诸如此类情况并不少见。

1. 标本离体后尽可能及早固定

2. 用 15～20 倍于标本体积的福尔马林进行固定

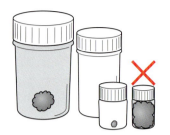

选择适当的标本瓶，
使标本在里面不会太挤。

3. 对于较大的标本，须考虑福尔马林的渗透能力（约 1mm/h），据此进行切割处理

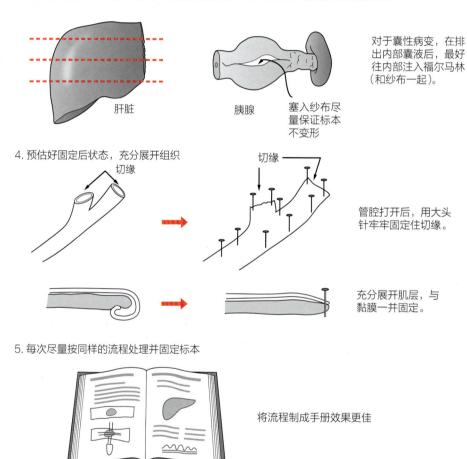

肝脏

胰腺

塞入纱布尽
量保证标本
不变形

对于囊性病变，在排
出内部囊液后，最好
往内部注入福尔马林
（和纱布一起）。

4. 预估好固定后状态，充分展开组织

切缘

切缘

管腔打开后，用大头
针牢牢固定住切缘。

充分展开肌层，与
黏膜一并固定。

5. 每次尽量按同样的流程处理并固定标本

将流程制成手册效果更佳

图I-5　正确的标本处理方法

Q10　福尔马林固定有不利影响吗?

A 不利影响：脂肪、糖原的溶失，组织收缩，蛋白质结构改变，DNA、RNA 断裂等。

由于脂肪和糖原会被福尔马林溶解掉，因而在切片上会出现空泡。如果看到胞浆空亮的细胞，可以推断曾是充满脂肪或糖原的细胞。通常蛋白质和核酸的变化不会影响切片观察，但有时会对免疫组化和分子病理检测造成影响。

Q11　普通福尔马林固定液与缓冲福尔马林固定液的区别是什么?

A 在普通的福尔马林中加入磷酸盐中和后，称为缓冲福尔马林。

福尔马林是 40% 甲醛溶液，是最常见的组织固定液。福尔马林接触到氧气后会转变成组织固定能力较弱的甲酸，还会和血红蛋白反应形成褐色颗粒（氧化血红蛋白）。此外，经过长时间放置，甲醛会转变为多聚甲醛，妨碍组织的固定。为了防止这种情况，在福尔马林中加入磷酸盐进行中和，使其 pH 为 7.4 左右，称为中性（磷酸盐）缓冲福尔马林固定液。将病理标本用于基因组研究时，推荐使用 10% 中性（磷酸盐）缓冲福尔马林固定液进行固定。

Q12　是否有不适合福尔马林固定的标本?

A 有些标本要求组织新鲜（即未经固定的标本），有些标本应采用其他方式固定。

当怀疑以淋巴瘤为代表的非上皮性肿瘤时，有时需保证标本新鲜以用于表面标记及染色体异位的相关检测。

此外，为了后续检查，有时也会将标本进行冰冻保存。如果需要通过电子显微镜检查，则应使用专用固定液。当怀疑传染病时，有时也在固定前将部分标本送至微生物检查室。

除上述情况外，如果遇到不确定该如何处理的情况，可以给病理科打电话咨询病理医生或技师。此外，血液肿瘤内科医生对于淋巴结的处理方法也应熟谙于心。

各个领域（特别是肿瘤学）在开发治疗药物的同时，其相关的伴随诊断（Companion Diagnostics）试剂[9]也一同被开发出来。其免疫组化和基因检测结果用于评估治疗的适当与否。因此相应的待检标本必须严格按照适用的固

*9　此处所指的是，为提高特定药品的有效性和安全性，对患者进行预先检查以明确其是否适合该药品而使用的诊断性试剂。

定方法和保存方法进行操作。

Q13　需要在病理检查申请书中填写的临床信息有哪些？

A　可填写一些有助于探讨临床及病理诊断一致性的内容。将希望借由病理学检查明确的问题进行整理。可以试想一下在向其他科室的医生介绍该患者病情时该如何说明，就会自然而然地明白应向病理科提供哪些临床信息（表I-1）。

　　尽管按常规流程，临床医生应在申请书上写明标本送检的理由，但实际工作中，提交到病理科的空白申请书并不少见（在笔者所在医院，为了自身名誉而仔细填写的医生较少）。一般来说，对于消化道活检，应注明内镜观察结果；对于肝功能异常的活检，应附上相关的血液生化检查数据等，肿瘤活检时则应提供影像学检查结果等。对于手术切除标本，要画图说明术式和切除范围，对切缘无法把握的部位要在图上特别标记等，同时也需提醒进行检查的第三方注意。

　　病理诊断的过程，即识别、收集所观察到的病变→分清观察病变的主次→总结→对照诊断标准→确定诊断。最初"观察"的对象，除了镜下的组织形态以外，还包括它的大体所见、临床表现及影像学表现等。这么做的原因是人的肉眼和大脑无法从组织所见中提取完全客观的数据进行

表I-1　病理诊断申请书中应填内容

○活检·内镜手术标本等
1. 发病经过及临床诊断
2. 病变所见（内镜所见等）
3. 标本的取材部位
· 如有既往活检标本，需描述前后两次病变的位置关系以及所见异同
4. 取材方式
是否需要评估切缘情况

○手术标本
1. 发病经过及临床诊断
2. 病变外观（术前/术中）
3. 术式
· 注明所切除的具体结构以及如何切除
· 清扫术后送检淋巴结标本的分组及个数
4. 标明标本的空间方位（以图示或在标本上系线标注等）
· 消化道标本应标明口侧及肛侧
· 重要解剖结构（胆管、切缘、合并切除的部分器官等）

评价，因此需要相关临床信息对其进行补充和佐证。例如：胃和胰腺内发生的腺癌，其诊断标准明显是不一样的。虽然病理医生往往习惯于仅靠"组织结构、细胞形态及细胞核形态"就对其作出诊断，但实际上这两种疾病是需要以胃或胰腺为前提，结合影像学、内镜所见等信息进行综合诊断。

4　大体观察及取材

Q14　大体观察病理标本时，应观察什么？

A　无论肿瘤还是非肿瘤性病变，都应观察其部位，尺寸，表面和切面的性状、颜色，以及和周边组织的关系等。

病理医生所提及的尺寸，是指病变被切除时的尺寸。病灶增长至某个尺寸（假设直径为5cm）是经历了1个月还是10年，其意义是不同的。对于非上皮性肿瘤，体积越大恶性程度可能越高，但对上皮性肿瘤来说，其大小和恶性程度未必呈正相关。而肿瘤大小只不过是大体所见的一个方面，如果把切面性状（是否为实性／是否坏死／是否出血／其他）及其与周围的关系（清楚／不清楚、规则／不规则等）综合来看的话，又将得到不同信息。

下面列举了一些通过大体形态就可作出大致推测的病变种类及性质，供大家参考（表I-2）。

Q15　取材的注意事项有哪些？

A　准确把握病变的定位及性状，在充分考虑到显微镜下观察所应评估内容的基础上，对组织进行恰当改刀。

为了制作合适的病理组织标本，必须训练肉眼观察能力。提高这种肉眼观察力的关键是要经常在脑海中构建、描绘组织形态，为此要孜孜不倦地对大体形态和组织形态进行对应观察。这样就可以在一定程度上根据大体形态推断其组织形态。

通过影像学检查（CT、US等）捕捉到的改变至少反映了现阶段病变的大体水平改变。因此，思考影像学表现所反映的问题，有助于同时提高病理诊断及影像学诊断的精确度。

表Ｉ-2　病变大体表现中的诊断思路

大体表现	诊断思路	示例
颜色及表面性状		
绿色	胆汁	高～中分化肝细胞癌
黄色·奶油色	脂质沉积，内分泌颗粒	黄色肉芽肿性胆囊炎
		神经内分泌瘤（类癌）
黑色	黑色素	恶性黑色素瘤
红色·黑色	血液	肝细胞癌，绒癌
白色	纤维组织	溃疡瘢痕
切面有光泽的灰白色肿瘤	间叶源性。坏死较少	非上皮性肿瘤（肉瘤或淋巴瘤等）
切面没有光泽的灰白色肿瘤	上皮源性。可能伴坏死	腺癌
切面没有光泽的白色肿瘤	上皮源性。可能为角化细胞	鳞状细胞癌
边缘性状		
边界清晰·膨胀性生长	良性肿瘤，低度恶性肿瘤	GIST*，胰腺神经内分泌肿瘤
边界不规则或边界不清	恶性肿瘤，炎症	胰腺癌，炎性假瘤
其他		
伴有坏死的病变	如为肿瘤多提示恶性。部分炎症性病变（化脓）	转移性肿瘤 肝脓肿

* 胃肠间质瘤：gastrointestinal stromal tumors

*10 这类问题仅依靠切片标本无法得出结论。

　　另外，肿瘤的大小、浸润范围、数目、淋巴结数目、到切缘的距离等都依赖于大体观察 *10。对于术中快速病理诊断或保存组织用于研究等情况，也能够视具体目的而在相应的部位进行取材，这自然更需要扎实的肉眼观察力。

5　从病理组织诊断到报告生成

Q16　显微镜下观察有何技巧？

A 技巧就是反复对切片进行扫查和检阅，把握病灶的整体情况，并且善于用"探索之眼"去发现病变。

*11 低倍镜：一般为 2~4 倍的物镜。

　　通过病理检查申请书了解简要病史和检查目的，之后将组织切片置于显微镜下，在低倍视野下 *11 扫视整张切片是第一个要点，这也是观察病理标本时的技巧。如果低倍镜下发现病变，就要初步把握它是哪种类型，增多的细胞是什么，是炎症细胞还是肿瘤细胞？继而观察病变和背景组织的关系，明确病灶主体位于何处相当重要。接下来，切换高倍镜观察，首先要明确与自己低倍镜下的初步印象是否相符。高倍镜下能看到低倍镜无法充分观察到的细胞核及细胞质的形态。病原体等微生物大多也只能通过高倍镜来观察。

此外，应用"探索之眼"去阅片也是技巧之一。毫不夸张地说，在一张切片中能观察到无限多的现象，例如，同样是高分化腺癌，仔细观察会发现诸多不同，如细胞内黏液的含量、腺管的大小、腺管的密度、肿瘤内炎症细胞的浸润程度、聚集范围等。事实上，当用肉眼观察某一病变时，脑海中通常会习惯性地浮现基于既往经验和知识的"某某表现"来解释当下的病变形态，而这种情况恰恰需要一双"探索之眼"去仔细辨别。

当杂志和学会等报道了某个组织病理学上的新征象，此后相关这种新征象的类似报道会相继出现，其实这并不代表是发现了过去病变中不存在的征象，而是之前谁也没有通过"探索之眼"发现而已。这种现象在各个领域应该都存在，只是程度的问题。

☕ 咖啡时间 3　以构建 3D 思维为目标！

这里我所定义（略带夸张！）的 3D（三维）思维，是指从点到线、从线到面、从面到立体的想象力。受限于显微镜成像原理本身，当今病理下的世界几乎都由二维图像构成，尽管这一事实让人很无奈，但并不意味我们的思维方式也停留在二维。当用显微镜进行观察时，也许有人会萌生"如果眼前的东西能够立体化观察，那一定会相当有趣"这样的想法。事实上，数字病理学在某种程度上可以使之实现。将大量数字化图像在 PC 上进行有机整合后，确实能在一定程度呈现 3D 外观。另一种方法是使用共聚焦显微镜或特殊光透过一定的厚度观察到 3D 图像。上述方法在病理标本方面的应用都处于起步阶段，但科技的魅力就在于它一旦起步，就

会以惊人的速度发展，在 3D（影像学）图像诊断广泛普及的当下，我认为 3D 病理诊断的时代迟早会到来，并对之充满期待。

但不能忽视的是人脑的立体思维能力。在观察标本的时候请尝试构建从点到线、从线到面、从面到立体的想象力。试想在观察标本时脑海中不仅仅构建出 3D 图像，同时还浮现出疾病的病情演变，这会是一件多么激动人心的事！如果缺乏这种联想能力，即使再多的 3D 图像摆在眼前也会视若无睹。虽然人的大脑有时也会犯糊涂，但我仍觉得它是个十分强劲可靠的器官，技术越是先进，这样的感觉就越强烈。

（福嶋）

Q17 活检标本的观察要点有哪些？

A 如果怀疑是肿瘤性病变，首先要正确评估是否含有肿瘤，其次评估是良性还是恶性、组织分型如何，还要谨慎评估是否适合分子靶向药物治疗。如怀疑非肿瘤性病变时，则要事先确定好观察顺序。

肿瘤是由遗传基因异常而产生的"非正常组织"，这种异常可表现为组织、细胞形态的异常。遗传基因异常的程度和类型千变万化，表现出来的组织改变也多种多样。

肿瘤大致可分为上皮性肿瘤和非上皮性肿瘤。在上皮性恶性肿瘤中，组织分化程度是判断其恶性程度的重要因素，除此之外也有许多其他组织学表现成为疾病的预后因素。细胞核的异型性、脉管侵犯程度、癌细胞向周围组织浸润的方式等是许多脏器癌症处理规约所采用的代表性评估项目。对于非上皮性（间叶源性）肿瘤，肿瘤增殖能力的评估相当重要，临床上经常应用核分裂象的数目及 Ki-67 指数进行评估。

据了解，约15%的胃癌病例存在 HER2 基因（编码膜型酪氨酸蛋白激酶的基因）的过表达及基因扩增，其分子靶向药——曲妥珠单抗（赫赛汀）已成为标准治疗药物。因此，可以采用免疫组化检测 HER2 蛋白的表达，采用原位杂交（ISH）或荧光原位杂交（FISH）技术检测 HER2 基因的扩增。可以预见，未来这样的目标分子还会增加。

Q18 对外科手术切除标本应评估哪些项目？

A 一般应评估项目：肿瘤类型、恶性程度、局部进展程度/进展模式、切缘有无肿瘤残留（如根治性切除术的标本）、放化疗效果评估等。具体评估项目因肿瘤类型及标本种类而异。

外科手术治疗的最终目的是将病变完整切除，因此切缘部分的评估尤为重要。

应从三维角度对手术切除标本上的癌进展范围进行病理学评估。以消化道病变为例，需评估与黏膜面平行的横向（水平）浸润范围，向消化道腔内生长的部分及贯穿消化道管壁（垂直方向）的浸润深度。对于肝脏和胰腺等实质脏器，肿瘤大小用 3 条径线的长度表示。当侵犯相邻器官或组织时，则以各自的浸润范围来评价。

通常高分化（型）癌大多会形成比较明确的边界，肉眼下就容易辨别浸润范围。但由于低分化癌因具有特殊的浸润形态，其浸润范围则往往依赖组织学评估。喷洒碘液观察食管癌的浸润范围极其有效，但碘不染区不一定都是癌，最终判断仍需依靠组织学评估。

临床上放化疗后实施外科手术切除的病例越来越多，这种组织学上治疗效果的评估也属于病理工作范畴。当肿瘤对治疗有反应时，可发生一系列组织学改变：细胞变性、坏死→核增大、染色加深→细胞崩解→肉芽组织的取代→纤维化等。理解了这些演变过程，可在一定程度上判断此时病变处于什么状态，也可大致把握肿瘤整体中有多少比例（%）的组织产生了这样的治疗后改变。

6 术中快速病理诊断

Q19 术中快速病理诊断与常规病理诊断有何不同？

A 不同：时间和标本性质、病理检查技师和诊断医生的精神状态。

常规标本一般是在福尔马林固定后经过石蜡包埋并切片。术中快速病理诊断则是将标本与凝胶状物质（OCT 包埋剂）一起用液氮等急速冻结，在冷冻台（冷冻切片机，约 −20℃）中切片制片。所需时长在一定程度上会受病例和标本数量的影响，从标本送达到制片完成，大概用时 15min[12]。由于标本制作的方法不同，冰冻切片的质量就不如石蜡切片。标本处理每个步骤都一点点地影响着标本质量，包括冷冻前的标本状态（干燥、破碎都是致命的）、冰冻切片机与冰冻组织间微妙的温度调整、切片速度、捞片、染色等。如果标本的质量下降，即使是通常不难诊断的病变，也会变得难以辨别，术中快速病理诊断可以说是一份承载着这些困难的报告。

*12 请参考 Q6、Q7

在如此仓促的时间内，在质量欠佳的切片上寻求影响外科手术方针的重要决策的答案，无论是身为诊断者的病理医生还是制作标本的技师，都承受着巨大压力。由于术中无法进行与普通石蜡切片相同水平的病理诊断，因此临床医生需认识到术中快速病理诊断的局限性。

Q20 术中快速标本送检时应向病理医生提供哪些信息？

A 应告知病理医生手术经过、临床诊断，送检目的以及标本的空间方位。

有些申请术中快速病理诊断的外科医生，误以为只要把组织送到病理检查室，就能立即制作切片并做出诊断。但从标本送达病理科，到能够开始着手制作切片就需要 10～30min。最大原因在于外科医生没有向病理医生说明想获取标本哪些部位以及哪些方面的情况。如果不告知关于组织标本最起码的信息，病理医生就无从下手。特别是小型组织，如果在标本制作时弄错了方向，将造成无法挽回的严重后果。

另外，既然申请术中快速病理诊断，必须事先拟定好应对各种结果的措施，否则就不应申请术中快速病理诊断，而应直接申请术后常规病理诊断。

咖啡时间 4　术中快速病理诊断的幕后

"结果还没出来吗？向病理科核实一下！"

这是笔者在外科轮转进修时，手术中上级医生经常说的话。尽管在等待术中快速病理诊断结果的过程中，外科医生的心情会因不同病例而有所差异，但无论如何，"等待"这个过程都会显得相当漫长。

与此同时，当标本到达病理科时，主诊病理医师会接到通知，技术员也会暂停其他工作，着手准备制作快速诊断用的切片，繁忙的工作由此开始。常规手术下，标本一般都会在差不多的时间送达，标本"撞车"的情况时有发生。没有几个病理检查室具备同时平行开展多个标本制作的设备和人员（笔者所属机构也很少同时开展）。因此，负责标本制作的技师有时会比较焦急，病理医生则要在确保手术间、患者和标本之间不发生张冠李戴的情

况下，同时进行取材和镜检。如果此时出现"含糊"或"疑难"的病变，就会动员身边的病理医生参与讨论诊断，或者参考教科书及图谱，此时工作节奏会变得更加紧张匆忙。

但原则上病理医生传达给手术室的信息应该简洁明了。作为外科医生，如果在手术过程被告知一些冗长且没有意义的病理结果，会令他们十分困扰，关键信息没有传达就无法开展下一步的诊疗工作。类似信息包括："切缘阴性"、"淋巴结没有转移"、"存在部分异型细胞，但没有明确恶性所见"等。

即便如此，若需要讨论时，双方也会进行详细沟通。

所有的一切，都是为了处于麻醉状态的患者。

（福嶋）

Q21 哪些方法可防止快速病理标本变性及细胞脱落？

A 采集标本时应最大限度地避免组织破碎，尽快将标本转运并送检以避免标本干燥。

组织一旦切除就开始干燥和自溶，为了制作优质标本，要将标本尽快转运并送检。为了最大限度地降低送检过程中组织标本的干燥程度，可将其用生理盐水浸湿的纱布松散地包好。如果用干纱布包裹，组织会粘在纱布上，揭开时会造成组织破碎，一定要避免。在观察（胆管和消化道等）黏膜表面时，也应注意严禁使用干纱布去擦拭黏膜表面附着的血液，最好用生理盐水浸湿的纱布轻轻蘸拭。

7 细胞学诊断

Q22 在消化系统疾病诊断中，细胞学诊断有何用途？

A 用于：怀疑腹膜肿瘤时的腹水、腹腔灌洗液的细胞学检查；怀疑胰管、胆管癌时的胆汁、胰液的细胞学检查，胰管、胆管刷检，针对肿瘤的穿刺吸引细胞学检查等。

"细胞病理检查只是筛查，而组织病理检查才能确定诊断"，这种想法至今仍根深蒂固。虽算不上完全错误，但也有失偏颇。多数穿刺吸引的细胞学检查都可以达到确诊目的，且细胞病理检查也有组织病理检查无可比拟的特有优势（图I-6）。例如，在囊性病变无法行活检的情况下，有时可通过对内容物的穿刺吸引细胞学检查来确定诊断。腹腔灌洗液的细胞学检查也充分发挥了自身能处理液体标本的优势。

对于胆胰系统肿瘤，可通过收集胆汁、胰液，或在内镜下对肿瘤进行穿刺吸引细胞学检查，均有助于提高诊断的精确度。

细胞学诊断的特点在于，组织学标本只能看到组织的某一断面，而细胞学检查可对整个细胞进行观察，因此也很容易识别细胞之间的结合特性等性质。此外，在细胞学标本上也更容易观察到核的细微变化。

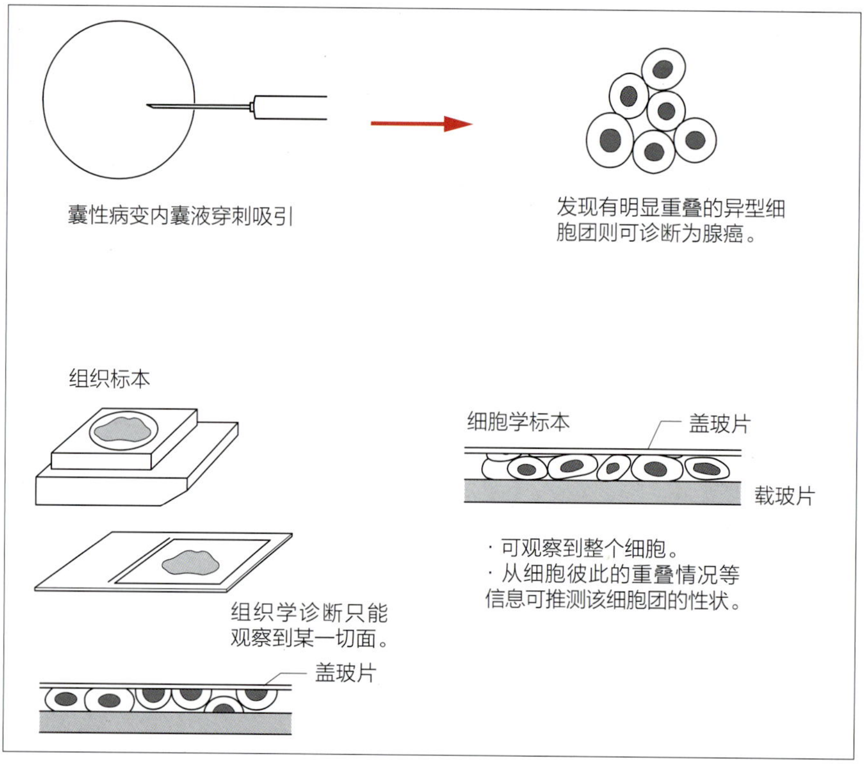

图I-6　细胞学诊断的优势

Q23 是否有提高胆汁、胰液细胞学诊断精确度的方法？

A 优化标本的采集、送检手法，提供适当的信息相当重要。

　　待检细胞数量少，以及由胆汁、胰液引起的细胞变性是造成胆汁、胰液细胞学诊断困难的主要原因。尤其在各种梗阻机制引发的胆管病变中，在梗阻部位上游常可观察到增生的上皮细胞或异型上皮，加上细胞变性等因素的干扰，其与癌细胞的鉴别就变得非常困难。

　　在采集标本时一般可采用的有效方法包括：尽量在 PTCD（经皮肝穿刺胆道引流术）置管时、ERCP（经内镜逆行性胰胆管造影）操作时，或在胆管、胰管壁刷检后采集胆汁、胰液，或反复采样以增加样本信息量等。

　　关于胆汁、胰液标本的处理，可参照"胆道、十二指肠壶腹部"（第150页）及"胰腺"（第165页）章节。例如，把试管放入盛有冰块的容器里，以尽量减少自溶；标本含有黏液时，将其放入 SPITZ 试管，加入冷却的生理盐水，使用滴液吸管吸引去除黏液成分等办法均可有效提高诊断精确度（标本质量）。

8 病理报告解读要点

Q24 病理诊断中标本不充分（insufficient material）是什么意思？

A 意味着组织标本的数量和质量出现问题。

有人认为，"对于细胞学诊断，只要看到一个坏细胞就足够了。"虽然不能完全否定这种观点，但并非那么简单。即使在非肿瘤性病变中，有时也可见到增大的细胞，可能是由于某种人为因素的牵拉造成的。在经验丰富者看来，仅凭单个这样的细胞（尽管有些极端，但主要是强调细胞量少）无法做出明确诊断。

所谓标本的质量问题，是指标本中的组织和细胞受到人为因素影响程度的大小。在组织标本中，可表现为由于组织固定不充分而发生的形态扭曲，或因组织本身因自溶而变得模糊不清等，胆囊黏膜被胆汁完全侵蚀就是一个最常见的例子。另外，息肉切除时由于烧灼引起的组织变性较强时，不仅难以评估切缘，有时甚至对息肉性质的评估也难以完成。

在细胞学诊断标本中，染色前标本的干燥也会造成很大影响。

Q25 病例报告中使用的术语：「see comments（详见描述）」，「probably（考 虑 为）」，「most likely（可 能 性 大）」，「suggestive of（倾向为）」，「suspicious of（疑为）」中包含哪些微妙语意？

A 这些基本都是用来提醒读者注意的表述，报告中都应注明各自的含义和理由。

（1） see comments 详见描述（同 see description 或 see note）

在描述特殊病变、难以诊断的病变，以及与过去治疗的关联等情况使用，多用于强调其中想要传达的内容，提醒读者注意。

（2） probably（考虑为），most likely……（可能大）

无论在哪种情况下，病理医生都会有一个初步考虑的诊断，但在信息不足或存在若干不一致的情况下，多数会给出一个暂时性意见。所谓暂定，不一定代表模棱两可，而是意味着该标本难以最终确定诊断，只能暂时诊断到某一程度。

（3） suggestive of（倾向为），suspicious of……（疑为）

如果诊断确定的情况下一般不会使用这样的术语，因此如果出现可认为准确度比较低。虽然不能下定论，但笔者认为，如果确定诊断具有 100% 的把握度，则多数情况下 "suggestive of" 具有 60% ~ 80% 的把握度，而 "suspicious of" 具有 40% ~ 60% 的把握度[*13]。

*13　此处也具有主观性

（4） insufficient/inadequate material（材料少 / 不佳）

由于标本的质和量不充分，造成病理诊断本身出现困难的情况下使用这样的表述。

（5） no evidence of……（未见）

有一种"至少这个标本中，没有找到能作出明确诊断的改变"的意味，表示由于无法观察到组织的所有层面（只能看某个切面），因而不得不出具这样的病理诊断报告，多少包含划清责任的意思。

Q26　在查看病理诊断报告时，除了诊断之外，还应该检查哪些项目？

A　患者的标本相关病理信息是否正确，与临床所见是否一致。

有些失误起初临床主治医生查看病理诊断报告时并未注意到，只是在患者病情发生改变后才发现，而某些疾病甚至在后续的临床处理中一直进行不正确的随访，或反复进行错误治疗等。

由于病理诊断内容通过诊疗系统终端传达的情况越来越多，所以需更加注意纸质报告书中考虑不到的漏洞，以及报告本身漏看、漏发等失误。

病理医生根据病理组织诊断申请书进行标本检查，即使在检查标本过程中发现申请书上没有记录（临床上未提及）的病变，也应当制作组织标本并进行诊断。相反，申请书中有记录的病变却在标本内找不到的情况也偶有发生，可能的原因包括：手术切除范围内并未包含该病变；标本丢失（如掉落在福尔马林容器中等）；该病变实际并不存在（申请书为术前所写）；病变实际存在，但由于标本固定不良等原因导致肉眼无法识别等。

某医院曾出现这样1例失误：在早期胃癌（黏膜内癌）病例的病理诊断栏中，错误输入了"淋巴结转移癌"的诊断意见，而临床医生看到后，竟毫无疑问地接受了此诊断意见并实施了术后化疗。当然，在这种情况下，病理医生应承担首要责任，但临床医生在看到黏膜内癌的诊断中出现"淋巴结转移"的诊断时，应想到向病理医生询问并核实。更何况该病理报告的镜下描述一栏中已经明确注明"未见淋巴结转移癌"。

Q27　病理诊断报告的复印件可以交给患者吗？

A　可以。但病理诊断报告多数情况下是向临床医生提供的，因此患者需要在临床医生的帮助下对报告进行解读。

随着患者对知情同意和知情权的逐渐重视，患者查看病理诊断报告的需求也比以往增加了。

若患者能更清晰地理解自己的疾病（病痛）从而接受治疗，那么对患者和负责治疗的医生都是有益的。因此，越来越多的医生在患者提出要求前，也会向患者出示病理诊断报告并进行说明。临床医生应给予患者适当的帮助，如对术语的解读等，并向患者解释病理诊断。

最近，以"病理诊断科"为名，开设病理（报告说明）门诊，由病理医生直接向患者说明病理诊断的机构也越来越多。

咖啡时间 5　宏观角度与微观角度

　　我在本书其他章节写过关于 3D 思维的文章（第 17 页），在此我将从宏观和微观角度展开思考。

　　大家知道勃鲁盖尔绘画家族吗？即使不知道，至少也听说过《巴别塔》这幅作品吧。2017 年此作品在日本参展，展出的美术馆接连数日都人山人海。要说巴别塔的伟大之处，就在于其既宏伟又精致，简而言之，就是"同时具备宏观与微观的观感"。

　　作品描绘的是一座宛如巍峨城堡一般巨大建筑的施工场面（虽然从物理学角度来讲，这样的建筑不可能存在），但如果近距离仔细看这幅画，就会发现很多参与建造巴别塔的人物都被刻画得极为详实且清晰。我也深深被这种宏观的雄伟及微观的精致所震撼。有人说"上帝存在于细节之中"，但勃鲁盖尔为什么要把这座巨大的建筑和其中众多的人们画在一幅画里呢？

　　关于这一点，即使是专家们也有各自独到的理解，姑且不论这些。人体也是一个宏观和微观有机结合的和谐体，微观的集合构成了宏观表现。那么异常宏观改变所对应的微观表现是怎样的呢？病理就是基于此问题开始发展的。另外，由微观表现展开对宏观表现和影像学表现的联想也可以说是病理医生的一大乐趣。

　　　　　　　　　　　　　　　　　　　　（福嶋）

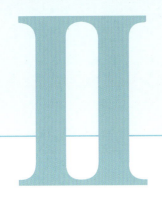

基础篇（一）

特殊染色的基础知识

在进行病理组织诊断时，原则上所有标本都要进行苏木素 – 伊红（HE）染色。

HE 染色具有简便性、稳定性等优点，病理医生首先观察 HE 切片，读取组织学所见，做出病理诊断。必要时，可根据实际情况适当地选择组织化学、免疫组化染色等作为辅助诊断。

免疫组化染色技术的发展非常迅速，这种染色方法可将不同疾病所表达的各种蛋白可视化。另一方面，随着免疫组化、分子生物学检测技术的发展，疾病 / 病变的亚型也在增加，它们与治疗效果间的关联性等也引起了人们的关注。例如，没有免疫组化的辅助，则淋巴组织增殖性病变难以确诊。但需牢记，毫无目的的染色并不能得出任何有意义的结论，也不能无视组织学形态而优先考虑特殊染色结果。

1 组织化学检查

组织化学检查是利用有机化学、无机化学反应的组织染色法，免疫组化检查则是利用抗原抗体反应的特殊染色法。组织化学染色兼具良好的经济性和染色性，是病理组织学诊断中不可或缺的辅助检查手段。本章节将对在消化系统疾病领域中使用频率较高的染色项目进行解说，并给出实例。

A 结缔组织染色

结缔组织的作用是填补组织间隙，主要由纤维、成纤维细胞、基质构成。纤维性结缔组织可根据其性质、染色性等分为胶原纤维、弹性纤维、网状纤维。

1）胶原纤维染色

纤维性结缔组织中的胶原纤维在组织的损伤修复过程中显著增加。因此胶原纤维染色在凸显溃疡瘢痕、慢性肝炎等纤维化程度方面具有明显优势。胶原纤维染色方法有：苯胺蓝（Azan）染色（图II-1）、马松三色（Masson trichrome）染色、van Gieson 染色等。

2）弹性纤维染色

弹性纤维由细长的单纤维构成，不形成纤维束，多分布于血管、肌腱、皮肤等具有伸缩性的组织中。众所周知，弹性纤维染色在发现肿瘤脉管侵犯

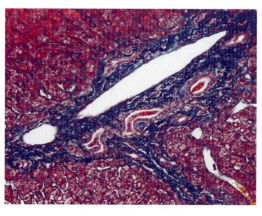

图II-1　苯胺蓝（Azan）染色
伴有门管区纤维性扩大及纤维组织延伸的肝组织。可见胶原纤维被染成蓝色。

方面发挥着重要作用。

常见的弹性纤维染色方法包括：魏格特氏间苯二酚品红（Resorcin-fuchsin）染色、维多利亚蓝（Victoria blue）染色，地衣红（orcein）染色，在魏格特氏间苯二酚品红染色的基础上加入 van Gieson 染色的双重染色——elastica van Gieson（EVG）染色（图Ⅱ-2），以及同用于胶原纤维的马松三色染色法组合而来的 elastica Masson 染色。

3）网状纤维染色

网状纤维是胶原蛋白纤维的一种亚型，也称Ⅲ型胶原蛋白。由于对银的亲和性高，所以也被称作嗜银纤维。通过网状纤维的嗜银染色（图Ⅱ-3），可清楚地观察到组织结构以及细胞与纤维之间的关系。此外，过碘酸六胺银（periodic acid methenamine-silver；PAM）染色可染出普通嗜银染色无法识别的细纤维——Ⅳ型胶原蛋白，因此在肾小球基底膜的染色中广泛使用。

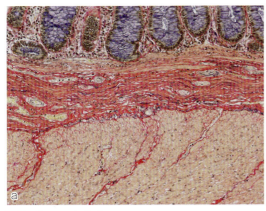
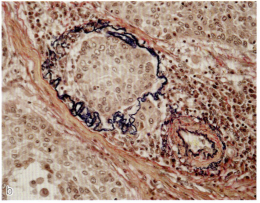

图Ⅱ-2　EVG 染色

a：可见肠壁黏膜肌层、固有肌层的平滑肌纤维（黄），以及黏膜肌层下方的纤维组织（红）。
b：血管壁内的弹性纤维呈黑色。有助于识别动脉和伴行静脉，也更容易识别静脉侵犯。

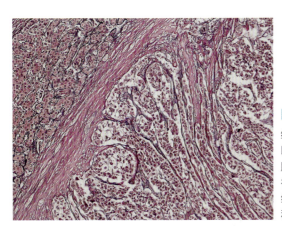

图Ⅱ-3　嗜银染色

细胞间的网状纤维被染成黑色，可以更直观地观察到排列紊乱的肝细胞（右侧）。网状纤维在癌组织中往往包绕肿瘤细胞巢，而在肉瘤组织中包绕单个细胞，可用于鉴别癌和肉瘤。

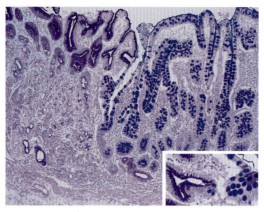

图Ⅱ-4 PAS 和 AB 染色

伴有肠上皮化生的胃黏膜。胃固有腺体内的黏液经 PAS 染色呈紫红色（左侧），而肠上皮化生的杯状细胞中的黏液呈紫蓝色（右侧）。AB染色可将杯状细胞中的黏液染成蓝色。

B 黏液染色

黏液染色的常用方法有：过碘酸希夫（periodic acid-Schiff；PAS）染色、阿尔新蓝（alcian blue；AB/Alb）染色（图Ⅱ-4）、黏蛋白胭脂红染色等。虽然这些染色方法都是与黏液内的糖蛋白进行反应，但需要明确的是，并不是所有被能染色的都是黏液。

PAS 反应还可检测出糖原和糖脂等。为了证明 PAS 反应阳性的物质中存在糖原，需要用淀粉糖化酵素和淀粉酶等进行消化后再行 PAS 染色。肝脏、肌肉等各种组织细胞中都含有糖原，PAS 反应呈阳性。但这并非黏液，在酶的消化作用下会变成阴性。

阿尔新蓝染色本身可与酸性黏液物质发生反应。酸性黏液物质是一种由黏液细胞分泌的黏蛋白，大多存在于刷状缘，但还存在于含蛋白多糖的结缔组织（构成间质的成分之一）、软骨、脐带、滑膜等部位。

C 脂肪、沉积物、细胞内颗粒染色

脂质在化学上分为简单脂质（中性脂肪）和复合脂质（磷脂、糖脂），人体所含的脂质大部分是中性脂肪。

针对中性脂肪的染色有：苏丹（Sudan）染色、油红 O(oil red O) 染色。针对中性脂肪及复合脂质的染色有：苏丹黑 B (Sudan black B) 染色、耐尔蓝（Nile blue）染色等。

通常在石蜡包埋制作蜡块的过程中，由于大量有机溶剂的使用往往造成脂肪溶解，因此在针对脂肪的染色时，需将未固定或福尔马林固定的组织冻结后，切成薄片，染色，制成切片。

针对种种原因引起的细胞外沉积的淀粉样物质，可使用刚果红（Congo red）染色（图Ⅱ-5），在 DFS (direct fast scarlet) 染色的作用下，可使阳性的物质红染。如果红染的部分在偏振光显微镜下显示出绿色双折光性，可判

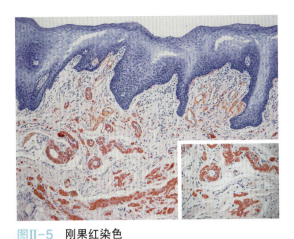

图Ⅱ-5 刚果红染色
沉积于血管壁和间质的淀粉样物被染成砖红色。

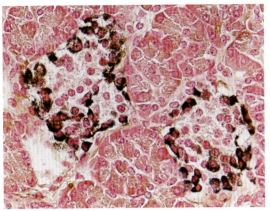

图Ⅱ-6 Grimelius 染色
胰岛细胞中的神经内分泌颗粒经 Grimelius 染色后呈黑～茶褐色的细颗粒状阳性表现。

定为淀粉样物质。

有报道指出，Grimelius 染色（图Ⅱ-6）可显示出胰岛 α 细胞，但除胰岛 α 细胞外的其他细胞内的神经内分泌颗粒也可以被其染色。

Fontana-Masson 染色除了可染出黑素颗粒外，还可对神经内分泌颗粒进行染色。现在通常利用嗜铬粒蛋白 A（CgA）和突触素（Syn）等与神经分泌颗粒相关的蛋白的免疫组化染色进行检测。

☕ 咖啡时间 6 病理学领域的主动学习

最近在教育领域经常听到"主动学习"这个词。虽然这个概念在小学、初中、高中的热度更高，但我想大学教师也应该效仿，试着探索一下"病理学领域的主动学习"。

病理医生总是强调："正确的病理诊断必须基于准确的临床信息！"虽然这种话在本书中随处可见，但偶尔是否也可以进行这样的练习：给予受试者没有任何年龄、性别、脏器信息及临床信息的一份或相关的几份 HE 切片，让他们凭借手头仅有的信息，编写并发布一个故事（虽然提供肿瘤性病变也可，但非肿瘤性病变的效果可能会更好）。脏器信息可以很快从切片中获取，如正常结构有没有变化？炎症细胞浸润的种类及程度有没有什么特点？有没有纤维化？年龄多大？男性还是女性？……这需要一边进行多方面联想，一边绞尽脑汁地对单纯从组织标本中提取的信息进行加工，并尝试将它们串联成一个故事。当受试者开始自己思考和探究，就意味着他已经开始"主动学习"。病理医生间相互尝试这种学习方式，说不定会有意想不到的新发现。

（福嶋）

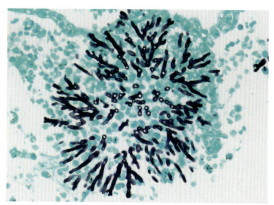

图Ⅱ-7　六胺银染色

念珠菌感染。菌丝被染成黑色。曲霉菌可见Y字形分支或菌丝隔膜，故六胺银染色可以很容易地将其与念珠菌、毛霉菌等其他真菌鉴别开。

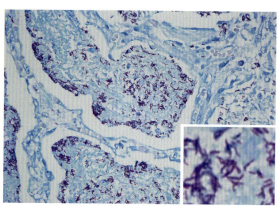

图Ⅱ-8　抗酸染色

肺结核病例。干酪样坏死灶呈淡蓝色，其中可见较多被染成紫红色的结核杆菌。

D　组织内病原体染色

　　尽管病原体的鉴定多采用培养和 PCR，但其组织学上的鉴定也同样重要。真菌的识别可借助 PAS 染色和六胺银染色（图Ⅱ-7）。根据菌丝形态可以在一定程度上分辨出曲霉菌、念珠菌、毛霉菌、隐球菌等。用于细菌的染色方法有 PAS 染色和革兰（Gram）染色。针对胃黏膜幽门螺杆菌（*Helicobacter pylori*）的染色有吉姆萨（Giemsa）染色和 Warthin-Starry 银染色。这些染色可较为方便地识别出幽门螺杆菌。在 HE 染色下仔细观察的话，也同样可辨认幽门螺杆菌。

　　近年来结核发病率有再度增长的趋势，故可通过抗酸（Ziehl-Neelsen）染色（图Ⅱ-8），重点观察干酪样坏死的部位，寻找紫红色的小菌体，但切片内无法确认菌体的情况也并不少见。

　　针对组织内的弹性纤维染色的维多利亚蓝染色和地衣红染色有时也可用于乙肝病毒的鉴定。

E　组织内无机物染色

　　针对组织内铁的沉积，可使用普鲁士蓝/柏林蓝（berlin blue）染色（图Ⅱ-9）。证明钙化等钙盐沉积时，可使用 Von kossa 硝酸银染色法。

F　细胞学诊断使用的染色方法

　　在细胞诊断中常用的染色法有巴氏（Papanicolaou）染色（图Ⅱ-10）和吉姆萨（Giemsa）染色（图Ⅱ-11）。巴氏染色是一种常规染色法，相当

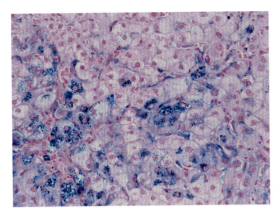

图II-9 普鲁士蓝（铁）染色

肝组织内沉积的铁、含铁血黄素被染成深蓝色。

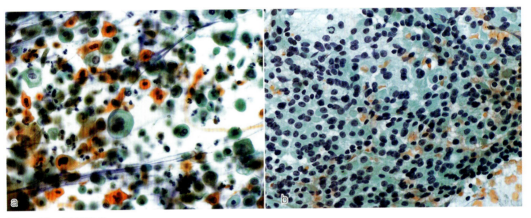

图II-10 巴氏染色

a：胰腺鳞状细胞癌（针吸细胞学检查）。具有鳞状上皮分化倾向的细胞易被橙黄 G（Orange G）染料染色。

b：胰腺神经内分泌肿瘤（针吸细胞学检查）。本染色法需经湿固定后染色，固定前干燥会导致细胞着色性降低，不利于观察，需特别注意标本的处理。

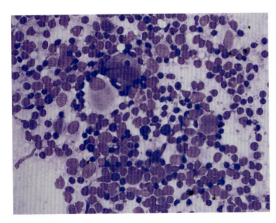

图II-11 吉姆萨染色

是淋巴结印片标本及血液涂片标本的常用染色方法。可依据细胞核的大小、着色性、胞浆内有无颗粒等特点对血液细胞进行鉴别。本病例为霍奇金淋巴瘤。在消化道中也可用于判断有无黏液。

于组织标本的 HE 染色，巴氏染色通过湿固定法制作标本，最终标本呈现蓝色和绿色。吉姆萨染色则通过干固定法制作标本，最终标本以紫色为主。细胞学诊断标本的固定同样重要，在处理标本时必须十分注意。

2 免疫组化染色

免疫组化染色是利用可与特定抗原（antigen）结合的抗体（antibody），及两者的抗原–抗体反应，使目标抗原物质的存在及定位可视化的组织化学染色法。包括在抗体上标记特定的酶使其可视化的酶抗体法，以及在抗体上标记荧光色素使其荧光显色进而观察的荧光抗体法。酶抗体法一般也被称为免疫染色或免染等，在日常诊疗中辅助某些疾病的诊断及鉴别诊断。

将免疫组化染色应用于实际病理诊断时，需注意以下两点：

1. 染色时同时设置阳性对照及阴性对照。
2. 确认抗体的特异性，包括其在细胞内定位的特异性。

就像各种实验和检查特别重视对照组的设置一样，组织标本也有必要以这些对照为基准进行观察。例如未被染色的未必代表结果阴性，也可能是关键抗体失活导致的。反过来，即使目标组织被染色，而不应被染色的其他组织也同样着色了的话，就有必要考虑是否为非特异染色。

定位是指阳性部分位于细胞哪个位置，例如膜蛋白在细胞膜上呈阳性，DNA 结合蛋白在核内呈阳性。通过观察细胞核、细胞质、细胞膜，明确哪一处被染色，可以确认抗体的特异性（图Ⅱ-12 ~ 图Ⅱ-16）。

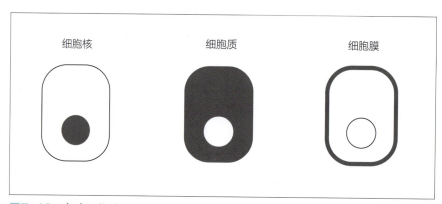

图Ⅱ-12　免疫组化结果判读

观察免疫组化染色标本时，应注意阳性反应的定位。胞浆内的阳性表现可进一步细分为弥漫性、颗粒状、纤维状等，但目前还是多将着色模式大致分为胞核、胞浆、胞膜阳性 3 种。

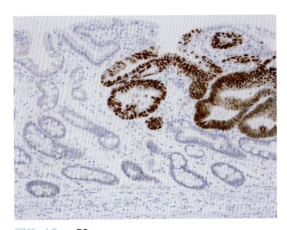

图Ⅱ-13　p53

细胞核阳性。图示为胃癌病例，其中肿瘤细胞核呈阳性。

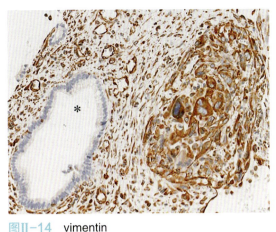

图Ⅱ-14　vimentin

胞浆阳性。癌肉瘤中肉瘤样细胞及周围间叶源性细胞的胞浆阳性。腺上皮阴性（*）。

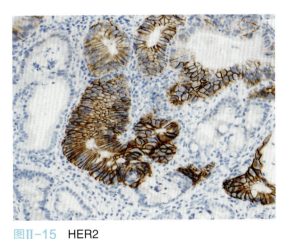

图Ⅱ-15　HER2

细胞膜阳性。胃癌细胞胞膜阳性。

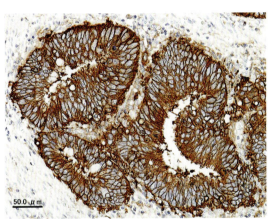

图Ⅱ-16　EGFR

肿瘤细胞（结直肠高分化腺癌）的胞膜呈完整的环周阳性。

⚠ 热点聚焦　1　消化道肿瘤的个体化医疗

　　医疗的各个领域似乎都在朝着"个体化医疗"这个方向迈进。很久之前，中村佑辅教授（日本内阁府战略性创新／创造计划领军人物）提出过"个性化定制医疗（tailor-made medicine）"，呼吁根据基因异常及其表达模式来治疗疾病，最近精准医疗等概念的普及也意味着这种医疗模式已逐步成为现实。HER2 在乳腺癌领域的应用已闻名遐迩，但近年来在肺癌领域，通过 EGFR、ALK、ROS1 和 PD-L1 等分子诊断方法选择合适的治疗方案也逐渐为人们所熟悉。

　　评估患者是否适合进行这类分子靶向治疗的关键是伴随诊断技术。根据厚生劳动省的精神，伴随诊断目的是明确对治疗反应良好的患者，明确更容易出现特定副作用的患者，并为药物用法、用量的最优化或停药时机的判断提供适当决策。

　　在消化系统领域，病理科目前必须评估的指标还只局限于 HER2（胃癌）、RAS（结直肠癌）等。毫无疑问，相关指标未来还会进一步增加。到那时，如何定量评估也会成为研究热点，相信不久的将来，纳米粒子荧光免疫组织化学等技术的应用，定会开辟出定量化评估的新道路。　　　　　（福嶋）

3 染色方法选择及结果说明

特殊染色和免疫组化有很多种类，需要根据不同目的选择相应的染色方法。

在此，将对如何选择有助于诊断消化系统病变的抗体，以及有助于推测原发部位不明肿瘤原发灶的免疫染色进行阐述。

• 诊断活检标本时染色方法的选择（表Ⅱ-1）

活检的特点是一般标本很小，因此可做的染色方法较为有限。首先仔细观察组织形态，对是否可根据形态学作出诊断以及染色目的等问题进行充分思考权衡后，再选择染色方法。

不仅是消化系统疾病，当面对淋巴瘤或怀疑淋巴瘤时，不借助免疫染色也难以确诊。而且对淋巴组织增殖性疾病来说，直接选择模板里的染色方法，反而可能造成浪费，所以事先为预想的病变做一个大致的染色套餐是比较可取的。

本书为此总结了关于淋巴组织增殖性疾病免疫组化的应用方法及注意事项，请见另表（表Ⅲ-17 →第198页）。

• 在原发部位不明癌的诊断中有价值的免疫组化方法

在原发部位不明癌的诊疗中，病理诊断目的是明确其组织学类型并推测原发灶，与患者的后续治疗密切相关，意义十分重要[*1]。

• 细胞角蛋白抗体的免疫组化

细胞角蛋白是众所周知的上皮标记物，根据分子量和生物化学分析有20种左右的亚型。一般包括在皮肤的复层鳞状上皮等中可见的高分子角蛋白（CK1～6，9～16）和在腺上皮等非鳞状上皮中可见的低分子角蛋白（CK7，8，17～20）。这些角蛋白根据来源组织的不同而有不同的表达倾向，对于原发器官不明的癌症，可根据角蛋白的表达模式，在一定程度上推测原发灶。下表列出了在原发部位不明癌的鉴别中经常使用的组合CK7、CK20的表达模式（表Ⅱ-2）

1）AE1/AE3（CK1～8/10/14/15/16/19）

属于细胞角蛋白抗体，几乎所有的上皮细胞及癌细胞均呈阳性，也称广谱角蛋白（pan-CK），用于明确上皮源性肿瘤。但肝细胞例外，呈阴性。

2）CAM5.2（CK7/8/18）

低分子角蛋白抗体。在消化道及胆道系统的柱状上皮等腺上皮中呈阳性，复层鳞状上皮呈阴性。

[*1] 早期研究表明，伴有多发转移而原发灶不明的患者，通过病理学检查明确原发灶者约占20%，明确原发灶后进行针对性治疗的患者，比原发灶不明进行经验性治疗的患者预后更好（J Clin Oncol, 1995）。

表Ⅱ-1　消化系统疾病相关染色方法的选择

各类病变	可选择的染色方法	概述及诊断思路
适用于各脏器的通用诊断思路		
◎癌和肉瘤的鉴别	Cytokeratin (CK) Vimentin S100 嗜银染色（网状纤维染色）	上皮源性标记 间叶源性标记 S100 阳性时，应进行恶性黑色素瘤方面的检查 观察网状纤维分布模式，围绕单个细胞（肉瘤多见）， 还是围绕细胞巢（癌多见）
◎来源不明癌的原发灶推测	CK7, CK2O	详见表Ⅱ-2
◎针对恶性黑色素瘤的检查	MelanA, HMB45	
◎淋巴瘤的明确	LCA (CD45)	确认是否为淋巴细胞来源 [译者注：阴性也不能完全 排除淋巴瘤]。明确是否有 Kappa/Lambda 轻链的限制 性表达。T/B 细胞源性的判定。如果观察到多样的炎 症细胞，则多为炎性病变 另详见（表Ⅲ-17 →第 198 页）
◎针对神经内分泌肿瘤的检查	Chromogranin A (CgA), Synaptophysin (syn), CD56, Grimelius 染色	
◎脉管侵犯的判定	弹性纤维染色 CD31, D2-40	可染出血管壁中的弹性纤维 CD31 可染出血管内皮细胞，D2-40 可染出淋巴管内皮 细胞
◎考虑感染性疾病时	PAS 染色，革兰染色，六 胺银染色	
◎针对肉芽肿的检查	CD68	形成肉芽肿的巨噬细胞呈阳性
消化道病变		
◎难以鉴别腺瘤、腺癌及反应 性病变时	Ki-67, p53	其阳性细胞比例及分布情况可提供参考
◎低分化癌的明确，组织类型 的判定	PAS-Alb (PAS-AB), p63	腺癌细胞中可见能够被 PAS-Alb 染色的黏液。鳞状上 皮 p63 阳性
◎食管标本中发现泡沫样细胞时	PAS, S100, CD68	PAS, S100 阳性时可考虑颗粒细胞瘤，CD68 阳性时则 提示为组织细胞巢
◎黏膜下的梭形细胞肿瘤	CD117（KIT），CD34， αSMA, S100	KIT, CD34 阳性时应考虑 GIST。平滑肌瘤 αSMA 阳性， 神经鞘瘤 S100 阳性
◎幽门螺杆菌的判定	吉姆萨染色，Warthin- Starry 染色	
◎巨细胞病毒，EB 病毒	CMV, EBER	EBER 为原位杂交病毒学检查
◎黏液性质的判定	各种 MUC	MUC5AC, MUC6 提示胃型，MUC2 提示肠型
肝脏 - 胆管病变		
◎肝细胞癌和胆管细胞癌的鉴别	AFP, HepPar1 CK7, CK19, CA19-9 Alb (AB), PAS	AFP, HepPar1 在肝癌细胞中阳性。CK7, CK19, CA19-9 在胆管细胞癌中阳性 可染出胆管细胞中所含的黏液
◎肝细胞癌分化程度的判定	嗜银染色	明确小梁结构的宽度，及其结构的紊乱
◎考虑血管平滑肌脂肪瘤时	HMB-45, Melan A, αSMA	即错构瘤，是一种表现为血管、平滑肌细胞、脂肪细 胞以不同比例混杂的肿瘤
◎针对非肿瘤性肝脏	嗜银染色，EVG, Azan, PAS, d-PAS 染色	
胰腺病变		
◎胰腺神经内分泌肿瘤的诊断	神经内分泌标记物，胰岛素 等各种激素标记物，Ki-67	需要进行鉴别诊断的实性 - 假乳头状肿瘤 CD10 阳性， β-catenin 核阳性，而腺泡细胞癌 trypsin、BCL-10 阳性
◎针对黏液性囊性肿瘤（MCN） 的检查	ER, PgR, α-inhibin	明确其卵巢样间质
◎考虑腺泡细胞癌时	trypsin, BCL-10	
◎考虑自身免疫性胰腺炎时	IgG4, IgG, EVG 染色	关注 IgG4/IgG 比值。闭塞性静脉炎可通过 EVG 染色检查

表Ⅱ-2　CK7/CK20 的表达模式

	CK7（＋）	CK7（－）
CK20（＋）	卵巢黏液性癌 胆管·胰腺腺癌 尿路上皮癌等	结直肠癌 小肠癌 Merkel 细胞癌等
CK20（－）	乳腺癌 肺癌 子宫内膜癌 卵巢浆液性癌等	肝细胞癌 前列腺癌 肾细胞癌 鳞状细胞癌等

3）34βE12（CK1/5/10/14）

高分子角蛋白抗体。鳞状上皮阳性，前列腺基底细胞也呈阳性，前列腺癌基底细胞缺失，原本的上皮双染特点消失，高分子角蛋白染色呈阴性。

4）CK5/6

表达于鳞状上皮、肌上皮、尿路上皮、间皮细胞等。腺癌细胞呈阴性，可用于腺癌与低分化鳞癌的鉴别。在乳腺导管内病变中，还可用于确认肌上皮细胞的存在。

5）CK7

大多数腺上皮呈阳性，结直肠上皮呈阴性。消化道以外的大多数腺癌、间皮瘤、尿路上皮癌呈阳性。

6）CK20

表达于正常的消化道上皮、尿路上皮以及起源于这些上皮的肿瘤细胞。

咖啡时间 7　努力拓宽自身的知识框架

有些具有一定临床经验的临床医生，为了在研究生院从事课题研究或者为了研修，有时会在病理科学习一段时间。通过对这部分人的观察，可以发现他们对病理所见的理解果然和普通新入职的年轻医生不一样。我认为其不同之处可能体现在对病例的兴趣以及对临床要点的把握上。

来笔者所在的病理诊断部学习的消化内科医生和外科医生，有时候会对自己主管、主刀的患者的标本进行大体观察、取材并置于显微镜下观察，然后描述病理所见，直到给出初步诊断。虽然现如今"影像学所见·大体所见·组织所见"这一诊断流程的重要性已不言而喻，但我认为按照"临床表现·影像学/内镜所见·手术所见·大体所见·显微镜下所见·诊断"这个思路进行总结的研修方式更为理想。一般来说，临床医生习惯专注于临床及影像学表现，而病理医生则容易专注于病理表现，但只有努力提升或突破自身现有的知识框架，才能训练出全面评估患者病情的能力。现如今因年龄问题已难以在其他学科研修（包括笔者）的医生，也要对自己的能力有清晰的认识，努力拓宽自己的知识框架。

（福嶋）

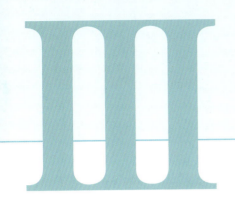

基础篇（二）

按脏器及病变分类进行病理学探讨

　　病变相关的知识点每天都在更新。若全部跟进，工作量会非常庞大。因此，本篇将针对其中对我们（包括临床医生）必须掌握的部分，或者希望知晓的病理相关知识，按脏器及病变类别进行探讨。在实际诊疗工作中，尽可能多地掌握疾病和病变当然很好，但本书并非纯粹网罗疾病名称，而是按照平时诊疗工作中出现的频率和重要性进行严格把关、筛选后的精华。

　　例如，在消化道肿瘤等疾病中，多数情况下对疾病的鉴别当然是非常必要的。但在某些情况下，尤其是上皮性肿瘤，如何评价异型性、进展程度（管壁浸润深度等）往往更为重要。另一方面，在肝脏和胰腺等实质脏器中，即使是同样的大体形态，也存在性质完全不同病变的可能，因此一开始就需要思考疾病的鉴别诊断。

　　对于淋巴组织增殖性疾病，从标本处理开始就有几点与其他病变略有不同的注意事项，还需要与许多疾病相鉴别，专攻消化系统疾病的临床医生有必要了解其概要。

1　食管

A　食管标本的处理

1）活检标本

不仅是食管，任何消化道黏膜的活检标本原则上都应立即浸泡在固定液中[*1]。可将标本粘在滤纸上，连同滤纸一起浸泡于固定液中。在任何情况下，用镊子粗暴地夹取活检标本，都可能造成组织破碎，所以要小心、轻柔地处理[*2]。

理想的活检组织标本是能够对黏膜面进行垂直薄切的标本。那些对黏膜面水平或斜切的活检组织则无法评价黏膜全层（从最表层到黏膜深部），因此不适合病理组织学检查[*3]。

2）经内镜切除标本

对新鲜标本的黏膜面观察结束后，喷洒卢戈氏碘液（Lugol's iodine），以评估有无碘不染区（以下简称不染区）及其范围[*4]。接下来，将标本展开，并用不锈钢大头针[*5]固定在泡沫塑料、橡胶板或软木板上。一般将黏膜面朝上，伸展到无皱折的程度（图Ⅲ-1）。要注意避免过度伸展，以防边缘黏膜撕裂以及病变部位开裂等情况。病变接近切除切缘时，就不必在该处黏膜上插针固定了。多次分片切除的标本，要分别展开、钉

*1　或尽快浸泡于固定液中。

*2　活检组织若严重破碎，其定性诊断也会变得比较困难。

*3　当然这是病理科的内部问题。

*4　使用的碘液与内镜室相同，正式名称为碘与碘化钾的水溶液。应从药剂科申请，并置于暗处保管。

*5　普通钉子会被腐蚀因而不推荐使用。

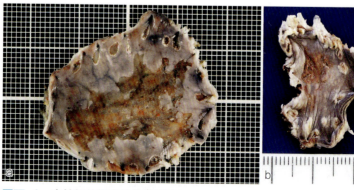

图Ⅲ-1　内镜切除标本的伸展固定

a：浅表癌（pT1a-MM）。经妥善伸展固定的标本。

b：浅表癌（pT1a-LPM）。伸展不充分状态下固定的标本。

于固定板上，并尽量留下示意草图，以说明各个标本及病变间的位置关系[6]。

*6 草图最重要的是能抓住要点。

3）外科手术切除标本

切忌随意分割病变部位（除完全环周性病变外）。对于部分环周的溃疡性病变，可将食指插入食管腔内，摸索并找到环周隆起中断的地方，用剪刀切开即可。

对于早期癌或浅表癌，需参考内镜图像，找到病变中最平坦的部分（预计浸润深度最浅的部位），或在长轴方向延伸范围最短的部分进行展开。这时最好不要用手探查，尽可能在肉眼直视下展开病变部位。步骤如下：

首先，用长的组织钳从远侧断端插入食管，夹住近侧断端的食管壁，将钳子向远侧断端拉动，顺势将食管黏膜面翻转过来[7]。在翻转过来的黏膜表面涂上碘液，确认好病变的位置和范围后就能准确地将其展开。如果遇到切除的食管没有与之相连的胃组织的情况时，尝试在其中一端系线，这样就能很容易地区分近侧、远侧切缘。

*7 黏膜翻转技术主要用于早期癌或浅表癌。

将切除的食管钉在固定板上时，最好将其伸展到长轴接近食管活体状态下的长度（20~25cm）；短轴接近内镜下观察时，食管在送气下充分扩张状态的周长（5~6cm）。这样固定后食管整体外观就近似长方形（图Ⅲ-2a）。当然，纤维化导致管腔狭窄的病例就不要勉强伸展了。固定时，每1~2cm的间隔用大头针固定好，以免黏膜层和固有肌层错位。如果使用的大头针数量过少，伸展不充分，黏膜面就会产生不自然的皱折，边缘黏膜也会收缩（图Ⅲ-2b）。食管所需的固定天数与胃、肠道一样，1~3天即可。

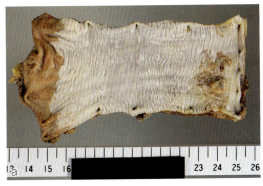
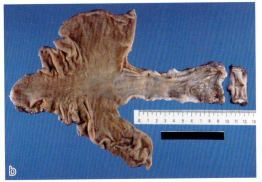

图Ⅲ-2　外科切除标本的伸展固定

a：进展期癌（pT2）。将标本沿长轴及短轴方向妥善伸展，可见黏膜面的环状皱襞（草席样纹理）。

b：浅表癌（pT1b-SM2）。大头针数量少导致短轴方向未得到充分伸展，导致黏膜面出现不自然的褶皱。

4）切除标本的取材

无论何种病变都要拍摄大体照片，不要忘记拍摄喷洒碘液前的照片。必须在喷洒碘液前拍照是为了准确反应黏膜表面的性状。

固定后的食管标本如果未充分冲洗就喷洒上碘液，其着色性与新鲜标本相比会明显降低，将导致非肿瘤部位与肿瘤部位的色彩对比度变差。因此要冲洗标本至少30min后，再进行碘染色。染色可用喷雾器、刷子，也可以直接将标本浸泡在碘液中。

确认了不染区的位置和范围后，就要对病变部位进行改刀。不要忘记拍摄可反映下刀部位的照片。至于切割宽度，外科手术切除标本以5mm、内镜黏膜切除标本以为3mm左右为宜。无论何种情况，重要的是制作出让所得切片的整个切面都能被观察到的组织块（这一过程也叫取材）。

*8 确切地说，是因不同病理机构的实际情况而异。

食管癌的外科切除标本，其取材范围根据不同医院的标准而异 *8（图Ⅲ-3）。有的医院仅对包含肿瘤浸润最深处（浸润管壁的最深部分）的最大切面和切缘取材，有的医院几乎将食管包括食管胃结合部在内全部取材。总之，最好能够对肿瘤的组织类型、分化程度、浸润深度、脉管侵犯以及切缘情况进行精确度的一致评价。组织块数量的增加自然会导致切片数量增加，即便如此，具有大小不等、多发不染区的食管病变（通称斑驳食管）也最好全部取材，并仔细检查，这是因为在多发不染区中常混有细小的癌巢。

对食管癌的内镜切除标本进行完整取材是首要原则（图Ⅲ-4）。这是因为病理组织学的检查结果决定了下一步的治疗方针（是否追加外科切除等）。

严禁只将标本进行部分取材就做出病理诊断的行为（这种做法简直不可原谅）。另外，对于多次分片切除的标本，最好和内镜医生一起，一边确认真正的黏膜切缘和浸润最深处，一边进行取材。如果确实没有条件，只能依靠病理申请书上的示意图 *9。

*9 如果在病理诊断申请书上将病灶的定位以简单明了的文字或图示进行说明，将对取材有所帮助。建议临床医生尽力将其通俗易懂地展示在申请书上。

B　食管非肿瘤性病变

1）总论：临床信息的重要性

食管的非肿瘤性病变包括胃食管反流病伴随的炎症（反流性食管炎）、Barrett食管、感染、组织异位、药物性黏膜损伤等。这些均为良性病变，除了引起食管重度狭窄的病例外，几乎不会成为外科手术切除的对象。而且食管良性病变的组织学诊断，除了病变的发生部位和黏膜性状外，还需参考临床症状和用药史等才能得出正确诊断。因此，对活检诊断来说，临床信息是不可或缺的。

临床医生对食管病变活检诊断的最终要求是明确病变的良恶性。但活检诊断是存在盲点的，活检组织只是病变的一部分，不能因为组织切片内没有

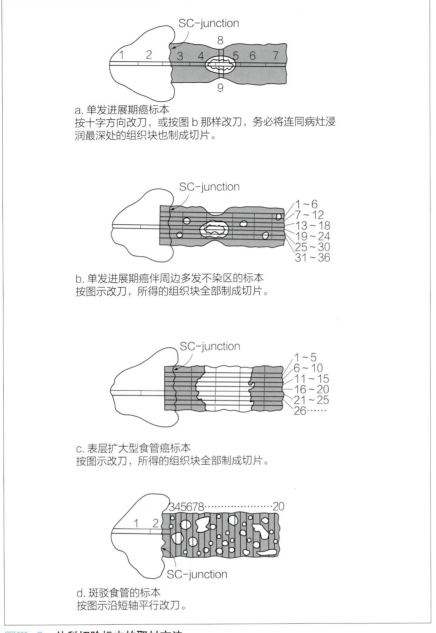

a. 单发进展期癌标本
按十字方向改刀，或按图 b 那样改刀，务必将连同病灶浸润最深处的组织块也制成切片。

b. 单发进展期癌伴周边多发不染区的标本
按图示改刀，所得的组织块全部制成切片。

c. 表层扩大型食管癌标本
按图示改刀，所得的组织块全部制成切片。

d. 斑驳食管的标本
按图示沿短轴平行改刀。

图Ⅲ-3　外科切除标本的取材方法

发现恶性依据，就断言该病例不是恶性。比如，如果对伴有糜烂的癌组织的表层进行活检，就有可能只诊断为食管炎[*10]。

伴有糜烂的食管癌常向深部浸润，将其视为非肿瘤性病变纳入随访则会在临床上酿成大祸。即使是非常细节的问题，也需要临床医生和病理医生相互沟通，共同解决难题。相互之间也切忌过度信任而导致盲从。

*10　确切地说是危险性

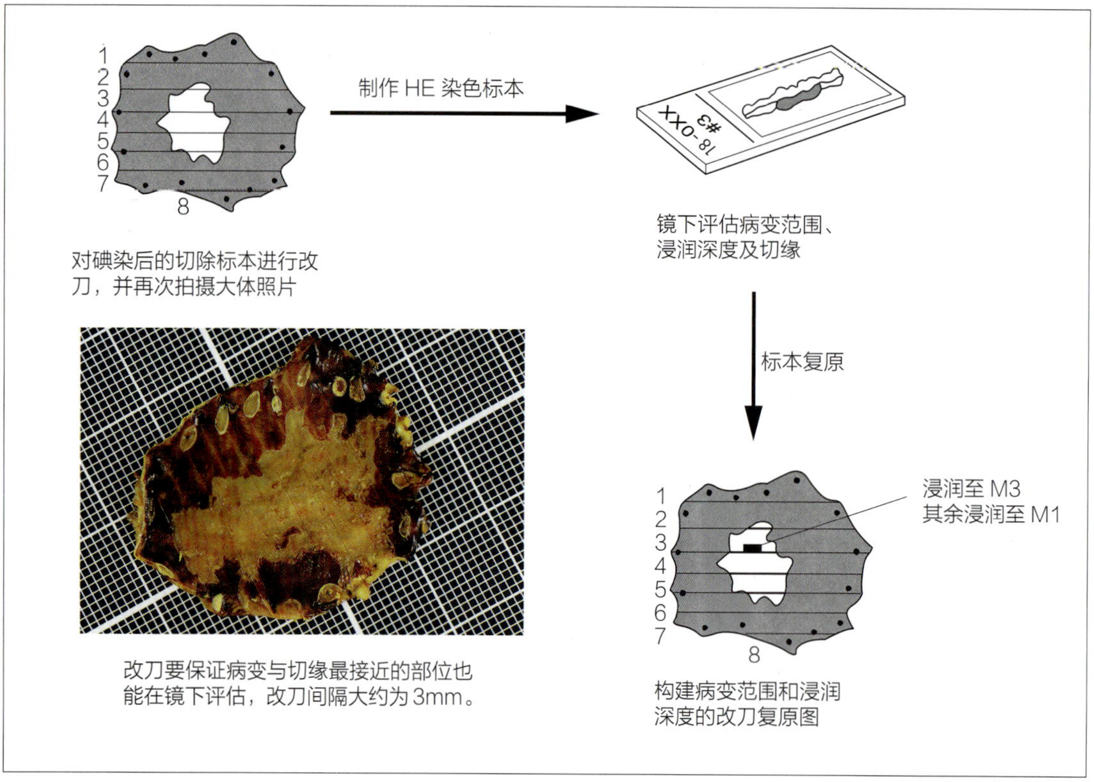

图Ⅲ-4　内镜切除标本的病理学检查流程

2）各论

　　如上所述，为进行活检组织诊断，除了病变黏膜的性状以外，掌握病变的发生部位和分布情况也相当重要。例如，病变是明显凹凸不平的、平坦的、还是隆起的？色调发白、明显发红、发黄、还是发黑？是否伴有糜烂、溃疡？与下咽部和食管胃结合部的位置关系是怎样的？是单发还是多发？是否为弥漫性？以下就非肿瘤性病变的诊断流程做简要阐述。

（1）形成糜烂、溃疡的非肿瘤性病变

　　形成糜烂和溃疡的病变不一定是恶性肿瘤。例如，除了胃食管反流病伴随的黏膜损伤外，鳞状上皮细胞和上皮下间质细胞的病毒感染、念珠菌侵入也会引起食管黏膜不同程度的脱落，形成糜烂、溃疡[*11]。如果能在上皮细胞和间质细胞（如血管内皮细胞和成纤维细胞）中找到核内包涵体，很有可能是单纯疱疹病毒（图Ⅲ-5a ～ c）和巨细胞病毒的感染灶。如果在渗出物和鳞状上皮中观察到 PAS 反应阳性的真菌结构，极有可能是念珠菌感染灶（图Ⅲ-5d）[*12]。

*11　癌性糜烂、溃疡在活检前最好有内镜诊断。有些临床医生仅在病理申请单里写了"食管溃疡"几个字。希望内镜医生最好在报告里体现是否考虑为癌性溃疡。

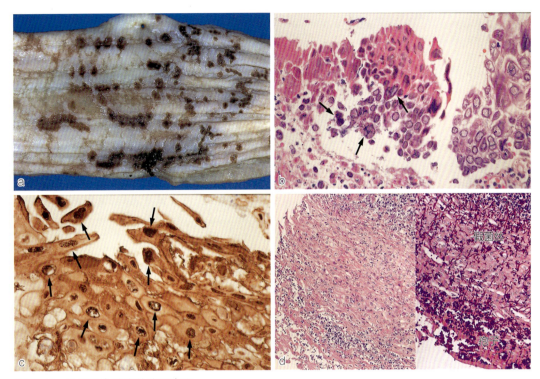

图III-5　感染性食管炎的病理表现

a：单纯疱疹病毒性食管炎的肉眼形态。食管黏膜可见多发边界清楚的糜烂及溃疡，伴出血。

b：单纯疱疹病毒性食管炎的组织学形态。变性的鳞状细胞内可见磨玻璃状的核内包涵体。部分上皮细胞多核化（→）。

c：免疫组化染色（抗单纯疱疹病毒抗体）。核内包涵体呈阳性（→）。

d：念珠菌性食管炎的组织学形态。HE 染色标本中（左）可见复层鳞状上皮内多个小圆形或菌丝状结构。圆形孢子和腊肠状的假菌丝均可呈 PAS 反应阳性（右）。

　　另外，伴随着炎症细胞浸润，上皮细胞和间质细胞（血管内皮细胞和成纤维细胞）的细胞核也会不同程度地增大。这种核增大表现为反应性，多与消化液反流有关，易发于食管胃结合部附近。因此，最好综合考虑病变的发生部位、大体所见，以及有无胃食管反流病等临床信息进行诊断。其次，上皮细胞的核明显增大时，须鉴别其是否为肿瘤性病变。这时要确认有无上皮层的层状分化现象（成熟鳞状上皮分化或分化梯度）（图III-6）。

　　如果明确存在层状分化现象，首先考虑反应性异型上皮。反应性异型上皮与肿瘤的病理组织学鉴别点总结见表III-1，供大致参考。需要牢记一点，炎症反应可出现伴有上皮细胞及间质细胞核增大的现象。

（2）其他非肿瘤性病变

　　碘染色前病变部位的颜色也可作为病理诊断的参考。如病变部位呈白色，可考虑为鳞状上皮乳头状瘤、不全角化或过度角化、糖原棘皮症（食管白斑）、食管表皮化（epidermization）。除外伴显著角化的鳞状细胞癌后，

*12　对疑似感染性食管炎的病例进行活检时，最好能同时在糜烂、溃疡的中心部及边缘上皮处取材。

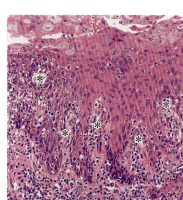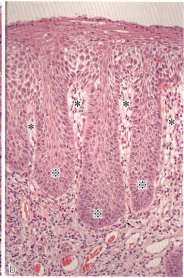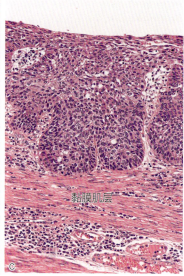

图Ⅲ-6　反应性异型上皮和黏膜内鳞状细胞癌的组织学形态

a，b：食管炎。两图中上皮层副基底细胞核增大，间质肿胀明显，黏膜固有层乳头（＊）向上延伸，上皮脚（※）向下方延伸。a所示的急性期病变，其上皮细胞间可见明显的炎症细胞浸润。炎症持续一段时间时，会出现如b所示的副基底细胞增生，上皮突起的前端呈棒状增粗，但仍保持层次性及层状分化。

c：黏膜内鳞状细胞癌（pT1a-MM）。整个上皮层细胞核密度增高，细胞核排列极性消失。上皮的层次结构、层状分化完全消失，与a、b形成对比。

*13　糖原棘皮症是呈碘染色深染的代表性良性病变。临床医生更习惯其英文名称glycogenic acanthosis，在病理诊断申请书上简写为GA。这种缩写有时会造成病理医生的困扰。因此请临床医生和病理医生规范缩略语的使用，避免不必要的麻烦。

还可考虑为念珠菌感染病灶[*13]。

　　如病变部位呈黄色，可考虑为异位皮脂腺、黄色瘤、脂肪瘤。如出现黑色或棕褐色斑块，可考虑为食管黑变病。此外，出现较厚的白色渗出物时，则提示化脓性肉芽肿（分叶状毛细血管瘤）的可能。

C　食管肿瘤性病变

1）总论

（1）临床信息的重要性

　　在食管的肿瘤性病变中，日常诊疗中最常见的组织类型为平滑肌瘤和鳞状细胞癌，临床上最常需解决的问题是鳞状细胞癌。由于口腔癌、咽喉癌患者同时或先后并发食管癌的情况并不少见，因此消化内科和耳鼻喉科都有申请活检组织诊断的需求。只要是食管的非浸润性癌，就有根治的希望，所以临床医生应不遗余力地筛查小的早期癌。临床医生通过内镜对所提示的小的不染区进行活检，进而要求病理医生对其性质（是否为肿瘤）进行判断。

表Ⅲ-1　反应性异型上皮与黏膜内鳞状细胞癌的病理组织学鉴别要点

重点观察	反应性异型上皮	黏膜内鳞状细胞癌
上皮层厚度	炎症持续时上皮肥厚	程度不一
细胞（核）密度	再生上皮处较高	高
细胞核形状及排列	偶尔可见明显核仁 核呈椭圆形，大小较一致 核排列整齐，极性存在	可见明显核仁 核形状多样，可呈圆形肿大 核~梭形核 核排列紊乱 可见核分裂象及奇异型核
层状分化（分化极性）	保留	紊乱甚至消失
增殖前锋线的形成	无	有
上皮下乳头向上延伸	较明显	几乎不明显
上皮脚向下延伸	程度不一	程度不一
非特异炎症细胞浸润	较明显 可混有不同程度的嗜酸性粒细胞	程度不一
毛细血管的扩张、增生	较明显	程度不一

在此整理一下病理诊断所需的临床信息。比如这样两条记录："于碘不染区取活检1枚"，"食管黏膜可见多发碘不染区，于高度疑早期癌的不染区（长径 > 10mm）取活检2枚，1枚取自不染区内侧，1枚取自不染区边缘"。从这两条记录中所得信息在本质上完全不同。前者并未体现不染区的数目和大小，后者则传达了临床医生倾向早癌的考虑。希望临床医生和病理医生能互相提供并共享诊疗所需的信息[*14]。

（2）不染区的形成

健康的食管黏膜上皮由富含糖原的非角化型鳞状上皮构成，涂抹碘液后呈现茶褐色或黑褐色（图Ⅲ-7a）[*15]。而发生病变的鳞状上皮由于糖原含量减少，与碘液的反应不良，着色性降低。着色性减弱的区域呈粉黄色，称为碘不染区或 Lugol 不染区（图Ⅲ-7b）[*16]。

颜色介于正常食管黏膜和不染区中间的区域，称为淡染区。此外，还有整个食管黏膜淡染区和不染区散在分布，或大小不一的不染区多发的情况，肉眼下形似梅花鹿纹理，即"斑驳食管"或"斑驳不染区"（图Ⅲ-7c，d）[*17]。"斑驳食管"并没有严格定义，是一种主观性的描述用语，但在临床工作中却经常使用。在斑驳食管中存在很多小的黏膜内癌和异型鳞状上皮增殖巢［以前被称为异型增生（dysplasia）］，被认为是一种局部癌变（field cancerization）。在斑驳食管中，虽然难以知晓黏膜内癌潜藏在哪里，但针对较大的不染区进行靶向活检，更有助于癌的早期发现（图Ⅲ-8）。斑驳食管病例有时也会同时或先后并发咽部、喉部、胃部的癌，这都是临床上需要重视的问题。

*14　信息不足可能导致无法得出正确诊断。无论是病理医生还是临床医生，都应详细提供信息。

*15　涂抹碘液的操作称为"碘染"。

*16　除不染区，还可称为不染带、不染部、非染色部等。英文为 unstained area by Lugol's iodine 或 Lugolvoiding lesion。

*17　汉字可记为斑状食管或斑状不染区。

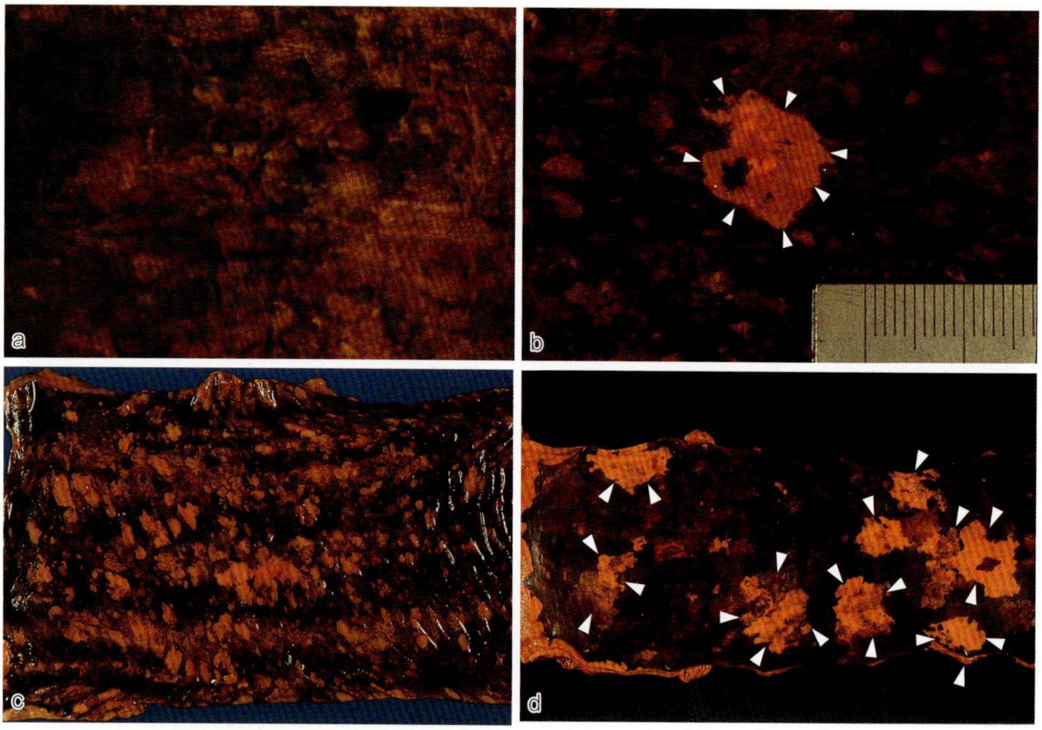

图Ⅲ-7　正常及病变食管黏膜的碘染色反应

a：正常的食管黏膜（60 岁，男性）。黏膜面呈茶褐色。

b：浅表癌（pT1a-LPM）。可见边缘的一部分呈棘状且边界清晰的不染区（△）。

c，d：斑驳食管。c 可见多发、数毫米大小的不染区，与淡染区相互交错呈斑驳样，多为炎症细胞浸润及副基底
　　　细胞增生导致。与 c 相比，d 中的多发不染区较大，呈斑驳样（△）。这些较大的不染区均为浸润深度达
　　　pT1a-LPM 的鳞状细胞癌。

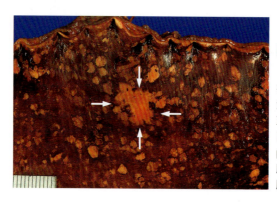

**图Ⅲ-8　斑驳食管中潜藏的黏
　　　　　膜内癌**

在由多个大小数毫米不等的不染区 /
淡染区形成的斑驳食管中，可见一
直径 10mm、边缘不规则的不染
区（→）。该不染区为浸润深度达
pT1a-EP 的鳞状细胞癌。背景黏
膜的不染区和淡染区则为副基底细
胞增生或异型增生的鳞状上皮巢。

　　　　　不染区是一种反映起源于鳞状细胞病变的肉眼表现。需牢记的是除了癌
症外，其他良性病变也可表现为不染区。

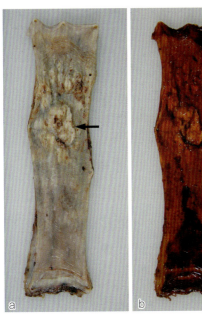
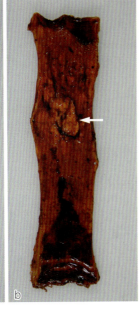

图Ⅲ-9　碘染色有助于明确癌的范围

a，b：表层扩大型病变。a 可见平缓凸起的广基隆起型病变（0-Ⅰs），附近可见低矮的粗糙黏膜隆起（0-Ⅱa），以及向四周扩展的平坦黏膜病变（0-Ⅱb）。平坦型病变边界不清。b 可见标本经碘染色后，其长轴方向上可见一超过 140mm 的边界清晰的不染区，碘染色可使表层扩大型病变显示得更清楚。Ⅰs 部分为浸润最深处，深度达 pT1bSM3（←）。

（3）碘染色的意义

碘染色可评估病变位置、数量、上皮内进展范围（大小）以及边缘性状，特别有助于确定早期癌、浅表癌的存在和范围，对表层扩大型病例的范围诊断很有价值（图Ⅲ-9）。

但碘染色对癌浸润深度的判断几乎没有作用，因此浸润深度的判断必须在喷洒碘液之前完成，这是诊断的"铁则"。

> ○**碘染色的临床病理意义**
> 1. 在切除的标本上明确病变区域。
> 2. 表层扩大型浅表癌的黏膜切缘的肉眼评价。
> 3. 检查主癌巢在黏膜内有无侧向进展。
> 4. 发现内镜检查未明确的其他癌巢。

（4）高度疑癌不染区的大体特征

黏膜内癌的碘染色，大体下常表现以下特征：直径 10mm 以上，不规则，棘状（锯齿状）边缘等（图Ⅲ-10a）[18]。前面提到的"斑驳食管"也有值得注意的大体表现（图Ⅲ-10b）。另外，直径小于 5mm、边缘规则、圆滑且小的不染区多为良性病变。

[18] 最近，不足 5mm 的小型上皮内癌和上皮内肿瘤也可在内镜下准确识别。

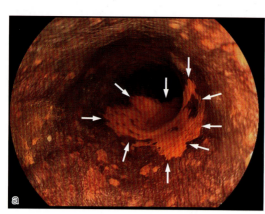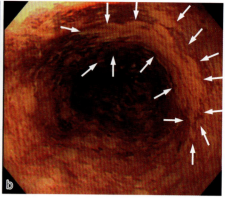

图Ⅲ-10　高度疑为癌不染区的边缘性状

a：浅表癌（pT1a-LPM）。3~9 点方向可见约环半周的不染区。其边缘呈不规则的棘状（→）。内部未见凹凸不平改变，诊断为浅表平坦型病变。

b：浅表癌（pT1a-LPM）。可见多个淡染区及不染区，呈斑驳外观。12~3 点方向可见超过 10mm 的边缘不规则的不染区（→）。

> ◔ **发现不染区时的注意事项**
>
> 1. 大小：是否超过 10mm？
> 2. 数目：单发还是多发？
> 3. 边缘：棘状还是圆滑？
> 4. 碘染色结果：是否为斑驳状？

（5）　不染区组织的诊断及要点

　　毋庸置疑，不染区的活检组织诊断结果是决定治疗方针的重要依据。因此，不染区的定性诊断很重要。在这些形成不染区的细小病变中，反应性异型鳞状上皮、鳞状上皮异型增生与鳞状细胞癌（特别是上皮内癌）之间的鉴别是诊断难点。尽管通过小型活检组织来鉴别这些病变并不容易，但仍有迹可循。只是上述的病理诊断仅适用于垂直黏膜表面薄切的活检组织，无法适用于斜~水平薄切的情况和未包含上皮全层的情况[19]。

*19 为了避免活检过深使病变内部产生瘢痕，进而影响后续的内镜治疗，很多临床医生的活检操作都会相对表浅，但这也给病理诊断带来许多困难，并且这种情况还会持续存在。

> ◔ **上皮内癌的病理组织学诊断依据**
>
> 1. 可见核密度较高的区域。
> 2. 细胞核排列紊乱。
> 3. 异型上皮细胞形成一定区域且无序增殖。
> 4. 表层也可见异型上皮细胞分布。
> 5. 与原有鳞状上皮之间形成的明确的界线（前锋线形成）。

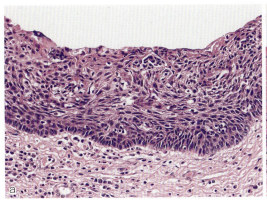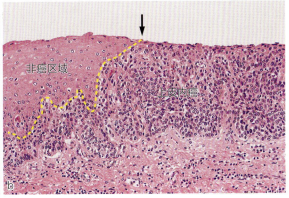

图Ⅲ-11　原位（局限于上皮内）鳞状细胞癌（pT1a-EP）的组织形态

a：鳞状细胞癌（pT1a-EP）。上皮全层可见增殖的异型鳞状上皮细胞，排列极性消失，细胞核呈卵圆形或梭形。
　　层状分化消失，表层也可见细胞（核）密度增高。
b：鳞状细胞癌（pT1a-EP）。核密度较高的区域（上皮内癌）和非肿瘤性鳞状上皮层之间可划出明确界线（黄色
　　虚线）。构成这一边界的斜线实际上就是增殖前锋线。此外不染区的边缘正好与箭头（↓）的部分一致。

　　以上组织学表现既可同时出现，也可以其中一部分为主。其中第4、第5点较重要（图Ⅲ-11）。第4点意味着层状分化（分化梯度）的消失，是高度提示癌的证据。为明确第5点存在与否，有必要在不染区边缘活检。通常反应性异型鳞状上皮大致保持层状分化，不形成前锋线或界线不清。

☕ 咖啡时间 8　异型增生与上皮内瘤变

　　我们经常使用"异型增生"这一术语来表示"不能立即诊断为癌的上皮内病变"。尽管有学者认为这是一个非常方便的术语，但有人却觉得这个术语无法确切地反映病变本质（究竟是完全良性还是准恶性），这些观点都可以理解。近年来，异型增生即上皮内瘤变这一概念已被国际所公认。有观点认为，对于食管，异型增生已成为治疗对象，但在其临床处理方面（是暂且随访还是积极进行内镜治疗）仍未达成共识。《食管癌处理规约（第11版）》（2015年）对上皮内瘤变进行再次定义，即"根据上皮结构和细胞异型性已明确为肿瘤，但仍不足以诊断癌的上皮内病变"。为了避免临床医生（乃至患者）产生混淆，在活检诊断中，对于"明确为癌"、"不能立即诊断为癌的异型上皮增殖灶"以及"非肿瘤性病变"这几个问题都要作出准确诊断并使用适当的术语进行报告。尽管书写这几句话相当容易，但是真到了活检标本诊断的时候，恐怕就要陷入苦战了（这才是真心话）。虽然围绕上皮内瘤变本质的关注和讨论可能永无止境，但最重要的仍然是不漏诊典型的癌。

（二村）

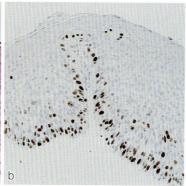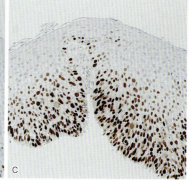

图Ⅲ-12   免疫组化在上皮内肿瘤性病变病理诊断中的作用

a：食管活检组织（长径 10mm 的单发不染区）。垂直黏膜方向切片。上皮基底至表层附近均可见增生的异型鳞状细胞，核大，呈卵圆形。核的排列极性轻度紊乱，高度疑为癌。

b：免疫组化染色结果（Ki-67）。可见基底层至副基底层密集分布的阳性细胞，提示该处增殖细胞带的形成。

c：免疫组化染色结果（p53）。可见 p53 异常表达的细胞弥漫分布，范围大于增殖细胞带。结合免疫组化结果及组织学表现，诊断为鳞状细胞癌。

（6）免疫组化的作用

    对于 HE 染色标本难以判断是否为癌的上皮内病变，免疫组化染色有时会提供帮助。例如，在 Ki-67 阳性细胞的密集区域（称之为增殖带）几乎一致地分布着 p53 阳性细胞时，则肿瘤的可能性高（图Ⅲ-12）[20]。也存在一些肿瘤无法通过免疫组化确认其 p53 表达的情况，因此 p53 阴性不能作为排除肿瘤的根据。参考免疫组化结果的同时，需综合考量病理组织学表现和内镜所见来判断其癌变与否，这种严谨的态度是我们应具备的[21]。

2）各论

    食管除鳞状细胞癌以外，还会发生癌肉瘤和恶性黑色素瘤等特殊的恶性肿瘤，但发生率非常低。淋巴组织增殖性疾病就更为罕见。因此本章主要对发生率最高的鳞状细胞癌进行讲解。

（1）食管癌的浸润深度

    食管癌的黏膜内癌、黏膜下层浸润癌的浸润深度都有各自的亚分类，其中黏膜内癌的浸润深度亚分类是食管癌的一大特色。黏膜内癌可分为上皮内癌（pT1a-EP）、黏膜固有层浸润癌（pT1a-LPM）、黏膜肌层浸润癌（pT1a-MM），分别对应旧分类的 M1、M2、M3。在能观察到固有肌层的外科切除标本中，根据病灶浸润最深处的位置，可将黏膜下浸润癌（pT1b）进一步分为 SM1、SM2、SM3（图Ⅲ-13）[22]。

    在内镜切除标本中，将黏膜下层浸润癌的浸润深度大致分为 SM1 和 SM2 [23]。从黏膜肌下缘到浸润最深处（癌组织浸润最深的部位）的垂直距

*20 免疫组化染色标本中的 Ki-67 和 p53 均为核表达。

*21 食管中的副基底细胞、淋巴组织内生发中心的淋巴细胞呈 Ki-67 阳性，可作为阳性对照。应在确认阳性对照后，再观察增殖细胞带的分布情况。如果切片中未找到一个阳性细胞，应考虑染色方法是否存在问题。

*22 对于食管癌，只有局限于黏膜内的癌才称为早期癌。如果浸润至黏膜下层，就称为浅表癌。

*23 肿瘤标本浸润深度的亚分类在外科切除标本和内镜切除标本中是一样的。

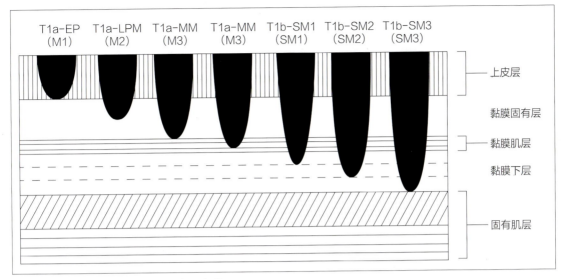

图Ⅲ-13 食管浅表癌的浸润深度亚分类

T1a-EP：上皮内癌，相当于原位癌。

T1a-LPM：除 M1 和 M3 以外的黏膜内癌。

T1a-MM：癌巢紧贴或浸润至黏膜肌层。

T1b-SM1：浸润至黏膜下层的上 1/3 处（注）。

T1b-SM2：浸润至黏膜下层的中间 1/3 处。

T1b-SM3：浸润至黏膜下层的下 1/3 处。

（注）对于内镜切除标本，浸润深度不超过黏膜肌层下缘 200μm 处为 SM1，超过 200μm 为 SM2。

离不足 200μm 时记为 SM1，超过 200μm 时记为 SM2。无须纠结数值具体是 204μm 还是 193μm，重要的是显微镜下最终明确该深度的浸润程度属于少量浸润还是大量浸润。

另外，即使癌已进展到黏膜下层的导管内，只要导管外间质没有明确浸润，仍将其浸润深度判定为 pT1a。如果在连续浸润灶最深处的下方观察到脉管侵犯时，也习惯性地将脉管侵犯所在的部位纳入浸润深度来对待。例如，即使连续浸润灶的最深处是黏膜固有层，但如果其黏膜下层有明确的脉管侵犯，则将浸润深度判定为 pT1b。

（2）食管癌的脉管侵犯

除非一眼就能判断，否则建议最好同时进行特殊染色来检查有无脉管侵犯。评估静脉的侵犯一般采用弹性纤维染色（elastica van Gieson 双重染色或维多利亚蓝·HE 重染色），评估淋巴管侵犯可采用针对淋巴管内皮细胞的抗体进行免疫组化评价。也有在远离原发灶的切缘附近发现脉管侵犯的情况，要仔细检查。

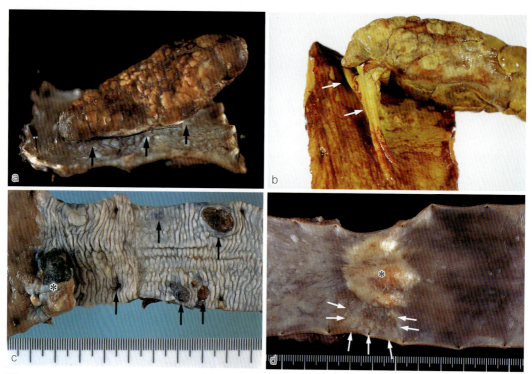

图Ⅲ-14　特殊类型食管恶性肿瘤的肉眼形态

a，b：癌肉瘤（pT1b-SM3）。可见凸入管腔的隆起型病变（0-Ip），表面略显凹凸不平。基底部相对较窄，肿物
　　陡然隆起，呈上宽下窄外观（→）。b可见与肿瘤基底部相连的0-Ⅱc+Ⅱa）鳞状细胞癌。

c：食管原发恶性黑色素瘤。可见位于腹段食管的0-Ip型的主病灶（*），口侧可见多发壁内转移灶（→）。病变呈
　　深浅不一的黑色，色泽暗淡。转移灶多向腔内生长且露出于黏膜表面。肿物陡然凸出于黏膜，与癌肉瘤类似。

d：基底细胞样鳞状细胞癌（pT1b-SM3）。肿物隆起平缓，呈穹隆状（*）。隆起表面大部分被覆原有上皮，呈上
　　皮下肿瘤外观，有张力感。基底部与0-Ⅱc的鳞状细胞癌（→）相连续。

（3）食管癌的组织学类型

　　日本人的食管恶性肿瘤大部分（90%以上）是鳞状细胞癌。除鳞状细胞癌以外，其他组织类型都是特殊型，发生的几率极低。但也包含神经内分泌癌等恶性程度极高的肿瘤，因此，在活检组织和切除标本的检查过程中切实找出特殊类型肿瘤显得非常重要。特殊肿瘤也会呈现一些特征性的肉眼形态，最好参照这些肉眼表现进行病理诊断。例如，带蒂息肉型病变（肉眼形态相当于0-Ip或1型）时可考虑癌肉瘤（图Ⅲ-14a、b）或恶性黑色素瘤（图Ⅲ-14c），无蒂的隆起型病变（肉眼形态相当于0-Is或1型）可考虑基底细胞样癌（图Ⅲ-14d）。如果癌性溃疡的一部分伴有严重的出血或坏死，或形成偏心性的不规则隆起，可能是同时伴有其他不同于鳞状细胞癌组织学类型（如神经内分泌癌等）的病变，故从这样肉眼形态不同的部位取活检就很有意义。如果要从一个病变中采集多个组织，最好从肉眼形态和颜色不同的部位分别进行活检。

🔊 值得一听 1　呈现为碘不染区或浓染区的良性食管黏膜病变

碘不染区（以下简称不染区）是非特异性表现，即不染区不一定都是恶性肿瘤。事实上，上皮内炎症细胞浸润、糜烂（上皮缺损）、上皮再生、上皮萎缩、（副）基底细胞增生、柱状上皮岛，异位组织（胃底腺或皮脂腺）、不全角化/过度角化、鳞状上皮乳头状瘤等均可表现为不染区。另一方面，形成碘浓染区的小型病变一般是指糖原棘皮症。现将这些特征总结如下。

（二村）

表　呈现为碘不染区或浓染区的良性食管黏膜病变

疾病或病变名称	碘染反应	大体·组织学所见	其他
炎症·糜烂（上皮再生）	淡染～不染	可呈现单发到斑驳状等多种形态。根据炎症的程度表现出多样的组织学改变。可见上皮间以及间质中的非特异炎症细胞浸润。慢性化时可伴有副基底细胞增生和上皮脚的肥大、延长	食管下段可并发反流性食管炎，在中、上段食管则为单发或散发。在形成环周性溃疡进展期癌的近侧黏膜也可发生
上皮萎缩	淡染～不染	没有特异性表现。可见上皮层（尤其棘层）菲薄化	往往伴随炎症性病灶
柱状上皮岛	不染	5mm 左右边界清晰的圆形凹陷。由显露于黏膜表面的食管贲门腺（类似）组成	好发于食管远端
异位胃黏膜	不染	10mm 左右边界清晰的圆形凹陷。主要由小凹上皮及胃底腺组织构成	好发于食管入口 可多发
异位皮脂腺	淡染～不染	5mm 左右黄白色的颗粒状隆起。在黏膜固有层内可见皮脂腺细胞呈岛状聚集，这种细胞由富含脂滴的泡沫状细胞质及圆形细胞核，具有导管	需与食管黄色瘤相鉴别。黄色瘤没有导管 可多发
不全角化/过度角化	不染	表现为低矮的白色隆起 角质层较为肥厚	可分为角质层有细胞核残留的情况和没有核残留的情况。前者称为不全角化，后者称为过度角化
鳞状上皮乳头状瘤	淡染～不染	表现为表面颗粒状凹凸不平的白色隆起。由缺乏异型性的鳞状上皮以固有层间质为轴心呈乳头状增生。上皮保持层状分化	典型病变呈桑葚状隆起，少数呈低矮的扁平状隆起
糖原棘皮症	浓染	边界清晰且表面平滑的类圆形白色隆起。组织学上为棘细胞（由富含糖原的透亮细胞质及小型细胞核所构成）的增生灶，PAS 反应阳性	通常多发 可伴发于 Cowden 综合征

2　胃

A　胃部标本的处理

1）活检标本

活检组织块应迅速浸泡于福尔马林中[*1]。由于极小的组织块容易粘在标本瓶盖上，从而造成组织块干燥，最好将组织块黏附在滤纸上，连同滤纸一起浸泡在福尔马林中。也有观点认为，如果以检查幽门螺杆菌为目的，最好避免将活检标本黏附在滤纸上。如果以明确肿瘤切除范围为目的而进行多处活检时，应为每个部位准备标本瓶，分别标注编号后并固定[*2]。

2）内镜切除标本

首先，将标本迅速浸泡在福尔马林中。切除后的胃黏膜其自溶速度会远远超出预期，应首先用福尔马林进行固定。

然后，适当地将切除的标本平铺展开，这一工序不能小觑。将标本黏膜面朝上，小心地将其展开定型，尽可能地还原其术前检查所见。如果过度牵拉标本，或几乎不经伸展就定型，容易使标本与术前图像中的肉眼形态产生较大差距。比如，将不伴有消化性溃疡的 0-Ⅱc 黏膜内癌进行过度伸展，则会使其固定后看起来像 0-Ⅱb 的病灶。此外，在新鲜标本中，切缘部分的黏膜容易内翻，要小心地翻出蜷曲的黏膜并贴在标本板上。对于带蒂的病变，可将粘有标本的泡沫塑料翻转过来，使其悬浮在福尔马林中，确保病变部处于悬垂状态，使其固定后的形态较为美观。

其次，明确标本方位，可以通过描绘简洁易懂的草图体现，也可直接用油性笔在打印好的大体照片上进行标注，既可与病变的组织学重建图进行比较，也可与术前内镜图片进行比较。

最后，要尽可能快速地完成新鲜标本的大体照片的采集，而固定后的标本可以有条不紊地进行拍摄。此外，在福尔马林中浸泡 30min ～ 2h、处于半固定状态的标本，适合观察黏膜（胃小区）的纹理，必要时可对该状态的标本进行摄影。

3）外科切除标本

胃术后标本通常是沿大弯侧剖开，根据病变所在的部位不同，有时会选择沿胃小弯、前壁或者后壁侧剖开。除非是弥漫浸润型胃癌，否则需避免误将局限型病灶切断，尤其是小病灶。接下来是对淋巴结进行适当处理、对标本进行大体拍照、测量（病变大小、与切缘的距离）。同样地，如同内镜标本那样，为了最大限度地避免组织自溶，也要熟练地完成这一系列操作。另

*1　有一种情况除外。用于淋巴瘤流式细胞或分子生物学检测的组织标本不应浸泡于福尔马林中。原则上应用生理盐水浸湿的纱布轻柔包裹后送检。

*2　这些都是活检标本预处理的做法，希望大家多加践行。

外，在拍照时，不要用干燥纱布去擦拭黏膜表面附着的黏液和血液，要用生理盐水或福尔马林浸湿的纸巾轻轻揾干，小心谨慎地处理黏膜。

在结束照片拍摄和标本测量后，将标本黏膜面朝上，适度伸展标本并将其贴在标本板上定型。弥漫浸润型胃癌质地非常坚硬，如果过度拉伸，可能会造成胃壁的撕裂，要注意。此外，一并切除的胰腺也可与相连的胃一起固定。往胰腺切缘处的胰管和血管（静脉）中注入福尔马林，可在一定程度上抑制胰腺实质的自溶。往脾门部的血管（静脉）内注入福尔马林，也可使脾组织得到良好固定。

外科切除标本也和内镜切除标本一样，可根据需要在半固定状态下进行拍照。胃黏膜完全固定后，原本的红色褪去，呈现皮肤般的颜色，此时最适合观察胃黏膜特有的颗粒状纹理[*3]。完成黏膜面观察后，还要进行浆膜面观察，此时需养成用手触摸探查的习惯。例如，在进展期胃癌中，病变部浆膜面具有粗糙不平触感的区域多为浸润至浆膜面的癌组织。此处的取材对评估肿瘤浸润深度（肿瘤浸润最深处）极为重要。此外，伴有消化性溃疡瘢痕的胃癌，有时会因纤维化而导致病变部的浆膜侧发白、变硬。

[*3] 称其为胃小区（gastric area）或小区。

4) 切除标本的取材

对于内镜切除标本，首要原则是将所有标本全部取材。然后准确辨认出病灶距离切缘最近的地方，进行切割[*4]，间隔（宽度）以 2.0～3.0mm 为宜。为了绘制组织学重建图（俗称复原图），需要拍摄留有切割痕迹的大体照片（图III-15）。

[*4] 要明确病变部位和非病变部位的边界。

针对外科切除标本，虽然不同医院的取材方式、标本制作的范围、材块个数各不相同，但最终目的都是为了准确评价肿瘤浸润深度及切缘情况而进行必要的取材（图III-16）。如果将黏膜内广泛浸润的平坦型胃癌标本全部取材，可能会因为制作大量蜡块带来的巨大工作量而令人生畏，但由于肿瘤具有黏膜下多灶浸润（multifocal）的可能，因而全部取材不失为一种明智之举。绝不允许为了节约取材时间而只针对部分病变取材，导致最终对病灶浸润深度的过浅评估。

5) 术中快速病理诊断

⊙ 胃癌术中快速病理诊断目的
1. 检查切缘处有无癌组织残留。
2. 胃壁周围组织及腹腔内结节性病变的定性诊断。
3. 检查有无淋巴结转移。

根据术中快速病理的诊断结果，外科医生有时会变更切除范围（如将远端胃切除术变更为胃全切术），有时也会中止胃切除手术，有时还

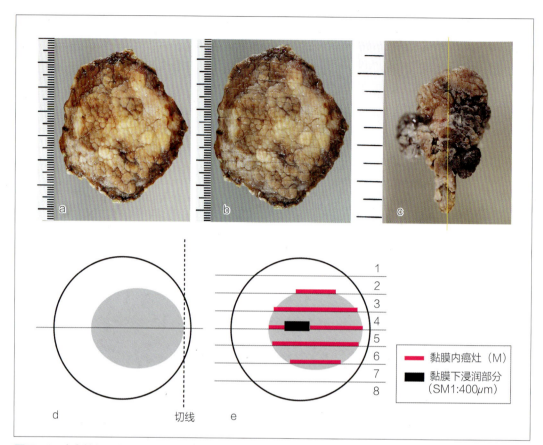

图III-15   内镜切除标本的标准取材方法

a：标本的大体照片（改刀前）。拍摄改刀前的大体照片。

b：标本的大体照片（改刀后）。改刀后也需拍摄大体照片。对这张照片里肿瘤的黏膜内进展范围及浸润深度用不同颜色加以标注的过程称为复原。

c：带蒂病变的取材。沿肿物长轴方向、稍微偏离蒂部中轴的位置下刀切开，尽量获得最大切面。注意不要从蒂部的正中央下刀。

d：第一刀的切法。在最接近水平切缘的病变处假定一条切线（虚线），在垂直于该切线的方向下第一刀。接下来沿着与该切割线平行方向、间隔 2.0～3.0 mm 的宽度作连续切割，可得到如 b 所示的改刀图，再次拍摄大体照片。

e：绘制复原图。对于黏膜下浸润性癌，用不同颜色对浸润深度进行标注，使复原图更便于理解。图中的数值（1～8）对应组织切片的编号。

会发现术前完全没有预料到的其他病变（如腹膜恶性间皮瘤和淋巴瘤等）（图III-17）。

为达到术中快速病理诊断目的，临床医生需做到以下两点。

> 1. 将临床信息（活检组织诊断结果）和检查目的准确地传达给病理科。
> 2. 向病理科提供的组织内包含待检部位。

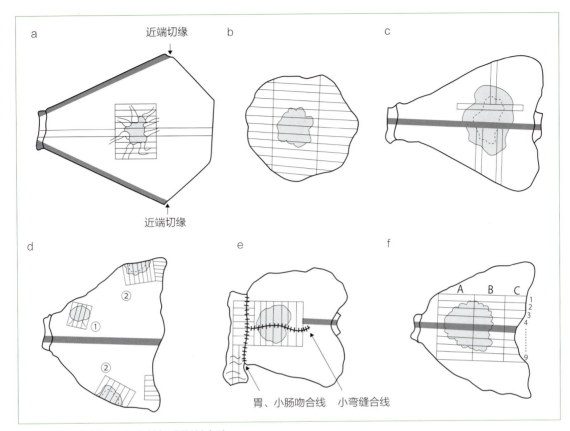

图Ⅲ-16　外科切除标本的标准取材方法

a：若癌巢位于大弯上，则沿小弯侧剖开。对于全胃切除标本，有时会按图中所示方法，将近端切缘剖开。

b：胃局部切除标本的处理方式与内镜切除标本类似，按图中所示方式改刀，并全部取材。

c：对于进展期胃癌，首要原则是对包含浸润最深处在内的部位充分取材。有时为了解肿瘤的浸润范围，也会在垂直于小弯的方向上取材。由于肿瘤的最深处不一定是病变的中央，所以取材时要注意观察各材块的切面。

d：对于带蒂病变（①）和被切断的癌巢（②），不必拘泥于以沿小弯的切割线为基准的经典改刀法，可根据肿物位置和形状改刀。

e：对于残胃全切标本，为明确癌灶和小弯侧缝合线、胃-小肠吻合口之间的位置关系，应尽可能在各缝合线的垂直方向加以切割取材。

f：对于表层扩大型病变，由于材块数量较多，可按图示进行网格状切割，用A1、2、3……给每列编号，更便于理解。图中■部分是胃小弯。

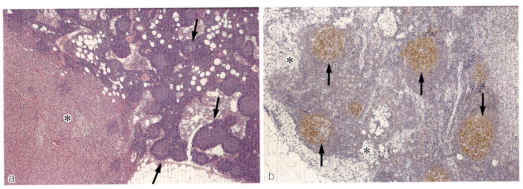

图Ⅲ-17　通过术中快速病理诊断确定的其他肿瘤（原发性胃癌和滤泡性淋巴瘤同时发生的病例）

a：胃周围多发淋巴结肿大的进展期胃癌病例。送检术中快速病理诊断的大弯左群（No.4sa）淋巴结内可见同时存在低分化腺癌的转移灶（＊）和滤泡性淋巴瘤（→）。

b：免疫组化染色。在低分化腺癌的转移灶周围可见Bcl-2阳性的淋巴细胞结节状增生（→）。

临床－病理的联系　1　消化道切除标本病理诊断流程

消化道病变的大体诊断是在对切除标本进行仔细观察并提取大体信息（位置、形状、大小、色调等）的基础上，推测病变的组织学表现和范围的一种诊断行为。之后再通过组织学结果验证大体的推测或判断，这种组织学诊断称为"大体诊断的验证"。为此需要在取材前后拍摄大体照片或切除前后拍摄大体照片，并按原器官的尺寸制作照片复本。必要时进行病变重建（即"复原"）以获取病变的范围及分布情况。由于这种摄影和复原工作既费时间又枯燥乏味，因此大家颇有微词，对此我非常遗憾。检验某一事物本身就是相当耗费时间和精力的过程，适当的耐心必不可少。通过反复对比大体表现与组织学表现，才能逐步了解观察要点。对于诸如"这些白色的小颗粒是什么"、"这个凹凸不平的表现代表什么"这类细节也会更加留意。经过一段时间的训练，观察能力稳步提升后，才能进一步分辨某一隆起的主体是黏膜下层浸润部的肿瘤组织，还是黏膜内肿瘤等。再进一步可以从大体表现对肿瘤的组织学类型、分化程度甚至浸润深度等对做出高度准确的判断。当达到这个水平时，对临床表现的判断也会更"准确"一些，此时便会全身心地投

入到工作中。一旦领会到消化系统疾病诊断的真正妙趣所在，日常的医疗质量也可能会随之提高。尽管这条路可能艰辛且漫长，但一丝不苟地对待看似简单的标本观察，并持之以恒，才至关重要。大体诊断没有王道，也没有终点，要学会将一些痛苦的经历化为精神食粮。

最后，我用下图概括消化系统切除标本的病理诊断流程。反复践行流程①和②才是消化系统病理诊断的精髓。观察者从判断材料、判断标准和判断结果中得出病理诊断。第 1 条判断材料是推导出病理诊断所必需的病理学表现；第 2 条判断标准是可靠且客观的标准；第 3 条判断结果是在仔细斟酌判断材料及判断标准后得到的最终判断内容。这些相互联系，没有任何矛盾，应作为指导病理诊断的依据。完成这些流程后消化系统疾病的病理诊断工作也就落下帷幕。病理诊断结果最好能通过临床病理研讨会进行多角度验证，如果病理诊断与临床诊断之间存在不容忽视的差异，必须进一步深入探讨，最重要的是要弄清出现分歧的原因并进行共享。这么做是因为病理诊断是纯粹基于患者病情而进行的一项诊断活动。

（二村）

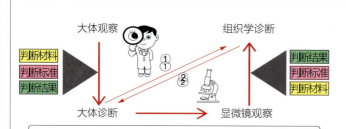

判断材料	推导出病理诊断所必需的病理学表现。如病变形态、表面性状、色调、所处部位、腺管形态、细胞核性状等
判断标准	判断上述病理学表现所依照的可靠且客观的标准
判断结果	仔细斟酌判断材料及判断标准后得到的最终判断内容

- 判断材料、判断标准、判断结果是病理诊断的 3 大要素。
- 按照"判断材料→判断标准→判断结果"的顺序推导出病理诊断。
- 步骤①为推断过程，步骤②为验证过程。

图　消化道切除标本病理诊断流程
通过反复进行大体图像和组织学图像之间对照，大体诊断的准确性会稳步提高。

例如，在评估广泛黏膜内侧向浸润（所谓的Ⅱb进展）胃癌的近端切缘时，一定要送检包含有黏膜层的标本。在评估弥漫浸润型（4型）胃癌的切缘时，必须提供连续的全层胃壁标本才有意义。当然，临床医生在术中快速病理诊断时，需要明确自己想知道的内容，并将其准确地传达给主诊病理医生，不应进行无意义（无目的）的快速病理诊断[*5]。

B 胃部非肿瘤性病变

1）总论

胃部非肿瘤性病变种类很多，慢性胃炎、糜烂、溃疡、增生性息肉、胃底腺息肉占绝大多数。其他少见的病变有寄生虫病、炎性纤维性息肉、自身免疫性（A型）胃炎[*6]、克罗恩病、结节病、移植物抗宿主病（graft-versus-host disease；GVHD）、淀粉样变性等。此外，还有异位胰腺、憩室、药物和透析相关病变等。这些病变中，只有较少一部分进行外科手术切除，很多时候需要通过活检来确诊。对于主要位于黏膜下甚至更深处的病变来说，活检诊断有局限性，在缺少临床支撑信息的情况下可能无法确诊。

病理诊断所需的临床信息，除了临床诊断名称、现病史、治疗经过（外科手术、除菌治疗、化疗、透析等）外，还包括病变部位（贲门腺、胃底/胃体腺、幽门腺）、性状（隆起、凹陷、糜烂、溃疡）、颜色（与周围黏膜色调一致[*7]、红色、褪色、黄白色、黑色）、数目（单发性、多发性、集簇性）等。在综合上述信息与组织学检查结果的基础上进行病理诊断是基本要求。再次强调的是，病理诊断离不开临床信息的支持[*8]。

2）各论

非肿瘤性病变及与之相关的病理改变大致分为上皮性和非上皮性。上皮性病变指的是以上皮改变为突出表现的病变。如增生性息肉、胃底腺息肉、再生上皮、肠上皮化生，还有黏膜深部可观察到的神经内分泌细胞增生巢和假幽门腺化生（颈黏液细胞增生）。也有一些像增生性息肉一样，伴有间质改变。

非上皮性病变由间质成分增生和各种物质沉积等组成。如炎性纤维性息肉、肉芽肿、淋巴组织增生，淀粉样变性等。肉芽肿性病变因不同病因有各种各样表现，有些肉芽肿见于结节病和结核杆菌感染，有些是因为服用特定药物（如碳酸镧等）后，体内的巨噬细胞将药物吞噬后聚集形成。

除特殊情况外，非肿瘤性病变一般不予切除，如经胃黏膜活检就可确定诊断的病例，多纳入随访观察或内科治疗。胃黏膜活检只能取到黏膜层及部分黏膜下层（也称黏膜下组织），故检查范围有一定限制[*9]。到目前为止，通过活检确诊胃黏膜下肿瘤往往比较困难。但如果能将位于黏膜深部～黏膜下层的病变挖出活检，也可确诊[*10]。下面将对典型的非肿瘤性病变的要点进行阐述。

*5 为了使每一次的诊疗更有意义，病理和临床医生双方应共同努力。

*6 A型胃炎请参照69页。

*7 有时呈正常黏膜的色调。

*8 虽然也有资深的病理医生，在几乎没有临床信息参考的情况下也能得出正确的病理诊断，但这样的医生非常有限。必须时刻遵守基本原则，不能跳过参考临床信息这一步骤。

*9 有时对经反复活检也无法确诊的黏膜下肿瘤会采取内镜下摘除的方式获得标本。此外，超声引导下穿刺吸引活检也已逐渐运用。

*10 代表是 GIST。

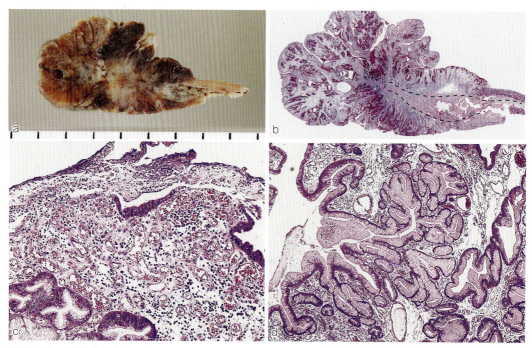

图Ⅲ-18　胃增生性息肉

A：肿物的最大切面。茶色（新鲜时颜色明显发红），分叶状息肉。

b：最大切面的病理组织全貌（PAS 染色）。息肉由富含 PAS 阳性黏液且明显增生的小凹上皮以及显著水肿的间　　质所构成。部分增生的小凹上皮靠近黏膜肌层（虚线）附近。

c：糜烂处的病理组织学所见。间质内除可见毛细血管增生，还可见炎症细胞浸润及水肿，还可见细胞核增大的再　　生上皮。

d：非糜烂处的病理组织学所见。可见由富含黏液且成熟的小凹上皮增生所形成的管泡状腺。

（1）增生性息肉　hyperplastic polyp

　　增生性息肉是最具代表性的一种胃息肉[*11]，主要由增生的小凹上皮和间质构成（图Ⅲ-18），也被称为小凹上皮（型）增生性息肉。这种息肉极少癌变（发生癌变的病例中，组织学类型以高分化管状腺癌居多），可发生在胃内任何部位，较大者可超过 30mm，常伴不同程度的糜烂，内镜下表现为深红色的息肉。经福尔马林固定后，肉眼下呈鸡冠状或分叶状[*12]。糜烂部位的小凹上皮可出现不同程度再生性改变（有时会出现异型性），而非糜烂部位的小凹上皮则呈现良好的成熟分化趋势。息肉的间质常可见不同程度炎症细胞浸润、水肿、新生 / 扩张的毛细血管，纤维素渗出，成纤维细胞增生以及与黏膜肌层相连续的树枝状平滑肌纤维。特别注意不要把上述糜烂部位的再生性改变误认为是异型性较低的高分化腺癌。只有在病变与相邻腺体和上皮之间形成明确的边界，并达到一般癌症所必备的诊断标准，才可诊断为增生性息肉癌变。

*11　胃息肉的定义是胃黏膜局限性隆起型病变。即胃腔内形成的肉眼可见的凸出隆起型病变的总称。不仅包括良性上皮性病变，也包括恶性肿瘤。关于胃息肉的肉眼分类请参见《值得一听》（65 页）。

*12　反之，如果病变超过 30mm 但几乎不伴有糜烂，则不能排除肿瘤性病变。

（2）**胃底腺息肉**　fundic gland polyp

胃底腺息肉和小凹上皮（型）增生性息肉，是最常见的两种胃息肉[13]。胃底腺息肉是单纯由胃底腺增生形成的直径为 3～5mm 的半球形小息肉，常伴有胃底腺囊状扩张（图III-19a）。色调与周围黏膜一致，表面平滑。顾名思义，这种息肉主要发生在胃底腺区域，且常多发。周围黏膜几乎都处于幽门螺杆菌未感染的状态。此外，在家族性腺瘤性息肉病中，也可见到胃底腺区域有同样密集的息肉存在，称为胃底腺息肉病（图III-19b）。

最近，由于质子泵抑制剂广泛应用，导致发现类似于胃底腺息肉病变的几率越来越高。这种息肉的壁细胞高出一截，使细胞前端呈鸭嘴样形态（parietal cell protrusion）（图III-19c），在低倍镜下，胃底腺的腺腔边缘看起来呈锯齿状。同样的变化也可见于透析患者，肉眼可见多发数毫米的微小隆起，或呈现凹凸不平的独特黏膜外观（图III-19d）[14]。停药后，这种质子泵抑制剂相关性息肉的体积会减小，数量也随之降低。这些病变被认为与血清胃泌素水平有关，考虑到日本国内的疾病结构，未来这种息肉的发病率可能会增加。

（3）**吻合口息肉样肥厚性胃炎**　stomal polypoid hypertrophic gastritis

该病变是胃切除术后（尤其是 Billroth II 式）在胃 - 空肠吻合部的胃侧黏膜形成的毛虫状 ~ 山脉状隆起，与囊性息肉状胃炎（gastritis cystica polyposa）几乎同义。组织学上表现为幼稚的小凹上皮增生、胃底腺假幽门腺化生，以及腺体不规则囊性扩张。偶见腺管延伸，甚至侵犯至黏膜下层，但由于其本质属于良性病变，故不要误以为是腺癌浸润。

（4）**炎性纤维性息肉**　inflammatory fibroid polyp

组织学上表现为黏膜固有层深部 ~ 黏膜下层可见伴有血管的类似成纤维细胞的梭形细胞增生灶（大多表达 CD34），同时可见不同程度的嗜酸性粒细胞浸润。病变早期呈平缓的黏膜隆起（图III-20a），如病变增大，顶部可发生糜烂、溃疡，病变部位因此得以显露。病变显露部位被不同程度的肉芽组织所覆盖，如果病变显露部位周边被增生的黏膜包绕，形态有时看起来像日本漫画中头戴一字巾的章鱼。病变切面的色调为浅棕色（浅褐色），易与黄色的脂肪瘤区分，触感如同橡胶，较韧。

炎性纤维性息肉的典型组织形态表现为梭形细胞在小血管周围呈漩涡状增生（图III-20b）。陈旧性病变缺乏这种表现，间质可见大量胶原纤维。在病理诊断时不必纠结有无嗜酸性粒细胞浸润和浸润程度。这种息肉好发于幽门腺区域（幽门前区 ~ 胃窦部），不应成为胃底腺区域黏膜下肿瘤的鉴别对象。本息肉需要活检时取到黏膜深部的组织才能获得诊断，最好通过深挖病变部位的方式进行活检。这类息肉的发病原因至今仍未明确[15]。

*13　最近可能由于未感染幽门螺杆菌的患者数量增加，临床上遇到胃底腺息肉的概率比以前更高。将来胃底腺息肉可能会成为胃息肉的代表。

*14　研究胃炎的学者，特别是制订《胃炎京都分类》的临床专家，习惯将这种肉眼形态称为"铺路石样胃黏膜"或鹅卵石样胃炎（鹅卵石样胃黏膜）。目前还没听过"凹凸样胃黏膜"这一说法。大概是因为"鹅卵石样"比"凹凸不平"能更贴切地表现出黏膜厚度，及其均匀膨胀的外观。

*15　该息肉过去曾被称为嗜酸性粒细胞性肉芽肿（eosinophilic granuloma）、胃纤维瘤（gastric fibroma）等，对其命名曾经较混乱。现通称为"inflamatory fibrid polyp（IFP）"，其中文名因不同翻译习惯而略有差异。

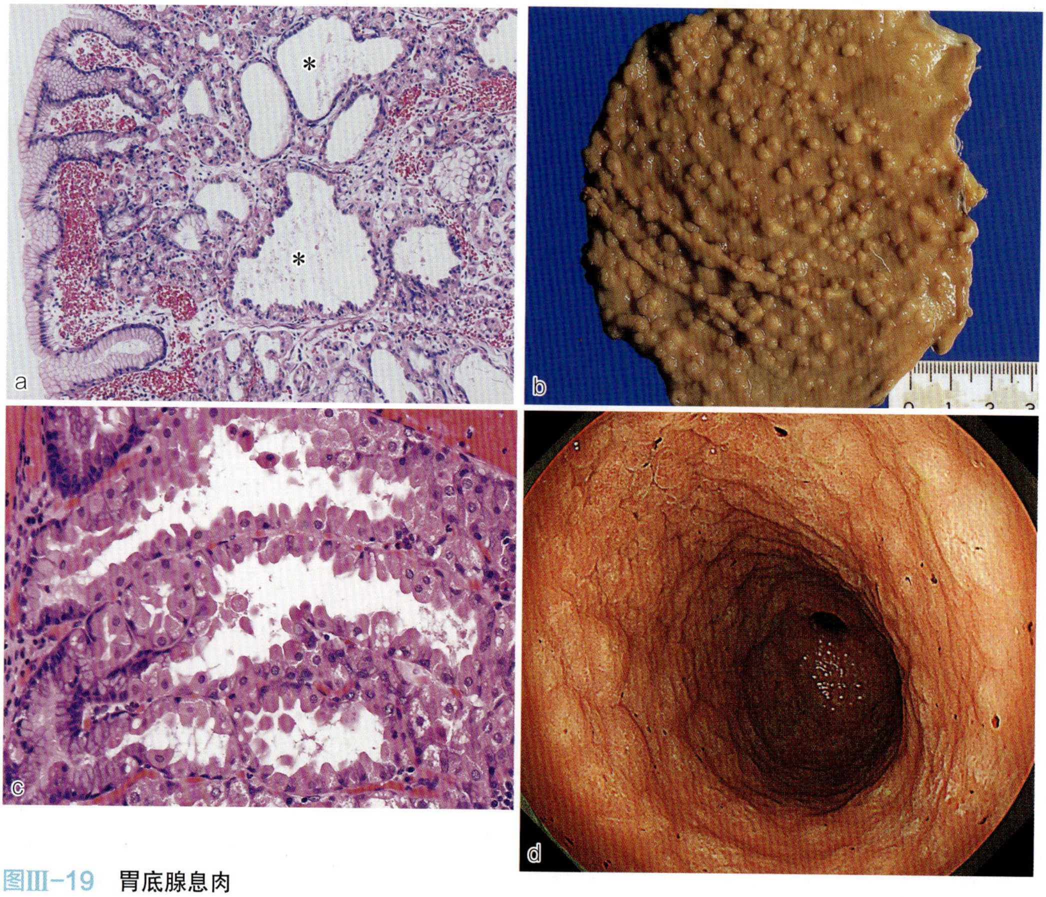

图Ⅲ-19　胃底腺息肉

a：胃底腺息肉，左侧为黏膜表层部，可见胃底腺的单纯性增生及部分腺体扩张（*）。间质内没有明显的炎症细胞浸润。

b：家族性腺瘤性息肉病患者的胃切除标本。胃底腺区域可见多发 5mm 左右、表面光滑、与周围黏膜相同色调的半球状息肉。呈胃底腺息肉病的状态。

c：质子泵抑制剂相关的壁细胞增生，左侧为黏膜表层部。壁细胞较高，突向腺腔（parietal cell protrusion），胞浆粉染，胞核呈圆形。部分壁细胞胞浆内可见空泡形成。

d：透析患者的铺路石状胃黏膜（胃体部的俯视图）。看起来像铺满石头的路面。

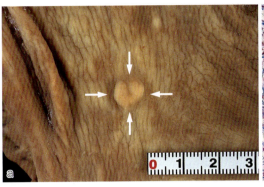
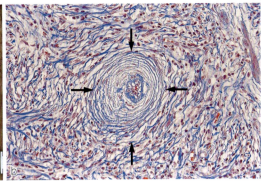

图Ⅲ-20　胃炎性纤维性息肉

a：大体所见。发生在幽门胃窦部直径 8mm 的黏膜隆起（→）。病变基底部略微缩窄，色调与周围黏膜相同。

b：病理组织学所见（马松三色）。小血管周围可见类似成纤维细胞的梭形细胞呈旋涡状（→）增生，周围除了淋巴细胞、嗜酸性粒细胞浸润外，还可见蓝染的胶原纤维。

---

⑥ 值得一听 2　胃息肉的肉眼分型

　　当在胃中遇到息肉时，我们可以不假思索地用"该息肉的肉眼形态符合山田○型……"进行形态描述。这是不管在什么年代都以其简便性著称且被临床医生和病理医生所熟知的肉眼分型即"山田分型"，未来还会被广泛使用。山田分型的魅力就在于它是一个"任何人都可以轻松使用的肉眼分型"。有些同道还将其用于描述胃之外的大肠、小肠息肉（我仅限于胃）。此外，虽然胃息肉的含义与局部胃隆起型病变几乎相同，但英文翻译为 polypoid lesion 而不是 elevated lesion。顺便一提，胃息肉包括发生在胃中的所有局限性隆起的黏膜病变，即它包括"所有向胃腔内凸起的病变"，不管病变的组织学类型属于良性还是恶性。

　　提出该分型的学者山田达哉博士（当时就职于日本国立癌症中心放射诊断科）与同事福富久之博士一起收集了胃息肉的切除标本（尤其是手术切除标本），并重新对这些病变肉眼形态进行彻底研究，他们不拘泥于隆起部分的大小、高度以及表面形状，将重点研究"隆起部分（基底部）的形状"，并提出 4 种肉眼形态（无蒂性病变归为Ⅰ、Ⅱ、Ⅲ型，带蒂病变归为Ⅳ型）（图）。在 1965 年秋举办的内镜

学会和胃集检学会的联合研讨会中，他们在《胃隆起型病变的发病率及诊断》的报告中提出了这一分型，并于次年将这一分型的临床意义刊登在《胃与肠》杂志第 1 卷第 2 期第 145～150 页中。（二村）

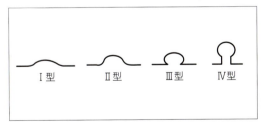

图

隆起Ⅰ型：隆起的基底部平滑，未形成明确边界。

隆起Ⅱ型：在隆起的基底部具有明确边界，但却未形成"缩窄"。

隆起Ⅲ型：尽管隆起的基底部形成明显的"缩窄"，但仍不具有典型蒂部的特征。

隆起Ⅳ型：有明显的蒂部病变。

〔山田達哉，他：胃隆起性病変．胃と腸 1：145-150，1966 より〕

*16 两条皱襞合为一体可称为"皱襞融合"。用"愈合"不合适。另外，不要把"粗糙（毛糙不平）"和"粗造（粗制滥造）"混同（译者注）。

表Ⅲ-2　良性溃疡与癌性溃疡大体形态的大致鉴别要点

	良性溃疡	癌性溃疡（胃癌）
溃疡面	边缘规则，内部较平坦	边缘不规则，内部凹凸不平
黏膜皱襞前端	前端平缓消失	皱襞粗大，而前端细小，可见皱襞中断、融合[16]
溃疡边缘	由水肿所致的平缓隆起	隆起陡峻、表面粗糙[16]，可见边缘不规则的浅凹陷

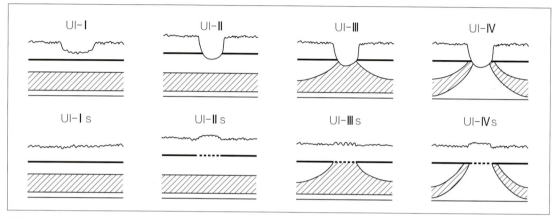

图Ⅲ-21　胃溃疡组织缺损深度分类

上半部分为开放性溃疡，下半部分为愈合期溃疡（溃疡瘢痕）。在 UI 之后加上代表瘢痕（scar）的"s"，据此与开放性溃疡相区别。图中粗线代表黏膜肌层，斜线代表固有肌层。

（5）胃溃疡　gastric ulcer

　　胃溃疡是指攻击因素（胃酸）增强或防御因素削弱引起该部位的组织缺损，与十二指肠溃疡统称为消化性溃疡。胃溃疡好发于胃体部小弯侧或幽门腺区（胃窦）和泌酸腺区（胃体）交界的幽门侧。消化性溃疡与癌性溃疡的鉴别是病理诊断的重中之重（表Ⅲ-2）[17]。

*17 为了区别于消化性溃疡将由癌浸润引起的溃疡称为癌性溃疡。癌性溃疡的底部残留着大量的肿瘤性组织，这是鉴别点。

　　胃溃疡根据组织缺损深度分为 4 类（图Ⅲ-21）[18]。

*18 发起人是村上忠重博士（已故），故称为村上分类。

> UI-Ⅰ：组织缺损仅局限于黏膜层，相当于糜烂的浅溃疡。
> UI-Ⅱ：组织缺损达黏膜下层。
> UI-Ⅲ：组织缺损达固有肌层，但肌层未完全断裂。
> UI-Ⅳ：固有肌层完全断裂，组织缺损深达浆膜（下）组织。

　　根据病因及病程，将对溃疡分为急性和慢性。

　　急性溃疡表现为黏膜水肿，伴斑状～点状发红的糜烂／溃疡。出血时，溃疡底部会附着有不同程度的血凝块（即所谓的黑苔）。由于缺乏纤维性瘢痕组织，溃疡底面质地较均匀，边缘（轮廓）大多比较规则（图Ⅲ-22a）。

*19 除了圆形溃疡外，还有容易引起胃小弯明显短缩的线状溃疡。线状溃疡的成因目前仍然不明，多呈弧线状，沿胃底腺与幽门腺的交界区分布。

　　慢性溃疡表现为圆形或椭圆形的边界清晰的组织缺损（称为圆形溃疡[19]），在较深的活动性溃疡底部，从最表层往里依次可见：①渗出层；②坏死层；③肉芽组织层；④瘢痕层。一段时间后，溃疡内出现血栓、壁内神

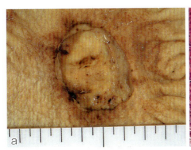 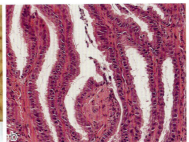 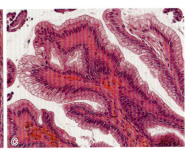

图Ⅲ-22　胃溃疡

a：大体所见。胃体中部前壁近小弯侧（腺交界部的幽门侧）可见一边缘整齐的溃疡。溃疡周围黏膜肿胀，呈褐色。溃疡底面较均匀，多处可见血凝块附着（黑苔）。溃疡和周围及底部缺乏纤维间质反应，未见黏膜皱襞集中。诊断为急性（开放性消化性）溃疡。

b：幼稚的再生上皮。与 c 相比，胞浆分化不成熟，黏液量较少，细胞核因染色质增多而增大，还可见核周空晕（空亮区域）。

c：成熟的再生上皮。可见较高的小凹上皮，细胞核明显靠近细胞基底侧，胞浆富含黏液。

经丛增生、黏膜肌层与固有肌层融合，溃疡周围出现的幼稚再生上皮向缺损处延伸并取代坏死的黏膜。当再生黏膜完全覆盖组织缺损时，形成溃疡瘢痕。

　　起初为单层的幼稚再生上皮（图Ⅲ-22b），随着时间延长，表层逐渐转变为成熟的小凹上皮（图Ⅲ-22c），深部形成类似幽门腺的黏液腺，最终形成特征性房状结构的再生黏膜。幼稚的再生上皮细胞，其胞质分化尚不成熟，生产黏液量少，细胞核因染色质增多而肿大。这种表现是溃疡修复过程中的形态变化（与再生过程相伴的非典型性），必须与肿瘤性变化（腺瘤和腺癌中的异型性）明确区分。在日常的活检病理诊断中，幼稚的再生上皮有时会被归到为 Group 2。当难以与高分化腺癌相鉴别时，除了重新查阅内镜检查结果（如溃疡边缘的性状）之外，还建议 3 个月后复查。

（6）急性胃炎　acute gastritis

　　急性胃炎是指胃黏膜处于急剧发红、水肿、糜烂等炎症性变化的状态，特别严重的称为急性胃病变或急性胃黏膜病变（acute gastric mucosal lesion；AGML）。病理组织形态主要为下述急性炎症表现中的第 1～第 3 项，根据黏膜损伤程度和时期不同附加第 4、第 5 项表现。

　　另外，在病变部位及其周围黏膜表层的黏液内、小凹上皮表面，通常可观察到杆状细菌（大部分为幽门螺杆菌）。

> ○ 急性胃炎（急性胃黏膜病变）的病理组织学表现
> 1. 充血（小血管内充满红细胞）及出血。
> 2. 渗出（间质水肿及纤维素渗出）。
> 3. 炎症细胞（中性粒细胞，淋巴细胞，浆细胞）浸润。
> 4. 肉芽组织（新生毛细血管及成纤维细胞增生）。
> 5. 上皮再生。

（7）慢性胃炎　chronic gastritis

下面以最普遍且广为人们所熟知的萎缩性胃炎为中心进行阐述[20]。

萎缩性胃炎在病理组织学上被定义为伴有胃固有腺体减少、消失的胃炎，根据原因和分布的不同，分为以下两种。

①多灶性萎缩性胃炎

幽门螺杆菌感染是主要病因，这是一类从幽门腺区域至胃体部呈多灶状～弥漫性分布的慢性胃炎。特征性改变为：固有腺部分或整体数量的减少、消失，且该处黏膜可见肠上皮化生和假幽门腺化生（颈黏液细胞增生）（图Ⅲ-23a，b）。如病程进展，会形成更加单一的腺体。除可见黏膜深部的腺腔明显囊状扩张外，还可观察到黏膜肌层肥厚和间质纤维化，被认为是慢性胃炎的终末阶段。

根据《京都胃炎分类》，将胃黏膜固有层伴中性粒细胞（活动性炎症）以及淋巴细胞、浆细胞浸润（慢性炎症）的状态定义为慢性活动性胃炎，与 Hp 现症感染胃黏膜相对应（图Ⅲ-23c，d）。同时，将胃黏膜固有层内仅残存少量成熟淋巴细胞和浆细胞、几乎不符合上述活动性炎症的状态定义为慢性非活动性胃炎，与 Hp 既往感染胃黏膜相对应。这可以解释为幽门螺杆菌除菌治疗后的状态，或高度萎缩导致幽门螺杆菌自然消失（自然除菌）的状态[21]。

☕ 咖啡时间 9　胃炎与其分类

日本独有胃炎分类由不同的临床学者陆续提出，并且为各学派所运用。在此期间，围绕慢性胃炎的成因、概念以及定义的学术争论接连不断，如慢性胃炎到底是什么？黏膜萎缩的肉眼、病理组织学的判断依据是什么？自幽门螺杆菌（Hp）被发现以来，就有学者呼吁在胃炎诊断领域建立一个世界通用的标准，悉尼系统应运而生。日本国内的学者在明确悉尼系统在实际临床运用中出现的问题、并以克服这些问题为目标的过程中，已经能够通过内镜以较高精度且简便易行的方式判断是否存在幽门螺杆菌感染。此外，也可在一定程度上对胃黏膜是否容易癌变（即发生胃癌的风险）做出评估。就这样，胃炎的诊断学随着 Hp 除菌治疗进入全盛时期得以蓬勃发展，近年来，以日本临床学者为中心创建的《京都胃炎分类》详细记录了胃炎的内镜下表现。这一分类今后还会吸纳更多新的见解并不断完善。面对"慢性胃炎是什么？"这样的疑问，我们不得不向在这一学术领域内精益求精的前辈们致以崇高敬意。

（二村）

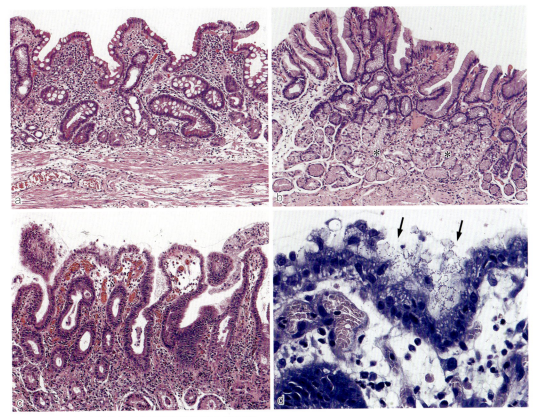

图Ⅲ-23　多灶性萎缩性胃炎及慢性活动性胃炎

a：多灶性萎缩性胃炎（胃体下部前壁）。胃体部腺体的整体减少及肠上皮化生是特征性改变。黏膜表层胃固有的小凹上皮明显减少，被吸收上皮和杯状细胞所取代。黏膜深部可见潘氏细胞，细胞核上方可见红染颗粒。

b：胃体部腺体的假幽门腺化生（胃体上部前壁）。胃体部腺体区域的胃黏膜厚度变薄，壁细胞及主细胞明显减少。同时该部位可见增生的颈黏液细胞，胞浆淡染，外观形似幽门腺（*）。其小凹也进一步加深，像幽门腺黏膜一样。

c：慢性活动性胃炎（胃窦大弯侧）。黏膜固有层内可见淋巴细胞、浆细胞浸润，其中混有大量中性粒细胞，还可见充满红细胞的扩张的血管。上皮细胞间也可见中性粒细胞浸润。

d：吉姆萨染色标本。胃黏膜的表层黏液内、小凹上皮表面可见大量短杆状细菌（幽门螺杆菌）。

②自身免疫性萎缩性胃炎

　　自身免疫性萎缩性胃炎即临床表现为无胃酸（或低胃酸）、高胃泌素血症、血清内含抗壁细胞及抗内因子抗体、主要发生在胃底腺区域的弥漫性萎缩性胃炎，即过去学术界所称的 A 型胃炎。根据抗壁细胞抗体等自身抗体的存在，推测其发生机制可能与自身免疫性因素相关。典型病例的大体表现令人印象深刻，即原有存在于胃体部的黏膜皱襞几乎消失，同时该部位的黏膜纹理呈粗大颗粒状或变得平坦（图Ⅲ-24a）。病理组织学上表现为胃底腺整体消失，而幽门腺区域的黏膜萎缩相对不明显。这种现象称为逆萎缩（图Ⅲ-24b）。

　　自身免疫性萎缩性胃炎的诊断必须满足以下 1～4 条标准。

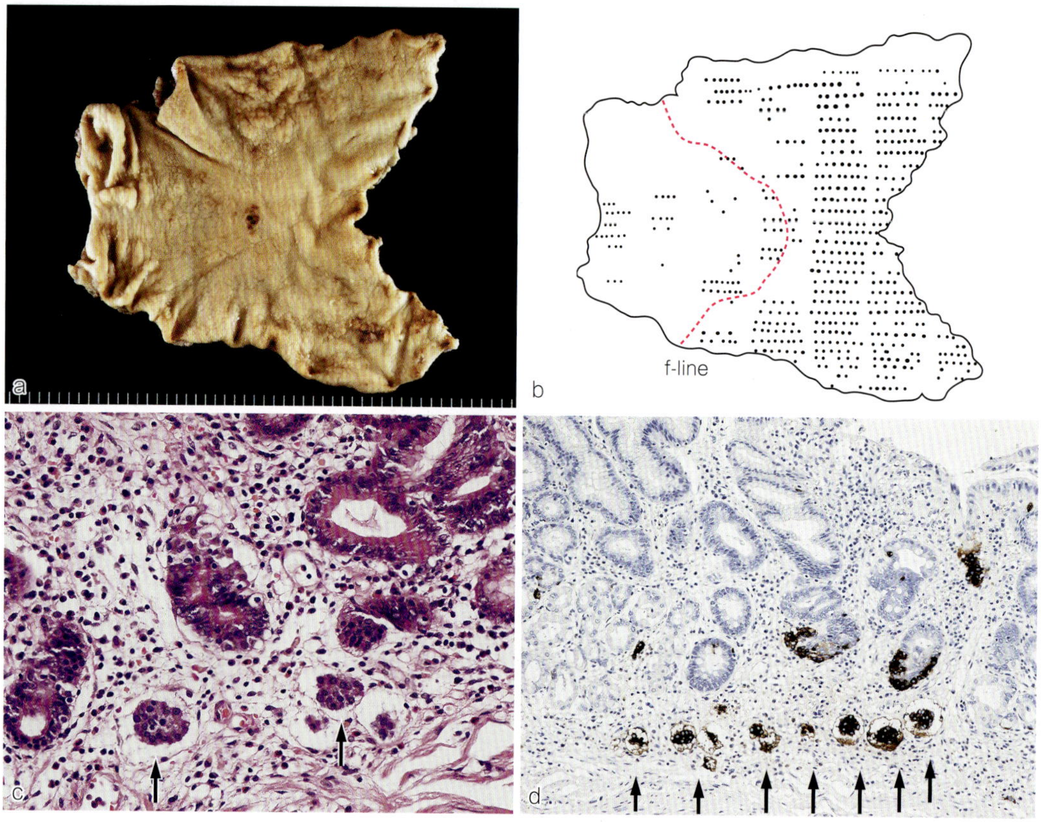

图Ⅲ-24　自身免疫性萎缩性胃炎

a：自身免疫性萎缩性胃炎（外科切除标本）。胃体部黏膜皱襞消失，黏膜纹理呈粗糙的颗粒状。术前血清胃泌素值达 1900 pg/mL，抗壁细胞抗体值为正常值的 150 倍。

b：该病例固有腺体减少/消失部位的重建图。固有腺体减少/消失（萎缩）主要集中在胃底腺区域，幽门腺区域的萎缩较轻，即处于逆萎缩状态。图中的 f-line 是与胃体部腺体呈巢状分布区域的分界线。

c：自身免疫性萎缩性胃炎（胃体上部大弯侧）。胃底腺已基本消失，黏膜深部可见散在的内分泌细胞小巢（↑）。

d：使用 CgA 抗体的免疫组化染色。黏膜深部可见 CgA 阳性的内分泌细胞形成小的实性细胞巢（↑）。

> 1. 存在抗壁细胞抗体和/或抗内因子抗体。
> 2. 无胃酸或低胃酸。
> 3. 高胃泌素血症。
> 4. 具有逆萎缩表现（与幽门腺相比，胃底腺萎缩更严重）。

　　随着萎缩的进展，胃体部黏膜除了假幽门腺化生和肠上皮化生外，还可出现神经内分泌细胞增生而形成的微小细胞巢（endocrine cell micronest）（图Ⅲ-24c，d），易伴有多发的小型神经内分泌瘤这一点也是本疾病的特征。为了早期发现伴发于这类胃炎的神经内分泌瘤，务必要仔细观察胃底腺区域。

　　多发神经内分泌瘤的病例会成为外科或内镜切除的对象。为了从组织学上确认逆萎缩，有必要对胃体部和胃窦部依次进行活检。虽然遇到这类胃炎的概率并不高，但了解病理生理有助于早期诊断。

（8）异尖线虫病 anisakiasis

消化道异尖线虫症是由异尖科的异尖线虫幼虫穿入人体消化道壁内而引起的胃肠道疾病。该病变由异尖线虫属或伪地新线虫属引起的内脏幼虫移行症所致，对于喜欢生吃海产鱼贝类的日本人来说是最常见的寄生虫感染性疾病。发病类型大致分为摄取病原食品后数小时内发病的急性型（暴发型）和缺乏主观症状的慢性型（缓慢型）。根据寄生部位的不同，大致分为胃异尖线虫病和肠异尖线虫病。在临床上遇到的病变类型几乎都是急性型胃异尖线虫病，因而多将胃活检组织与幼虫一起送检。一般情况下，间质可伴有大量嗜酸性粒浸润。制作虫体横切标本时，表皮下可见梭形的肌肉细胞，虫体中心部可见消化道。如果能观察到香蕉样的 Renette 细胞（线虫的排泄管细胞）和双叶状的侧索，就可以确定为异尖线虫幼虫。幼虫侵犯胃壁深处，经过一段时间后形成寄生虫肉芽肿，呈现黏膜下肿瘤样的形态。若该处的红色褪去而呈现奶白色外观，很容易与胃神经内分泌瘤混淆。

（9）肉芽肿性胃炎 granulomatous gastritis

胃组织内若观察到上皮样细胞肉芽肿，则需考虑的鉴别诊断有：结节病、克罗恩病胃部病变以及结核菌感染灶。前两者在肉芽肿内部不存在干酪样坏死。典型的结核菌感染灶内部常伴有干酪样坏死，但在早期病变中有时缺乏这种表现[22]。由于病变中心部位的组织最适合进行肉芽肿的检查，故针对该部位活检组织的体积最好稍大些。

*22 关于肉芽肿的组织诊断，参见《值得一听》（→第96页）。

在结节病中，若肉芽肿分布于黏膜固有层～黏膜下组织，多形成糜烂以及溃疡；若广泛分布在更深层的组织中，则会导致胃壁僵硬、肥厚等。胃角～胃体部/胃底部均是本病的好发部位。

克罗恩病胃部病变除了表现为幽门腺区域的发红、糜烂、颗粒状变化、溃疡外，还表现为胃底腺区域的竹节状外观。活检组织内不伴干酪样坏死时，若观察到小的上皮样细胞肉芽肿，其诊断相对容易，但需与其临床诊断进行核对。当未发现肉芽肿时，最好检查黏膜固有层内有无成熟淋巴细胞、中性粒细胞、组织细胞巢状浸润的现象（focally enhanced gastritis）。无论检查哪种病理表现，制作连续切片和深切切片都有助于诊断，在此推荐尝试。

（10）移植物抗宿主病 graft-versus-host disease；GVHD

在骨髓移植开展较多的医院中，有时会遇到消化道移植物抗宿主病。在移植后早期发病的急性 GVHD 中，往往可见到上皮细胞特别是胃固有腺体受损。在观察活检组织时，可见增殖细胞带所处的腺体颈部（若为肠上皮化生的腺管则位于腺管底部）附近出现凋亡小体（核裂解）。为了提高这种凋亡小体的检出率，推荐制作连续切片或深切切片。在 GVHD 病例中，间质内有时也可观察到巨细胞病毒感染的细胞（核或胞浆内出现包涵体的巨细胞）。因此，除了上皮外，病灶间质内的细胞也要仔细观察。

C　胃肿瘤性病变

1）总论

胃肿瘤大致分为良性和恶性肿瘤，二者又各分为上皮性和非上皮性。良性上皮性肿瘤以胃腺瘤为代表，良性非上皮性肿瘤有平滑肌瘤和神经鞘瘤等。恶性上皮性肿瘤以胃癌为代表，也包含胃神经内分泌瘤。恶性非上皮性肿瘤以淋巴瘤、胃肠间质瘤（GIST）为主要组织学类型。

虽然每种病变的大体表现都多种多样，但组织学类型和病变来源角度有共同之处（见后述）。应养成利用这些信息，从大体形态推测并鉴别其组织学类型及病变来源的习惯。

2）各论

（1）胃腺瘤　gastric adenoma

*23　也有凹陷型胃腺瘤，但极为少见。

多为局限性胃黏膜隆起（即所谓的息肉），是良性的上皮性肿瘤[23]。病理组织学上表现为异型腺管在黏膜内取代正常腺体（置换性增殖）的肿瘤性病变，根据构成腺管细胞的形态和性状大致分为肠型和胃型。

①肠型管状腺瘤

这种类型的腺瘤好发于胃窦及幽门区域，往往形成扁平隆起，表面呈规则的颗粒状。固定后的病变部多与正常黏膜同色调，内镜下观察呈现褪色调（图Ⅲ-25a）。几乎不伴糜烂、溃疡等。

*24　家族性腺瘤性息肉病可出现幽门胃窦部多发腺瘤，或胃体部多发胃底腺息肉（多达到息肉病的程度）的情况。此外，还可在幽门胃窦多发的腺瘤中出现分化型腺癌，或在胃底腺息肉病的背景中出现黏膜内肿瘤的情况。

病变大小一般不超过 20mm。家族性腺瘤性息肉病中可于胃窦幽门区域见到多发的腺瘤[24]。通常病变部黏膜的上半部分为置换性增生的肿瘤性腺管，下半部分则残留扩张的非肿瘤性腺管，呈现双层结构（双层楼结构）（图Ⅲ-25b）。虽然这种双层构造是胃腺瘤的特征性组织学表现，但也可见于高分化管状腺癌，不能说是特异性的组织学表现。构成腺瘤的细胞胞质呈弱嗜酸性，梭形的细胞核垂直于基底部排列整齐，从基底部到表层，核的密度逐渐降低（图Ⅲ-25c）。肿瘤细胞很好地保持了核的排列极性及表层分化。肿瘤腺管中可观察到数量不等的杯状细胞、潘氏细胞（具有强嗜酸性颗粒的细胞）和刷状缘。腺瘤与细胞异型性较低的高分化腺癌的鉴别，除了上述的肉眼所见（特别是色调）外，还可从腺瘤没有显著的组织结构异型性以及增殖细胞带（Ki-67 阳性细胞密集区域）局限于肿瘤腺管的上层（除最表层外）进行鉴别。并且肿瘤大小几乎不随时间而增大，这也是该组织学类型的一大特征[25]。这种类型的腺瘤的癌变率很低。

*25　如果肿瘤直径缓慢增大，提示原来可能是腺癌，应回顾既往活检标本。

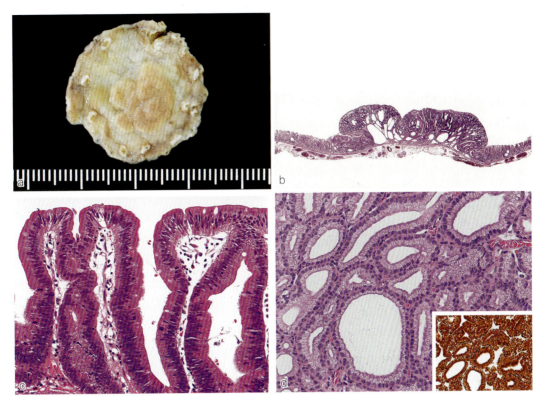

图III-25　胃的腺瘤

a：肠型管状腺瘤的大体图像。可见位于胃窦部的褪色调隆起型病变（直径 12mm），表面平滑。

b：肠型管状腺瘤（病理组织全貌所见）。增生的肿瘤性腺管取代黏膜上半部分的正常腺管，黏膜下半部分可见残存的囊状扩张的非肿瘤性腺管，病变部位的黏膜呈现双层结构（双层楼结构）。

c：肠型管状腺瘤。肿瘤细胞呈高柱状，胞浆弱嗜酸性，细胞核深染呈梭形。细胞核垂直于基底，排列整齐，肿瘤组织越靠近表层，细胞核的密度越低。肿瘤细胞的游离缘也可见刷状缘。

d：胃型管状腺瘤。病变由密集增生的腺管组成。腺管由类似幽门腺或颈黏液细胞的柱状上皮构成，上皮细胞胞浆内富含黏液，细胞核呈类圆形，沿基底整齐排列。这些细胞弥漫性表达 MUC6（见插图）。

②**胃型（所谓的幽门腺型）管状腺瘤**

　　这类腺瘤不仅组织形态不同，发生部位也与肠型腺瘤完全不同，多数好发于胃体部（胃底腺区域）。病变部表层由小凹上皮覆盖，中层及深部有类似幽门腺的异型腺管密集增生（图III-25d）。可见混杂不同程度扩张的腺管。肿瘤细胞强烈表达幽门腺上皮细胞（颈黏液细胞）标记物 MUC6，表层表达小凹上皮细胞标记物 MUC5AC。对于活检标本，应注意胃底腺区域内突然出现的类似幽门腺的腺管增生灶，这是诊断要点。仔细观察发现正常组织和肿瘤性腺管之间存边界（增殖前锋线）。与细胞异型性较低的高分化腺癌鉴别点可归纳为以下 4 点。

1. 腺管没有异常的分支和吻合。
2. 腺细胞的细胞核大小较一致，细胞排列较规则。
3. 没有明确的间质浸润表现。
4. 增殖细胞带局限于病变部位的表层。

（2）**胃癌** gastric carcinoma

下面对其大体诊断和组织学诊断要点进行阐述。

大体诊断

①《胃癌处理规约》的肉眼分型

0 型为表浅型，1 型为肿块型，2 型为局限溃疡型，3 型为浸润溃疡型，4 型为弥漫浸润型，5 型为无法分类型（图Ⅲ-26）。0 型又细分为 0-Ⅰ、0-Ⅱ（Ⅱa、Ⅱb、Ⅱc）、0-Ⅲ。0 型的大部分是早期癌，1~5 型大部分是进展期癌。对于较为常见的肉眼分型，早期癌以 0-Ⅱa 和 0-Ⅱc 型常见，进展癌以 2 型和 3 型常见。

胃癌的肉眼分型，终究是在从黏膜面观察肿瘤的基础上产生的，并非是综合评估切面形态及病理组织学表现后得出的。"类似早癌的进展期癌"这一术语虽然未被《胃癌处理规约》采用，但临床医生仍喜欢在诊疗工作中使用[*26]。

②大体诊断的观察内容

从黏膜面、浆膜面、侧面 3 个方向观察切除后的胃组织，记录肉眼所见。同时触摸胃组织，获得硬度等性状[*27]。

首先观察病变部位的高低、大小、形状、颜色、表面性状、边缘黏膜皱襞的性状。接着观察病变所处部位（是胃底腺区域、幽门腺区域还是两者交界附近）、个数（单发还是多发）。然后再将切除的胃翻转，观察浆膜面的颜色和性状[*28]。

③通过肉眼观察大致推测浸润深度

下面将胃癌大致分为隆起型和凹陷型，对推测其浸润深度时的要点进行叙述，并将凹陷型胃癌进一步分为浅凹陷亚型和深凹陷亚型。

ⓐ 隆起型胃癌

隆起型胃癌有高度较低的亚型（0-Ⅱa 型）和高度较高的亚型（0-Ⅰ型和 1 型）。需考虑这些肿瘤直径和表面性状，进而推测浸润深度：① 肿瘤直径超过 50mm；② 伴有癌性糜烂、溃疡；③ 呈穿顶状或多结节状隆起。这些类型侵犯黏膜下层或更深处组织的可能性较高。从笔者所在医院的确诊病例来看，针对①，0-Ⅰ型的黏膜下浸润率约 70.0%，0-Ⅱa 型的黏膜下浸润率约 83.3%（表Ⅲ-3，表Ⅲ-4）。针对②，糜烂部也可伴有间质肉芽组织及出血，呈现为缺乏黏膜纹理的褐色或暗红色区域。当出现明显出血、坏死时，需考虑产生甲胎蛋白的胃癌，或神经内分泌癌等超高恶性度胃癌的可能。针对③，这些隆起主要由黏膜下层及更深部组织内大量浸润的癌组织组成。

*26 临床医生常说的"Ⅱc 样进展期癌（Ⅱc-like advanced）"或"Ⅱc 型进展期癌（Ⅱc advanced）"，是一种"形似早癌的进展期癌"。也有外科医生将其分为 5 型（无法分类型）。不存在"类似进展期癌的早癌"这一术语，临床医生只是将其视作一种"过度诊断的早癌"。

*27 据说以前外科医生在开腹时，是通过触摸胃壁来判断进展期胃癌的浸润范围，从而决定从何处开始切除。

*28 虽然有些报告将其写为"占据"部位，但在消化道范畴中还是习惯将其写作"占居"部位（译者注：该处为原文作者对日语中出现的汉字使用问题的解释，不适用于国内，请读者选择性阅读）。

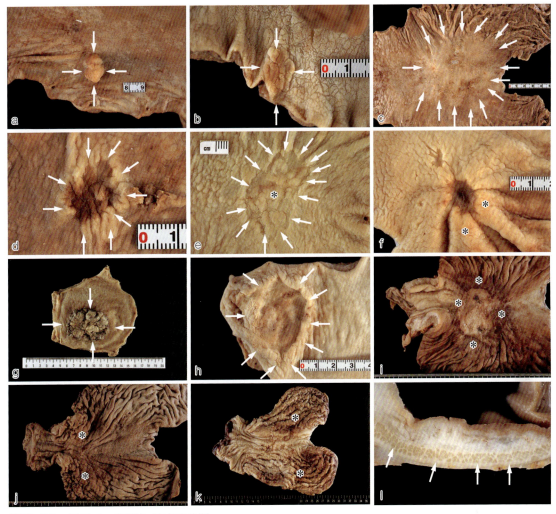

图III-26 胃癌（一般型）的肉眼分型

a：0-I（隆起）型。局限于黏膜内的乳头状管状腺癌（→）。隆起部属于山田分型（俗称）的隆起III型。

b：0-IIa（浅表隆起）型。局限于黏膜内的高分化管状腺癌（→）。病变表面呈浅褐色调，同时可见粗大的胃小区纹理。隆起部属于山田分型（俗称）的隆起III型。

c：0-IIb（浅表平坦）型。局限于黏膜内的中分化管状腺癌，同时混有低分化腺癌成分。胃小区纹理不清的褐色调区域即为癌组织在黏膜内侧向进展的区域（→）。与周围黏膜无明显的高低差，为典型的表层扩大型胃癌。

d：0-IIc（浅表凹陷）型。局限于黏膜内的高分化管状腺癌。凹陷内部可见胃小区纹理，表面呈茶褐色。凹陷周围的隆起为小凹上皮增生所致（→）。

e：0-IIc（浅表凹陷）型。局限于黏膜内的低分化腺癌。凹陷内部与周围黏膜色调相同，内部可见黏膜岛形成（*），黏膜岛周围表面光滑的区域即为癌浸润黏膜全层的区域。凹陷部与周围黏膜分界清晰并形成高低差，两者交界处可见蚕食样改变（→）。

f：0-III（凹陷）型。凹陷中央可见一较深的溃疡，病理上可见低分化腺癌已浸润至浆膜下组织。图中3点～6点方向可见向凹陷处集中的黏膜皱襞融合（*），强烈提示癌组织已出现深部浸润。肉眼分型为0-III+IIc。

g：1（肿块）型。可见由大小不一、形态不规则的结节构成的边界清楚的广基肿块（→）。

h：2（局限溃疡）型。病变处形成明显溃疡，周围形成环堤状隆起（→）。

i：3（浸润溃疡）型。病变处形成明显溃疡，但周围未形成完整的环堤状隆起（*）。

j：4（弥漫浸润）型。可见胃窦部蔓延至胃体下部的胃壁肥厚性病变（*），伴黏膜明显收缩（挛缩）。胃窦部胃腔明显缩窄。黏膜面未形成明确溃疡。

k：4（弥漫浸润）型。胃体部黏膜皱襞异常增粗，走行僵直（*），为典型的皮革（linitis plastica）胃。

l：4（弥漫浸润）型的胃壁横截面。由于非实性的低分化腺癌弥漫浸润，并伴有严重的间质纤维组织增生（白色部分），使黏膜下层明显增厚，固有肌层横截面呈"雪花牛肉"状（→），浆膜下组织呈白色糖衣状。

表Ⅲ-3　0-Ⅰ型胃癌外科切除标本 54 例的肿瘤直径及黏膜下层浸润率（本中心经验）

浸润深度	肿瘤直径		
	不足 19mm	20～49mm	超过 50mm
黏膜内癌（共 31 例）	10 例	18 例	3 例
黏膜下层浸润癌（共 23 例）	3 例	13 例	7 例
黏膜下层浸润率	23.1%	41.9%	70.0%

（福冈大学医学部病理学讲座 2004 年 10 月～2015 年 3 月）

表Ⅲ-4　0-Ⅱa 型胃癌外科切除标本 103 例的肿瘤直径及黏膜下层浸润率（本中心经验）

浸润深度	肿瘤直径		
	不足 19mm	20～49mm	超过 50mm
黏膜内癌（共 74 例）	5 例	68 例	1 例
黏膜下层浸润癌（共 29 例）	0 例	24 例	5 例
黏膜下层浸润率	0%	26.1%	83.3%

（福冈大学医学部病理学讲座 2004 年 10 月～2015 年 3 月）

对不伴癌性糜烂、溃疡的病例，以隆起为主的病灶倾向考虑为黏膜内癌。需注意，细胞异型性低的高分化腺癌可有例外（值得一听→第 84 页）（图Ⅲ-27）。

❺ 凹陷型胃癌

凹陷型胃癌有浅凹陷亚型（0-Ⅱc 型早癌及 4 型进展期癌）和深凹陷亚型（2～3 型进展期癌及伴开放性消化性溃疡的 0-Ⅱc ～ 0-Ⅲ型早癌）。推测浸润深度时，若伴有黏膜皱襞集中应着眼于皱襞性状，反之则着眼于凹陷面的性状及胃壁僵硬、肥厚的程度。以下分别阐述浅凹陷亚型及深凹陷亚型。

① 浅凹陷亚型

对于没有黏膜皱襞集中的病例，只要凹陷内部没有发现表明癌组织在黏膜下层以下的部位大量浸润的征象（如穹顶状隆起和平板状硬化），即可判定为黏膜内癌。当然，仅靠肉眼分辨黏膜下少量浸润癌和黏膜内癌几乎是不可能的。

对于存在黏膜皱襞集中现象的病例，应分别按照分化程度推测浸润深度。由分化型癌深部浸润所引起的皱襞集中，皱襞前端在凹陷边缘融合并形成隆起的情况较多。伴有 Ul-Ⅱ以深的瘢痕期消化性溃疡的分化型黏膜内癌，表现为明显的伴有皱襞集中的浅凹陷。对于未分化型癌，需将深部浸润癌与伴有瘢痕期消化性溃疡的黏膜内癌进行鉴别。前者除集中的皱襞发生融合外，还多伴有该部位的胃壁不规则的僵硬、肥厚。后者缺乏皱襞融合的表现。

② 深凹陷亚型

需仔细辨别凹陷的主体是开放性消化性溃疡还是癌性溃疡。如果溃疡边缘呈圆弧形轮廓，且肿胀较均匀，周围黏膜逐渐趋于平坦，多为开放性消化性溃疡。

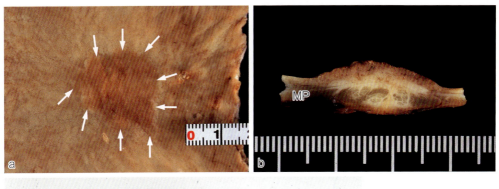

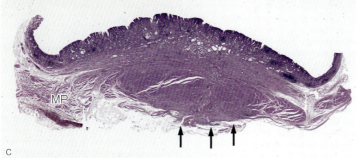

图Ⅲ-27　低细胞异型性的高分化管状腺癌

a：俯视图。可见一隆起型病变，隆起部呈平缓的穹顶状，与周围黏膜分界清晰（→）。隆起部表面呈茶褐色，局部可见胃小区纹理。肉眼分型为 0-Ⅱa＋Ⅱc，推测浸润深度超过 SM2（大量浸润）。

b：完整横切面图像。肿瘤已超过固有肌层（MP）至浆膜下组织，属于类似早癌的进展期癌。

c：完整横切面图像（病理组织全貌）。尽管黏膜内癌组织仍保持原样，但肿瘤性腺管已超越固有肌层（MP）浸润至浆膜下组织（↑）。黏膜下及深部浸润的癌组织和增厚的固有肌层共同将正上方的黏膜层（黏膜内癌巢）向上推挤，形成穹顶状隆起。本例未见癌性溃疡。

　　溃疡出现环周或亚环周性、波状凹凸不平的不规则型环堤样隆起时，多为癌性溃疡，浸润深度几乎在固有肌层以上。

组织学诊断

①《胃癌处理规约》的组织学分型

　　胃癌大致分两类，最常见的腺癌为一般型，其余归为特殊型。腺癌分为乳头状腺癌、管状腺癌、低分化腺癌、印戒细胞癌以及黏液癌。管状腺癌根据腺管形成程度分为高分化管状腺癌和中分化管状腺癌。

　　特殊型包括神经内分泌瘤（类癌）、神经内分泌癌、伴有淋巴样间质的胃癌（淋巴上皮瘤样癌）等。

②切除标本的病理组织学检查

　　首先应该评估癌的组织学类型、浸润深度、切缘情况。对于黏膜下层以下的深层浸润癌，除上述 3 项外，还需评估浸润部分的间质成分含量、浸润增殖模式、脉管侵犯情况、是否混有低分化腺癌等。外科切除标本还需检查清扫的淋巴结，必要时应在反映肿瘤进展范围的改刀图上进行重建（俗称复原）。

　　在判断癌的组织学类型时，要注意是否混有低分化腺癌或特殊型癌等成

表Ⅲ-5　胃癌组织学类型与间质含量的关系

组织学类型		浸润部位的间质含量		
		非常少 （髓样型）*	两者之间 （中间型）*	非常多 （硬质型）*
乳头状腺癌		○	○	×
管状腺癌	高分化	○	○	×
	中分化	○	○	○
低分化腺癌	实性	◎	×	×
	非实性	×	○	◎
印戒细胞癌		×	○	○
黏液癌		○	○	×
神经内分泌癌		◎	×	×
淋巴上皮瘤样癌		◎	×	×
肝样腺癌		◎	×	×
神经内分泌瘤（类癌）		◎	×	×

◎：十分常见；○：常见；×：很少。

* ：自《胃癌处理规约（第 15 版）》（2017 年）开始，髓样型（med）、中间型（int）、硬质性（sci）等术语已不再使用。

分。看到少见组织学形态，在考虑特殊型胃癌的同时，还应考虑到其他脏器癌肿（乳腺癌、肾细胞癌等）转移的可能。

浸润深度应以癌浸润（包括脉管侵犯）所波及的最深层次（最深处）来表示。按照这一原则，即使连续浸润的癌巢仅达到黏膜下组织（黏膜下层），若在浆膜下组织的脉管内发现肿瘤，仍应判定为 pT3（SS）。在消化性溃疡瘢痕处的固有肌层发现癌浸润时，应判定为 pT2（MP）。

外科切除标本的切缘分为近侧切缘和远侧切缘，内镜切除标本中的切缘分为水平切缘和垂直切缘。对于黏膜内广泛侧向进展的胃癌（印戒细胞癌、中分化管状腺癌、低细胞异型性的高分化管状腺癌），应更加仔细地评估切缘情况。

接着评估癌的间质成分多少及浸润增殖模式。将间质纤维成分比实质成分明显得多的归为硬质型（硬癌），间质成分极少的归为髓样癌。间质成分的多少与组织类型有一定相关性（表Ⅲ-5）。此前一直使用 med、int、sci 等缩写来标记癌间质的多少，但在最新（第 15 版）的《胃癌处理规约》中删除了这些缩略语。浸润增殖模式是针对癌灶的浸润前沿部位（浸润前缘）进行观察和评估后得出的。肿瘤与周围组织边界明确的归为 INFa，边界不明确归为 INFc，介于两者之间的归为 INFb。浸润增殖模式可在病理组织全貌图下或低倍镜视野下进行评估。

最后检查有无脉管侵犯。对于静脉侵犯，如同时存在伴行动脉，在 HE 染色标本中可识别出来，但最好用弹性纤维染色辅助检查。对怀疑有淋巴管侵犯的病例，可采用抗淋巴管内皮细胞的抗体进行免疫组化检查。由于内镜切除标本可作为是否追加外科手术切除的判断材料，建议同时行特殊染色检查以评估脉管侵犯情况。

③活检组织的病理组织学检查

低分化癌的活检组织诊断相对容易。分化程度高、细胞异型性较低的癌（即可见明确腺管形成且细胞核的异型性较低的癌）活检标本的组织学诊断较难，即使是切除标本，当间质没有明确浸润时，有时也难以确定良恶性。下面将围绕这些问题，对高分化管状腺癌、中分化管状腺癌的活检诊断要点进行讲解。

ⓐ 高分化管状腺癌

虽然高分化管状腺癌是胃癌中最普遍的组织学类型，但组织学表现却多种多样。高分化管状腺癌中有时可见类似胃小凹上皮或肠上皮化生的腺管样结构，在活检组织中可能误判为良性（Group 1），成为活检组织诊断中的"陷阱"。因此，不能忽视高分化管状腺癌的活检组织诊断。在活检组织诊断中令人困惑的，还包括低异型性高分化管状腺癌及超高分化（或极高分化）管状腺癌。

首先在低倍视野下浏览切片的每个角落，把握腺管的密度、大小及表层的细胞核密度。切忌一开始就在高倍视野下观察，切片的整体浏览相当重要。如果观察到明确的间质浸润，这是确诊癌的最有力依据。对于未见间质浸润（即置换性生长）且形成腺管的病变，诊断应慎重，必须切实排除腺瘤或非肿瘤性腺管的可能。逐渐提高显微镜放大倍数，对以下几点进行评价：①病变部位最表层核密度、核排列的极性和方向（图Ⅲ-28a, b）；②与正常腺管、上皮之间是否形成边界（增殖前锋线）；③可能与哪一种上皮细胞（如小凹上皮、构成胃底腺的细胞、幽门腺上皮、吸收上皮等）类似。

无论有无萎缩，随着向表层不断移动，非肿瘤性的胃黏膜上皮细胞的细胞核会逐渐从圆形变成梭形，密度也随之降低，腺瘤也表现出同样的倾向。如果腺管的任何地方都可见肿大圆形的细胞核且排列方向无序，需高度怀疑癌的可能。像这样在仔细寻找病变与正常细胞、组织结构的差异和相似点的过程中，往往会发现明确癌的可靠证据。如果仍难以诊断，可将组织切片进行深切，重新评估或送往其他医院进行会诊。当然，重新评估内镜所见或间隔一段时间（2、3个月）后再行活检，也都非常有意义。

ⓑ 中分化管状腺癌

应着重关注在非肿瘤性胃黏膜组织中不应该出现的结构，这一点相当重要。如相邻腺管之间吻合或分枝、分叉，一看就是异常腺管形态（呈W、H、Y字母样，牵手样，横向爬行样，阿米巴触手样，海星样，手里剑样等怪异的形态）（图Ⅲ-28c, d）。这种与正常结构的差异程度（也叫结构异型性）最好在低倍视野下评估。即使细胞（核）的异型性很低，也可通过结构异型性诊断为癌。对这类腺癌，黏膜内癌灶的最表层有时会有肿瘤细胞显露，有时未显露。在实际临床工作中，术前评估肿瘤在黏膜内侧向进展（Ⅱb进展）的范围往往是一大难题，因此要求提供准确的活检诊断。

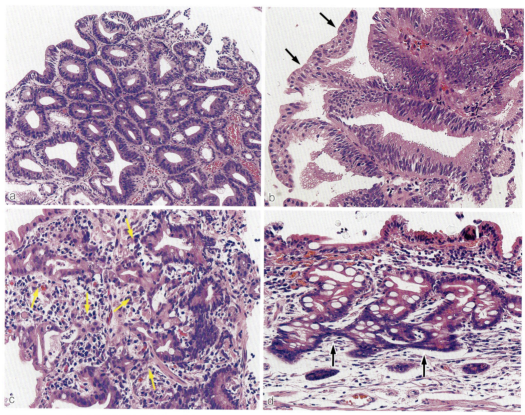

图Ⅲ-28　分化型胃癌的活检病理诊断

a：高分化管状腺癌。取材自发红隆起部位的活检组织。着重关注核的密度及形态。病变表层的细胞核密度也很高。
　　肿瘤性腺管由矮柱状异型上皮构成，胞浆弱嗜酸性，细胞核大，类圆形。虽然病变表层的细胞核呈梭形，但不
　　能据此诊断为腺瘤。

b：高分化管状腺癌。取材自发红隆起部位的活检组织。着重关注圆形肿大的细胞核密布于病变表层这一特点
　　（→）。整个腺管的细胞核密度均很高，其中混有梭形细胞核。核的异型性较低。

c：中分化管状腺癌。取材自褪色调的浅凹陷部位的活检组织。着重关注正常胃黏膜内不会出现的，具有异常分支、
　　形成复杂吻合的肿瘤性腺管。根据结构异型性诊断为癌。

d：中分化管状腺癌。取材自褪色调平坦黏膜的活检组织。着重关注黏膜中层内相邻腺管之间的异常吻合（↑）。
　　腺管内可见杯状细胞及潘氏细胞的颗粒。细胞核异型性较低。

ⓒ 低分化腺癌及印戒细胞癌

　　低分化腺癌和印戒细胞癌（两者统称为未分化型胃癌），一般在黏膜中间部位（腺颈部的增殖细胞带周围）的固有层、间质穿行，并向水平方向浸润。癌的表面多见非肿瘤上皮（如小凹上皮）残存。前面提到的各类分化型胃癌，在黏膜内与低分化癌并存、混杂在一起的情况也不少见。当多个组织类型并存、混杂时，应在病理诊断报告书中记录。

　　印戒细胞癌不一定表现为密集的癌巢，有时癌细胞可在固有层内稀疏散在分布（图Ⅲ-29a，b）。为了精准找出这些少量的肿瘤细胞，除对细胞内黏液进行染色的 AB 染色（阿尔新蓝染色）和 PAS 染色技术外，也

可使用上皮细胞标记物（抗角蛋白抗体）进行免疫组化染色[*29]。仔细查找间质中有无异常细胞（即原本不存在的细胞）是活检病理诊断的第一步。

    在活检病理诊断上，需要与印戒细胞癌相鉴别的对象主要有 3 种。①乳腺癌（特别是浸润性小叶癌）的胃转移灶；② MALT 淋巴瘤黏膜内病变中的上皮细胞（由中等大小的淋巴细胞浸润引起的分离、变性的小凹上皮和颈黏液细胞）；③黄色瘤细胞。首先，对乳腺癌的胃转移灶的鉴别，除了乳癌既往史的问诊外，还需确认胃内有无多发病灶，以及肿瘤细胞是否呈单行串珠样排列（图Ⅲ-29c），并应结合免疫组化，检测各种标记物（激素受体等）的表达情况，进行综合分析。其次，对 MALT 淋巴瘤引起的特殊上皮细胞的鉴别，应着眼于上皮细胞的核异型性，以及是否存在中等大小淋巴细胞弥漫浸润的现象（图Ⅲ-29d）[*30]。最后，对黄色瘤细胞的鉴别，可通过核对内镜图像得以解决。

    对于实性的低分化腺癌，有必要排除神经内分泌瘤及神经内分泌癌（图Ⅲ-29e，f，g）。如有怀疑，最好使用神经内分泌标记物进行免疫组化检测。

（3）胃肠间质瘤　gastrointestinal stromal tumor；GIST

    GIST 是除了平滑肌及神经源性肿瘤外的间叶源性肿瘤，由 KIT[*31] 阳性的梭形（极少数情况下为上皮样细胞型）细胞构成。发生于胃的胃肠间质瘤主要位于固有肌层内，肿瘤增大后呈黏膜下肿瘤的外观。当病变累及黏膜固有层时易形成溃疡。病理组织学上表现为：具有椭圆形细胞核和弱嗜酸性胞浆的梭形细胞呈条束状交织生长。由于分子靶向药物对胃肠间质瘤有良好疗效，必须利用免疫组化检测排除其他梭形细胞肿瘤。

    胃 GIST 的直径可从不足 1cm 到超过 10cm 不等。可依照肿瘤长径和核分裂象对术后风险评价，也可用肿瘤长径和 Ki-67 阳性率评价[*32]。肿瘤长径越大，核分裂象越明显，生物学行为的恶性程度也越高，越容易出现肝脏和腹膜转移。

（4）平滑肌肿瘤　smooth muscle tumor

    平滑肌肿瘤是由肌源性标记物（α-SMA 或 desmin）阳性且 KIT 阴性的梭形细胞构成的间叶源性肿瘤。

    病变增大后呈现黏膜下肿瘤外观。一般来说，细胞密度低、没有显著核异型性和核分裂象的考虑为平滑肌瘤，细胞密度高、核异型性和核分裂象明显的考虑为平滑肌肉瘤。但无论哪种，首先都需排除胃肠间质瘤。

（5）神经源性肿瘤　neurogenic tumor

    发生于胃的神经源性肿瘤多为神经鞘瘤（schwannoma，neurilemmoma）。肿瘤主要位于固有肌层，增大后呈现黏膜下肿瘤的外观，有时也会累及黏膜固

*29 对考虑为4型（弥漫浸润型）胃癌病例的活检诊断特别有用。

*30 详细内容参见第199页。

*31 KIT 与 c-kit 基因表达的产物同义（即 CD117）。

*32 将风险分级的结果准确反映在病理诊断报告书上尤为重要。

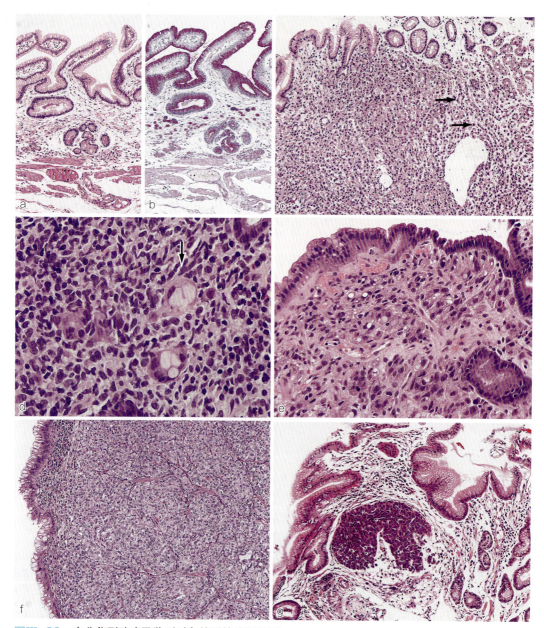

图Ⅲ-29　未分化型腺癌及鉴别对象的活检病理诊断

a，b：印戒细胞癌。可见印戒样肿瘤细胞在黏膜中层散在分布。这些细胞中含有的黏液可呈阿尔新蓝 -PAS 染色
　　双阳性（b）。

c：胃的乳腺癌（浸润性小叶癌）转移灶。注意肿瘤细胞呈单行串珠排列（列兵样排列），这是提示浸润性小叶癌
　　的重要形态学特征。

d：MALT 淋巴瘤。中等大小的淋巴细胞弥漫浸润，导致上皮细胞变性、分离，呈印戒样。切忌误诊为印戒细胞癌。

e：实性低分化腺癌。肿瘤细胞呈小型团巢状增生，充斥整个黏膜固有层，其中可见少数印戒样肿瘤细胞混杂。肿
　　瘤细胞核大小不等。最表层覆盖残存的腺上皮。

f：神经内分泌瘤。小圆细胞增生，排列成较大的细胞巢，充斥整个黏膜固有层。肿瘤细胞核大小较一致，缺乏多
　　型性。

g：神经内分泌癌。肿瘤细胞染色质丰富，胞浆稀少，排列成较大的细胞巢。可见核分裂象，多被误诊为实性低分
　　化腺癌。

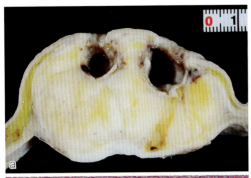

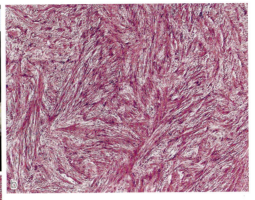

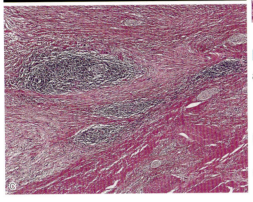

图III-30 胃神经鞘瘤

a：肿物的最大切面。可见一基底部开始陡然隆起的占位性病变，肿瘤主要位于固有肌层。肿块切面灰白中黄，纤维成分丰富，质地较硬。可见两处溃疡形成。

b：肿块中心的组织学形态。梭形细胞呈条束状不规则交织。

c：肿块边缘的组织学形态。病变边缘可见淋巴细胞聚集灶（lymphoid cuff）。

表III-6 胃梭型细胞肿瘤的特点

	Vimentin	KIT (CD117)	CD34	S100	α–smooth muscle actin	desmin
胃肠间质瘤	+	+	+	−	− / +	− / +
平滑肌源性肿瘤	+	−	−	−	+	+
神经源性肿瘤	+	−	−	+	−	−

有层形成溃疡（图III-30a）。肿瘤细胞呈细长梭形，胞核及胞浆表达 S100 蛋白，排列成条束状或漩涡状，是一种间叶源性肿瘤（图III-30b）。除了梭形细胞外，可见数量不等的多角形细胞混杂存在，细胞核大小不等明显，但这种组织学表现并不代表它是恶性的。核分裂象罕见，免疫组化显示其 Ki-67 阳性率也极低。另外，肿瘤边缘常伴有淋巴细胞聚集灶（lymphoid cuff），这是消化道神经鞘瘤较为特征性的病理组织学表现（图III-30c）[33]。

发生于胃的梭形细胞肿瘤特征见表III-6。

[33] 发生于软组织的神经鞘瘤中，几乎看不到这种瘤组织边缘的淋巴细胞浸润灶。原因不明。

（6）淋巴瘤 lymphoma

请参照"淋巴组织增殖性疾病"（第189页）。

⑥ 值得一听 3　低异型性癌和超高分化腺癌的概念

(1) 异型性和分化程度的含义

根据病理学总论，异型性是指"病变部的细胞及结构/空间排列方式上与相应正常组织的差异程度"，可大致分为细胞/核异型性和结构异型性。通常细胞/核异型性和结构异型性的变化是同步的，但对于发生在消化道特别是胃的腺癌，上述两者的变化并不同步。例如，尽管细胞/核异型性低，但如果肿瘤腺管的分支、吻合明显（即结构异型性高），《胃癌处理规约》就将其诊断为中分化管状腺癌。实际上，让病理医生困惑的是细胞异型性和结构异型性都很低的上皮性肿瘤，即使是经验丰富的病理医生，也难以分辨到底是肿瘤性病变还是反应性（非肿瘤性）病变。

分化程度是指"病变部的细胞及结构/空间排列与正常组织的相似程度"，大致分为细胞分化程度和结构分化程度。细胞分化程度根据纯粹形态学所见及细胞（黏液）性状分为胃型、肠型、混合型。结构分化程度根据腺管形成的程度进行评价。需要指出的是，胃癌、大肠癌处理规约是以结构分化程度而非细胞分化程度为标准，将管状腺癌分为高分化和中分化两种亚型。

(2) 低异型性和超高分化腺癌的概念

近年来，低异型性癌（carcinoma with low-grade atypia）以及超高分化腺癌（very well differentiated adenocarcinoma）这些术语频繁地出现在各类学会、研究会及医学杂志等处。在此稍微对这些概念进行梳理。

1988年，渡边英伸博士等在题为《大肠良恶性交界性病变的病理》的论文中首次阐述了低异型性癌这个术语。从那以后，低异型性癌和高异型性癌一并作为纯粹的病理形态学术语，不仅运用在大肠癌，也用于胃癌的病理诊断中。但最新的胃癌、大肠癌处理规约中并没有记载本术语。

虽然低异型性癌的概念在字面上可简单理解为异型性较低的癌，但是在论文中的定义是"把细胞核异型性低的高分化腺癌作为低异型性癌"。大肠黏膜内肿瘤中的腺瘤和高分化腺癌都形成明确的腺管结构，因此区别两者的关键指标不是结构异型性而是肿瘤细胞的核异型性。有部分胃中分化腺癌的细胞核异型性较低，因此也有观点认为将其诊断为低异型性癌。但低异型性癌本来是高分化腺癌的亚型，严格来说不能适用于中分化腺癌。基于这种情况，最近学界放宽了此术语的运用限制，将其称为"低异型性分化型胃癌"。希望各位读者朋友能知晓此术语的历史变迁。超高分化腺癌是指形成明确的腺管结构、表现出与构成正常胃黏膜的上皮细胞或腺瘤类似分化倾向的腺癌。超高分化腺癌的诊断不仅基于结构分化，还着眼于细胞分化。也有观点认为应将超高分化腺癌包括在低异型性癌内，如前所述，由于两者的侧重点不同（即前者着眼于细胞和结构分化，后者着眼于细胞/核的异型性），这样理解更为妥当。

尽管低异型性癌和超高分化腺癌都是当下耳熟能详的术语，但彼此的概念不同。此外，在病理诊断中，充分理解正常黏膜的细胞/结构分化的特征也极为重要。日常工作中要充分认识上述两点。特别是对于胃，必须仔细留意幼稚的再生上皮、肠上皮化生灶、增生的胃上皮和腺瘤之间的鉴别。希望在不久的将来，这些组织演变的自然史（发育和进展）能更清晰，指导制订更适宜的诊疗指南。

文献

1) 渡辺英伸，他：大腸良悪性境界病変の病理．病理と臨床 6：1280-1292，1988

（二村）

3 十二指肠、小肠（不含十二指肠壶腹部）

引言

目前可通过内镜观察到十二指肠及更远处的小肠（空肠和回肠），各种疾病的早期表现及自然病程的特征也逐步明确。已经确立的疾病概念将来也会不断修正及补充。

十二指肠、小肠发生可发生感染、炎症、物质沉积、循环障碍、化生、异位（heterotopia）、增生、肿瘤等各种病变，如家族性腺瘤性息肉病中发生于结直肠外的肿瘤性病变、与克罗恩病早期诊断相关的小型病变、自身免疫性疾病的肠道病变等。本节以横向理解各种疾病的相似点和不同点为目标进行阐述。

A 十二指肠、小肠标本的处理

1）活检标本

活检标本应迅速浸泡在福尔马林中。以确诊淋巴瘤等疾病为目的的活检组织，其标本处理的注意事项参考"淋巴组织增殖性疾病"章节（详见表Ⅲ-16）（→第 191 页）。

2）内镜切除标本

首先用图示标明病变所在部位，后续处理与其他脏器一样。

3）外科切除标本

外科手术仅切除十二指肠部分的情况较少见，通常是连同部分胃一并切除送检[*1]。除环周性病变外，尽量避免将病变处切断。胰头十二指肠切除标本的处理参照第 166 页。

小肠标本应在确认病变与肠系膜附着部位的位置关系后再切开。有时为了制作肠道横截面的切片，也可以不切开肠道，直接将福尔马林灌入肠腔内固定数日，但这种方式较少见。

> *1 有些医院采用腹腔镜内镜联合手术（laparoscopic and endoscopic cooperative surgery；LECS）进行十二指肠局部切除。

4）切除标本的取材

小肠的取材原则如图Ⅲ-31 所示。对于纵向延伸的溃疡性病变，通常应垂直于肠道长轴取材。对于环周（带状）延伸的溃疡性病变，应平行于肠道长轴取材。对于回盲部的病变，取材时应尽量保留并呈现与回盲瓣（Bauhin）的关系。继发于阑尾疾病的回盲部病变（如蜂窝织炎性阑尾炎继

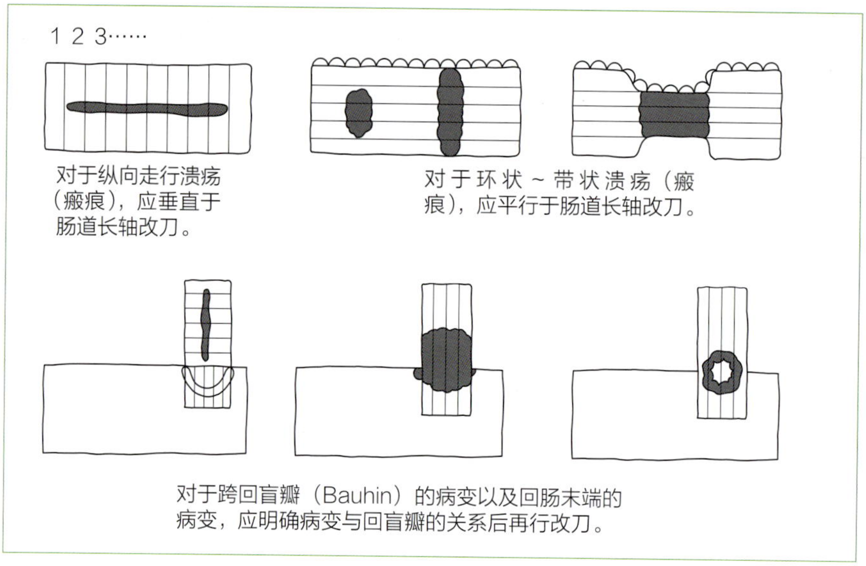

```
１２３……
```

对于纵向走行溃疡（瘢痕），应垂直于肠道长轴改刀。

对于环状~带状溃疡（瘢痕），应平行于肠道长轴改刀。

对于跨回盲瓣（Bauhin）的病变以及回肠末端的病变，应明确病变与回盲瓣的关系后再行改刀。

图Ⅲ-31　小肠及回盲部切除标本的取材方法

---

*2　在回盲部病变的诊疗中，必须明确病变的原发部位是回盲部还是阑尾，切除标本的取材十分重要。

*3　针对考虑肠系膜动、静脉血栓的病例，将肠系膜脂肪组织等间距取材，制片后仔细观察，有时可发现新鲜血栓。

*4　是指出现持续性出血、因持续性出血而伴发的贫血、慢性狭窄、腹泻、低蛋白血症、肠套叠、肠穿孔等病变。

发的回盲部周围炎），取材时应考虑到后续制作的组织切片能优先体现阑尾的情况，以反映病变的主次关系 *2。

　　不论是否为肿瘤性病变，均应对病变的最大切面进行绘图或拍照，并且明确与回盲瓣的位置关系，这对后续的镜检非常有用。将组织块放入包埋盒后，取材工作就完成了，但需注意：使用小型包埋盒时，常需将病变进行分割，应尽量避免将病变的中央及病变与正常部位的交界处切断。另外，外科切除标本上多少附着有肠系膜脂肪组织，在遇到怀疑克罗恩病，肠系膜动、静脉血栓症，肠系膜脂膜炎等病例时，不要轻易将其剔除，也应将这些组织制成切片 *3。

B 十二指肠、小肠病变

1）从临床症状看十二指肠、小肠病变

　　如前所述，十二指肠、小肠可发生各种病变。下面分为无症状病变、有症状病变两大类进行阐述 *4。

（1）无症状病变

　　小型病变（5mm 左右的病变）大多没有明显的临床表现，异位组织（胃底腺和胰腺组织）、布氏腺增生、脂肪瘤等良性疾病所占比例较高。在内镜检查中，也会偶然发现一些小型的腺瘤、神经内分泌瘤、淋巴瘤（如滤泡性淋巴瘤）等。

（2）有症状病变

主要分为肿瘤性及非肿瘤性病变（图Ⅲ-32）。肿瘤性病变包括胃肠间质瘤（GIST）、淋巴瘤、神经内分泌瘤、原发性癌、其他脏器恶性肿瘤的转移灶、脂肪瘤等。如怀疑有其他脏器恶性肿瘤转移的可能，需详细了解既往病史（包括手术史）[*5]。

非肿瘤疾病包括缺血性病变、克罗恩病、巨细胞病毒感染、淀粉样变性、结核、耶尔森菌感染、自身免疫疾病的小肠病变、非甾体类消炎药（NSAID）相关性小肠溃疡、淋巴管扩张症、非特异性多发性小肠溃疡病等。还有 Peutz-Jeghers 综合征的息肉及炎性纤维性息肉等非肿瘤性增生性病变。可以看出，疾病种类非常繁多。

"肠炎"这一术语比较笼统，从临床病程角度可分为急性和慢性，从病因角度可分为感染性和非感染性。有很多肠炎即使进行了各种检查也无法确定病因，还有一些是在经过活检或手术切除标本的病理组织学检查后才确诊的。以下肠炎的病因可通过活检明确：感染性肠炎中的巨细胞病毒、蓝氏贾第鞭毛虫、异尖线虫、粪类圆线虫、抗酸杆菌、横川后殖吸虫等病原体感染。非感染性肠炎中包括克罗恩病、淀粉样变性、移植物抗宿主病等。仔细观察切片，同时参照临床信息及病变特点非常重要。在和临床医生沟通的过程中，病理医生也常可获得诊断线索。

具体病例：一伴有慢性腹泻的类风湿性关节炎患者，其十二指肠活检组织被送检进行病理诊断。同主诊医生预计的一样，间质可见淀粉样物质沉积（图Ⅲ-33a）。但后续的治疗并未使腹泻情况得到好转。于是对活检组织进行复检，发现十二指肠黏膜的绒毛间有多只蓝氏贾第鞭毛虫（滋养体）（图Ⅲ-33b）。在该病例中，正是贾第鞭毛虫导致了患者的难治性腹泻。因此，即使遇到像"类风湿性关节炎患者伴腹泻⇒淀粉样变性"这种与典型病理特征相符的病变，只要对其临床病程演变有一丝疑问，就需要重新检查活检组织（向病理医生申请），这一点在实际临床工作中非常重要[*6]。

在对疾病种类丰富的肠炎的活检标本进行诊断时，起病及病情演变、大便性状、从进食到出现症状的时间、饮食习惯、（海外）旅居史、是否有基础疾病、服药史、影像学表现以及治疗效果等一切临床信息都具有重要的参考价值。特别是感染性病变，这些线索与诊断直接相关。许多炎症性病变的组织学表现会随着时间推移而发生变化，并且受宿主免疫状态和药物治疗的影响，还会表现出不同程度的差异。在活检诊断时应充分考虑这些因素。如同解谜一般，只能耐心地去寻找线索。

[*5] 例如，肾细胞癌可经过 10 年以上才转移至其他脏器。查阅既往史对于转移灶的病理诊断必不可少。如果原发灶的手术是在其他医院完成的，也应尽量借阅其病理诊断报告和组织标本。除非极特殊情况，组织蜡块一般会永久保存，可用于制作未染色的切片。

[*6] 一旦脑海里形成某个疾病的思维定势，就会导致即使看到某个表现也会忽略掉。千万不要轻视诊断学。

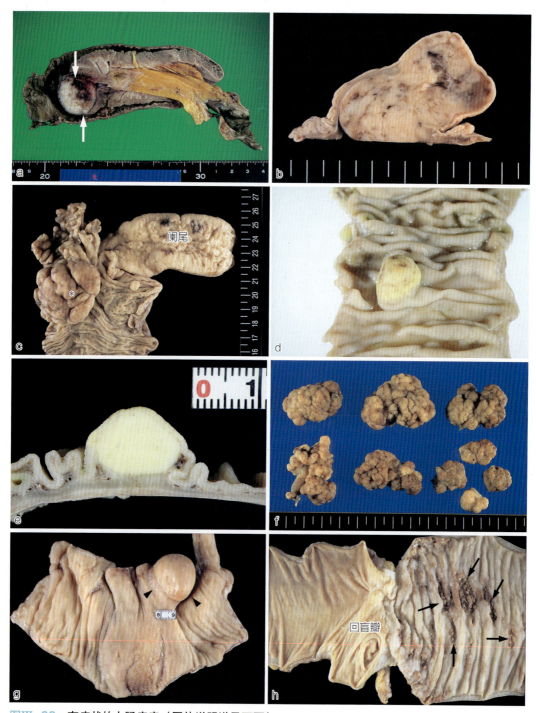

图Ⅲ-32　有症状的小肠疾病（图片说明详见下页）

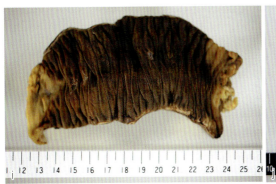 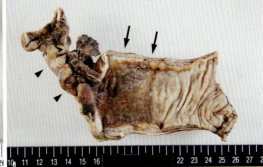

（续）图Ⅲ-32 有症状的小肠疾病

a：空肠的肺腺癌转移灶。转移灶（→）嵌套入肠管引发肠套叠。患者以腹痛为主诉就诊。

b：空肠的胃肠间质瘤（GSIT）。可见一从管壁内同时向腔内和腔外突出的浅褐色（米黄色）实性肿块。肿物内部伴轻度出血。患者以下腹部不适为主诉就诊。

c：浸润至回肠和阑尾的套细胞淋巴瘤。回肠末端可见米粒大的息肉（→）和脑回状隆起（*），阑尾因肿瘤细胞的弥漫浸润而肥厚，形似香蒲的花穗。患者以下腹部钝痛为主诉就诊。

d：回肠的神经内分泌瘤。可见一无蒂息肉状黄白色肿块。患者以轻度贫血为主诉就诊。

e：d 的切面。肿瘤主要位于黏膜下层，切面黄白色，膨胀性生长，推挤其上方的黏膜。

f：伴发于 Peutz-Jeghers 综合征的空肠息肉。黏膜表面分叶结构明显，呈脑回状。患者以腹痛为主诉就诊。

g：回肠的炎性纤维性息肉。露出的病变部位外形酷似章鱼头（▲）。肿块呈浅褐色（米黄色），可借此与脂肪瘤鉴别。炎性纤维性息肉的质地比脂肪瘤更硬，触感如同橡胶。息肉可引发肠套叠。患者以腹痛为主诉就诊。

h：巨细胞病毒感染引起的回肠多发溃疡。回肠黏膜可见边界清晰的地图状溃疡（→）。本例患者罹患原发性肾小球肾炎，长期服用激素类药物及免疫抑制剂，以贫血为主诉就诊。

i：回肠的急性缺血性病变。可见环周性棕褐色（反映出血）区域。环状皱襞结构仍保留，未见溃疡形成。患者以急腹症为主诉就诊。发病 2 天后行肠切除术。

j：回肠的特发性缺血性小肠炎（狭窄型）。可见明显的管状向心性狭窄（▲）和边界清晰的环周性带状溃疡（↓）。该处管壁肥厚，近端肠管扩张。患者以腹痛为主诉就诊，发病 2 个月后行肠切除术。

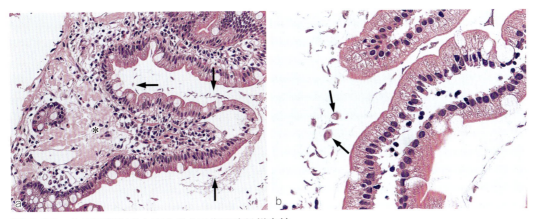

图Ⅲ-33 蓝氏贾第鞭毛虫病合并十二指肠淀粉样变性

a：类风湿性关节炎伴慢性腹泻患者的十二指肠黏膜活检组织。黏膜固有层可见粉染、无结构的沉积物（*）。该沉积物为 AA 型蛋白质构成的淀粉样物质。同时需注意肠绒毛表面聚集的成群细小的结构。

b：将肠绒毛表面切换至高倍镜下观察，可见梨形的虫体样结构（→），这是蓝氏贾第鞭毛虫的滋养体。

2）息肉及肿瘤性病变
（1）形成息肉的病变

上皮性息肉除了 Peutz-Jeghers 综合征中的息肉、散发腺瘤、家族性腺瘤性息肉病中的腺瘤外[7]，还有神经内分泌肿瘤和异位组织。息肉变大时可引起肠套叠。非上皮性息肉除了脂肪瘤外，还有淋巴瘤。下面对神经内分泌瘤及异位组织进行解说。

ⓐ 神经内分泌瘤（译者注：原文此处为"类癌"，2019 版 WHO 已将其更名为神经内分泌瘤）

神经内分泌瘤多表现为平缓突出于黏膜表面的半球形隆起型病变，随着瘤体的生长、增大，可呈现黏膜下肿瘤（样）形态[8]。相比于发生在胃、直肠内的神经内分泌瘤，小肠内病灶的切面常呈现铬黄色或黄白色（图Ⅲ-33d，e）。病理组织学上，肿瘤细胞的核小而圆，大小较一致，胞浆细颗粒状，瘤细胞排列呈巢状、岛状、条索状，有时呈腺管状，黏膜固有层深部的肿瘤可越过黏膜肌层，浸润至黏膜下层甚至更深部的组织。核分裂象少见。肿瘤通常不伴坏死。

ⓑ 异位（迷走）组织

异位（迷走）组织包括异位胰腺和异位胃黏膜[9]。异位胰腺好发于十二指肠乳头附近和空肠，回肠少见。多呈黏膜下肿瘤（样）形态，固定后切面呈浅棕色（米黄色）。大部分是在开腹手术时偶然发现而被切除的。异位胰腺组织主要位于黏膜下层～固有肌层，与正常胰腺组织相同，呈分叶状，几乎都可见外分泌腺的腺泡和导管，有些病例可缺乏胰岛结构。异位胃黏膜的肉眼形态一般表现为十二指肠球部散在的小结节或无蒂性息肉，最表层具有胃小凹上皮（表面黏液细胞）时可呈现与正常胃黏膜类似的胃小区纹理。病变主要由具有主细胞和壁细胞的胃底腺（体部腺）构成，表面多可见前述的小凹上皮。

（2）淋巴瘤

十二指肠、小肠的淋巴瘤肉眼形态可表现为隆起型、溃疡型、多发息肉型、弥漫型，以及上述类型的混合型。通常细胞增殖能力强（即临床上的侵袭性淋巴瘤）的类型常形成大型肿块或糜烂、溃疡。细胞增殖能力低（即临床上的惰性淋巴瘤）的类型尽管也可形成隆起，但往往没有明显的糜烂、溃疡[10]。

隆起型病变多见于弥漫大 B 细胞淋巴瘤和 Burkitt 淋巴瘤。若形成较大的肿块，易引发肠套叠。临床上，病变增大的速度多按月计。惰性淋巴瘤虽然也会形成隆起，但生长速度极为缓慢。

溃疡型病变以弥漫大 B 细胞淋巴瘤和 T 细胞淋巴瘤居多，由于部分 T 细胞淋巴瘤可以分泌细胞毒性蛋白或破坏大血管的方式浸润性生长，容易引起肠道穿孔、出血、坏死。

*7 伴发于家族性腺瘤性息肉病的腺瘤，通常多发，表现为直径 10mm 左右的无蒂息肉，病理组织学上与结肠管状腺瘤相似，细胞核的异型性丰富多样。

*8 神经内分泌瘤早期发生于黏膜深层，因此其早期病变的肉眼形态与其说是"黏膜下肿瘤"，倒不如说是"黏膜内肿瘤"更加贴切。

*9 这种异位性组织被认为是胚胎期组织成分因异位性分离、迷走而导致。这是一种胚胎期的组织畸形，Albrecht 博士（1904 年）称之为 choristoma（迷离瘤）。因为不是真正的肿瘤，所以其构成细胞几乎不会出现自主增生。

*10 淋巴瘤细胞的细胞增殖能力可用 Ki-67 阳性率来评价。例如，Ki-67 阳性率超过 80%～90% 细胞增殖能力高，临床上将其归为高侵袭性淋巴瘤。而以 MALT 淋巴瘤为代表的惰性淋巴瘤，细胞增殖能力低，相应 Ki-67 阳性率也较低。在活检组织高度怀疑淋巴瘤的情况下，不仅要检测免疫表型，还要检测细胞增殖能力。当然，这是病理科需要研究的课题。

多发息肉型与多发性淋巴瘤性息肉病（multiple lymphomatous polyposis）的含义大致相同，累及范围从局限于小肠到覆盖整个胃肠道不等。起初认为是套细胞淋巴瘤的特征性肉眼形态，后来发现滤泡性淋巴瘤、成人 T 细胞白血病 / 淋巴瘤等其他类型淋巴瘤也可表现这种肉眼形态。

弥漫型是指肿瘤细胞在肠道壁内广泛浸润，伴有黏膜及肠壁不同程度增厚的类型。与其他肉眼形态不同，由于未形成明确的肿块，很难准确判断浸润范围。该类型所对应的组织类型多为 T 细胞淋巴瘤，以肠病相关 T 细胞淋巴瘤和成人 T 细胞性白血病 / 淋巴瘤为代表。

组织标本的采集对于淋巴瘤的诊断不可或缺。活检时应避开富含坏死组织、渗出物及肉芽组织的溃疡底部，瞄准形似黏膜内或黏膜下肿瘤的部位或病灶与周边黏膜的交界处是活检的诀窍[*11]。另外，在遇到小型隆起的病例时，如果情况允许，可考虑行内镜下黏膜切除术以获取标本。消化道淋巴组织增殖性疾病的概要参照第 189 页。

（3）原发性小肠癌

除十二指肠壶腹部癌外，原发性小肠癌（空肠癌、回肠癌）的发病率较低。相比于十二指肠壶腹部癌早期就出现黄疸等症状，小肠癌更多是以肠道狭窄症状被发现的，而此时病变往往已经进入进展期[*12]。肉眼分型多为隆起型或局限溃疡型的进展期癌，组织学类型多为高 ~ 中分化的管状腺癌。如果镜下可见不太常见的组织学类型（即特殊型），也要考虑转移性癌的可能。如果看到黏膜内管状腺癌，基本可判定为原发灶。但如果病变主要位于壁内而非黏膜内，或呈现黏膜下肿瘤或管壁内肿瘤的形态，可能是其他脏器恶性肿瘤的转移灶。除了现病史外，需要查明是否有其他脏器恶性肿瘤的治疗史。除胃癌、肺癌、胰腺癌外，乳腺癌和肾细胞癌也会在小肠形成转移灶。转移灶不仅可表现为中央形成癌性溃疡，像肾细胞癌这种转移灶还可形成较高的带蒂状隆起，乳腺癌转移灶可在肠壁内弥漫浸润，使管壁明显僵硬。

3）好发于回肠末端 ~ 回盲部的非肿瘤性病变

回肠末端及回盲部是多种非肿瘤性病变（疾病）的好发部位。在送检的外科切除标本中，合并或继发于急性阑尾炎的回盲部周围炎（回盲部周围脓肿）所占比例最高，克罗恩病次之。此外，也可遇到肠套叠的病例，大多数是形成肿块的肿瘤性病变，非肿瘤性病变较少见[*13]。

一些疾病例如小肠结核、贝赫切特综合征（白塞病）、耶尔森菌感染等，对临床医生来说或许耳熟能详。但对病理医生来说，却很难遇到这些病例的外科切除标本[*14]。

活检有时对诊断和鉴别诊断大有裨益，有时却意义不大。因此，综合临床表现（如患者年龄、起病和经过、影像学所见）和病理所见来明确疾病诊断就显得尤为重要[*15]。表Ⅲ-7 总结了临床上重要疾病的鉴别要点，还

*11　最好用锋利的活检钳，尽量多采集一些组织。用钳子进行反复钳取，或用钳子紧紧夹住采集的组织，都可能使后续的病理组织学评价变得困难。

*12　随着小肠镜检查的普及，浸润深度较浅的原发性小肠癌的发现率会比现在有所提高，患者生存预后也能得到较大改善。

*13　非肿瘤性疾病中的 IgA 血管炎（Schönlein-Henoch 紫癜）的小肠病变也可导致肠套叠。小儿、婴幼儿因回肠末端淋巴组织增生而引起的黏膜肥厚也可导致肠套叠。

*14　可能是部分疾病早期就得以发现并经过妥善治疗，因而大多数情况下不会走到外科切除这一步。有些对于临床医生来说可能是较为常见的疾病，对于病理医生来说并非如此。

*15　首先，将常见的病变 / 疾病类型列出，优先在它们之间进行过鉴别诊断。只有排除了以上任何一种情况时，才考虑罕见疾病。

　　总结了形成上皮样细胞肉芽肿为特点的代表性小肠疾病的病理表现（图III-34），以及这些疾病相应病理组织学上的鉴别要点（图III-35）。

表III-7　好发于回肠末端及回盲部非肿瘤性疾病的鉴别要点

	小肠结核	克罗恩病	耶尔森菌感染	肠型贝赫切特综合征	单纯性溃疡
致病病原体	结核杆菌（Mycobacterium tuberculosis）	不明	小肠结肠炎耶尔森菌（Yersinia enterocolitica），假结核耶尔森菌（Yersinia pseudotuberculosis）	不明	
年龄	无明确好发年龄	年轻人	儿童～成人	青壮年	年轻人
病程	自然痊愈，免疫力低下时疾病进展	慢性进行性	自然痊愈	慢性～易复发（很难自然痊愈）	
好发部位	回肠末端	无明确好发部位	多为回盲部	回盲瓣～回盲瓣附近	
病变分布	单发～多发（跳跃性分布 *）	非连续性，区域性（跳跃性分布 *）	单发～多发	多发（跳跃性分布 *）	
回盲瓣（Bauhin 瓣）	多发性溃疡导致回盲瓣明显变形；严重者回盲瓣结构消失	回盲瓣因炎症而呈不同程度的肿胀		卵圆形深凿样溃疡（小而深的溃疡）	
黏膜性状	糜烂～环状溃疡萎缩瘢痕带 **	纵向走行溃疡（肠系膜侧）裂隙状溃疡铺路石样黏膜	高度水肿糜烂～溃疡粗大颗粒状黏膜隆起	上述溃疡之间的黏膜正常	
炎症波及的深度	炎症波及管壁全层（结核杆菌早期感染灶较浅表）				
肉芽肿的形态	围绕中央坏死灶的上皮样细胞肉芽肿；肉芽肿可互相融合并扩大	中央无明显坏死灶的上皮样细胞肉芽肿；总的来说肉芽肿较小	上皮样细胞肉芽肿伴中性粒细胞浸润；其形态因炎症时期不同而有所差异	不形成肉芽肿	
炎性息肉	偶尔形成		少见		
肠外并发症	较少	多种多样	发热性出疹；间质性肾炎	多种多样	
其他	可不伴有活动性肺结核	青年发病者可存在肛周病变	由于淋巴组织增生，可见肠系膜淋巴结肿大 #	从病理组织学角度难以鉴别两者	

*：指病变呈跳跃、不连续分布的状态。

**：结核性溃疡的愈合部位黏膜发生萎缩，该萎缩黏膜区域称为"萎缩瘢痕带"。

#：免疫母细胞样淋巴细胞大量出现时，易被误诊为淋巴瘤。

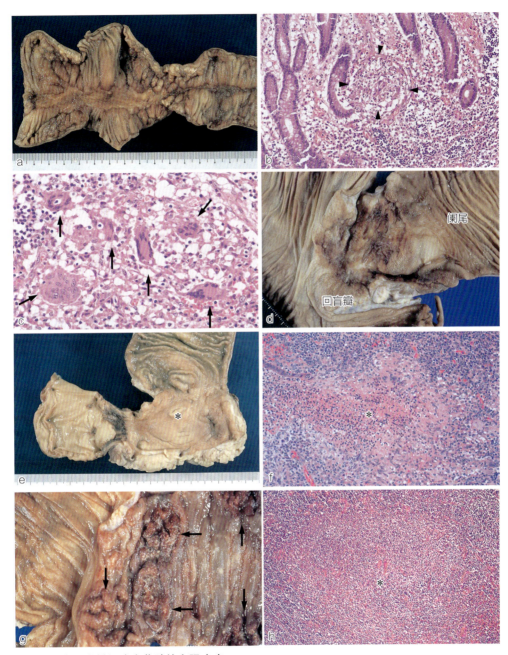

图III-34　形成上皮样细胞肉芽肿的小肠疾病

a：克罗恩病。沿回肠系膜附着侧可见一条开放性纵向走行的溃疡及铺路石样黏膜。

b：克罗恩病。黏膜固有层可见非坏死型上皮样细胞肉芽肿（▲）。肉芽肿很小，与周围间质边界不清。

c：克罗恩病。肉芽肿内可见 Langhans 多核巨细胞（→）。

d：回盲部结核。回肠末端可见开放性环状溃疡。溃疡的一部分波及回盲瓣，可见回盲瓣部分已被破坏。需注意溃疡具有明显沿肠道短轴分布的倾向。

e：回盲部结核（迁延不愈病例）。可见新旧病变交织的带状（区域性）溃疡。需注意溃疡导致回盲瓣构造消失，以及溃疡瘢痕部正上方黏膜皱襞消失（又称为萎缩瘢痕带）（*）等特征性改变。

f：可见中央的干酪样坏死灶（*）及周围的上皮样细胞肉芽肿。与克罗恩病相比，该肉芽肿边界清晰，周围伴淋巴细胞浸润。

g：耶尔森菌感染性回肠末端炎。回肠末端水肿的黏膜上可见成簇的深红色小隆起（→），这些是由淋巴组织增生导致。

h：淋巴滤泡间可见大量中性粒细胞浸润（*）。

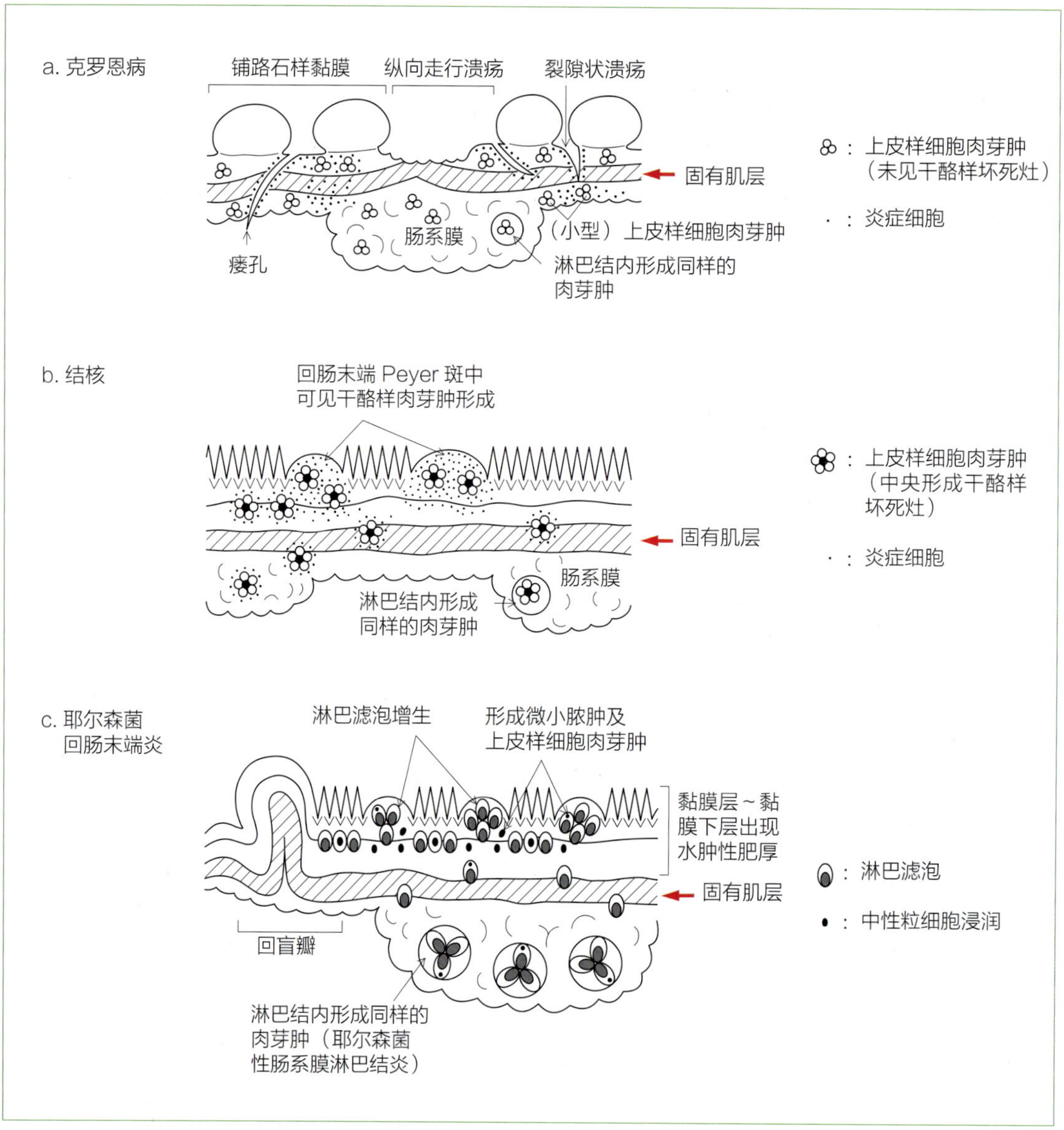

a. 克罗恩病　　铺路石样黏膜　　纵向走行溃疡　　裂隙状溃疡

⬡⬡：上皮样细胞肉芽肿（未见干酪样坏死灶）

·：炎症细胞

←固有肌层

瘘孔　　肠系膜　　（小型）上皮样细胞肉芽肿

淋巴结内形成同样的肉芽肿

b. 结核

回肠末端 Peyer 斑中可见干酪样肉芽肿形成

⬡⬡：上皮样细胞肉芽肿（中央形成干酪样坏死灶）

·：炎症细胞

←固有肌层

肠系膜

淋巴结内形成同样的肉芽肿

c. 耶尔森菌回肠末端炎

淋巴滤泡增生　　形成微小脓肿及上皮样细胞肉芽肿

黏膜层~黏膜下层出现水肿性肥厚

←固有肌层

回盲瓣

◉：淋巴滤泡

•：中性粒细胞浸润

淋巴结内形成同样的肉芽肿（耶尔森菌性肠系膜淋巴结炎）

图III-35　**形成上皮样细胞肉芽肿的小肠疾病的病理组织学鉴别要点**

克罗恩病（a）可见垂直于黏膜的组织缺损，称之为裂隙状溃疡。溃疡又深又窄，像被锋利的刀切开一样，通常伴大量炎症细胞浸润。此外，可见黏膜的铺路石征，所谓铺路石征是指由于小溃疡和溃疡之间的黏膜隆起，使黏膜表面看起来像铺了鹅卵石一般的状态。水肿的黏膜酷似鹅卵石，溃疡酷似石头之间的缝隙。

⑥ 值得一听 ❹ 肠结核与黑丸分型

(1) 肠结核的病理

　　肠结核大致分两种，即作为肺结核肺外并发症的继发性肠结核，以及其他脏器没有结核依据的原发性肠结核。肠结核好发于回肠末端或回盲部。位于胃及十二指肠的病变则很少见。在结直肠中，随着向直肠方向靠近，病变逐渐变少。小肠壁内淋巴液从集合淋巴小结（Peyer 斑）开始，向肠道的短方向及肠系膜附着部方向流动，小肠结核的溃疡病变也沿短轴方向扩大。因此，小肠结核的典型表现（即治愈前的溃疡性病变）被称为环状溃疡或带状溃疡。由于小肠结核和小肠克罗恩病都具有区域性分布（跳跃性分布）的共同点，因而溃疡沿肠道短轴延伸的特点就具有一定的鉴别诊断价值。虽然肠结核也可出现朝纵轴方向延伸的溃疡，但这是相邻的溃疡逐渐融合、扩大所致。

(2) 肠结核的肉眼形态分类（黑丸分型）

　　1932 年，黑丸五郎博士根据结核患者尸检病例的检查结果，将活动性肠结核病变的肉眼形态分为第Ⅰ～Ⅷ型（图）。此后，该分类被称为黑丸分型，并迅速普及。该分型完整地囊括了肠结核从早期病变（以"点"呈现）到进展病变（以"面"呈现）的各类表现，可非常贴切地解释肉眼所见和影像学所见。而且活动性肠结核因其病情演变而出现的"各种形态的溃疡"都可在该分型中得以反映，令人叹为观止。本分型是在对病变发生的部位、肉眼所见以及组织学所见进行仔细比较、研讨的基础上诞生的。1952 年发行的《肠结核病理》（医学书院，目前绝版）一书中，倾注了黑丸博士对肠结核非同寻常的热情。　　　　　　　　　　　（二村）

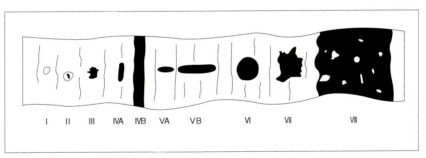

图　肠结核的肉眼形态分型（黑丸，1932）

Ⅰ型：初期的病变表现为粟粒～麻籽大小的结核结节。
Ⅱ型：结核结节内的坏死物突破黏膜排入肠腔，形成小溃疡。
Ⅲ型：Ⅱ型病灶稍稍增大后形成的红豆或扁豆大小的病灶。
Ⅳ型：沿肠道短轴方向的溃疡，即环状或带状溃疡（A：长径 2cm 以下；B：长径 2cm 以上）。
Ⅴ型：沿肠道长轴方向的溃疡（A：长径 2cm 以下；B：长径 2cm 以上）。
Ⅵ型：圆形或类圆形溃疡，比扁豆略大。
Ⅶ型：不规则溃疡，比扁豆略大。
Ⅷ型：溃疡相互融合，形成广泛的溃疡性病变。

Ⓒ 值得一听 5　肉芽肿的定义及诊断学意义

(1) 肉芽肿的病理组织学定义

目前肉芽肿（granuloma）定义为"由组织细胞和上皮样细胞聚集形成的结节性病变"。这种以肉芽肿为主要特征的炎症被称为肉芽肿性炎或特异性炎。本用语的历史悠久，曾经有一段时期被定义为"具有明显形成肉芽组织（granulation tissue）倾向的炎性病灶"，目前一般都沿用本文开头所介绍的定义。肉芽组织定义为"血管内皮细胞和成纤维细胞增生形成的新生组织"。这两个术语应该明确区分。

(2) 出现肉芽肿的消化道疾病

有肉芽肿表现的消化道疾病不止一种。如肠结核、克罗恩病、结节病、溃疡性结肠炎、耶尔森肠炎、结直肠癌、结肠憩室炎、阑尾炎、脂膜炎，以及较为少见的大肠软斑病、慢性肉芽肿病、肠伤寒等。

(3) 肉芽肿的病理诊断学意义及鉴别要点

肉芽肿的病理诊断学意义在于它可以推测某一病灶的病原体，甚至可以推测某些疾病。下面总结了镜下观察时，对诊断有所帮助的肉芽肿的形态特征及其对应的疾病。

❶ 伴有内部坏死的肉芽肿

如果发现肉芽肿内部出现坏死灶，根据坏死灶的形态差异，可联想到不同疾病。如凝固性坏死（干酪样坏死）灶可考虑为结核病灶，坏死灶伴明显中性粒细胞浸润（脓肿性坏死灶）考虑为耶尔森肠炎。若见到脂肪坏死灶，首先考虑脂膜炎（伴缺血性病变）。在结节病和克罗恩病中，肉芽肿内部难以见到坏死灶，即使出现坏死，其程度也极为轻微。

❷ 伴多核巨细胞的肉芽肿

一般认为多核巨细胞是由组织细胞和上皮样细胞融合而成的（不过，也有观点认为是在只有细胞核分裂而细胞质不分裂的情况下形成的）。伴有多核巨细胞的肉芽肿常见于结核病灶、克罗恩病以及结节病。结核病灶中所见的 Langhans 型多核巨细胞，细胞核在细胞质的周边排列，根据切面的不同，有时可见细胞核聚集在细胞两极，有时则分布在某一极。仔细观察抗酸菌染色标本，有时可在多核巨细胞的细胞质的中心部或偏位分布细胞核的对侧发现紫染的杆状菌体。结节病中的多核巨细胞的细胞核均匀分布在细胞质内，与前述结核病灶中的多核巨细胞的细胞核排列模式不同。细胞质内有时可见针状或星芒形的结构（asteroid bodies）。耶尔森肠炎中较少出现多核巨细胞。

❸ 肉芽肿的大小和部位

肉芽肿本身的大小有助于鉴别克罗恩病和结核病灶。克罗恩病的肉芽肿相对较小且呈块状。肉芽肿周围淋巴细胞和浆细胞浸润不明显。肉芽肿与周围间质的边界不太清晰。结核病灶的肉芽肿由于可发生融合、扩大（处于炎症的不同时期则有所差别），因而比克罗恩病的更大、更醒目。肉芽肿周围可见大量淋巴细胞及浆细胞分布（淋巴细胞环），体现出迟发性超敏反应的特点。结核性肉芽肿与周围间质的边界比较清晰。包括结节病在内的慢性肉芽肿病也会形成大型肉芽肿。

肉芽肿的部位也存在差异。结核病灶和耶尔森肠炎的肉芽肿大多局限于炎症性病灶内。在克罗恩病中，病灶以外看似正常的黏膜组织中也可检出肉芽肿。对于怀疑克罗恩病的情况，应积极对病变以外的黏膜积极进行活检。

❹ 溃疡性结肠炎中的肉芽肿

所谓的隐窝相关性肉芽肿是指肠隐窝受到炎症的破坏，黏液或异物渗漏、侵入该隐窝周围的间质中引起的一种异物肉芽肿。肉芽肿可继发于活动期溃疡性结肠炎的隐窝炎或隐窝脓肿，此时肉芽肿内部除中性粒细胞外，还混杂着吞噬黏液（阿尔新蓝染色阳性）的组织细胞。注意不要将其误认为是克罗恩病中的上皮样细胞肉芽肿。　　　　　　　（二村）

4　结直肠

A　结直肠标本的处理

1）活检标本

标本处理的基本要点与其他部位类似。

2）内镜切除标本

经多次分片切除的标本应依次展开并钉在固定板上，以明确彼此之间的位置关系。如果息肉的切缘不易辨认，最好在浸泡于福尔马林之前进行涂墨标记。必要时对固定前后的标本分别拍照记录[*1]。

3）外科切除标本

首先展开肠管，除环周性病变外，尽量不要将病变部位分割。展开后的肠管应尽快钉于固定板上以便进行形态观察及拍照，接着将其浸入福尔马林固定液中。

小型浅表型病变有时会被周边的黏膜皱襞所掩盖，必要时要将病变周边的黏膜适当伸展，并钉于固定板之上（图Ⅲ-36a，b）。

虽然剔除结肠浆膜侧附着的脂肪组织对结果判断影响不大，但对于进展期肠癌，最好不要过度剔除病变所在部位肠壁浆膜侧的脂肪组织（图Ⅲ-36c，d）。在联合切除骨盆内肌群的进展期直肠癌病例中，由于该肌群是否受累是临床关心的要点，最好在该部位系线或做好其他标记。如遇到因肿瘤浸润而使邻近肠管相互粘连的情况，也不必强行剥离。

如果切除肠管较长，可将其摆放成 U 形或者 S 形。也可根据固定板的大小，将肠管分割成适当的长度后再依次钉在固定板上。

4）切除标本的取材

（1）内镜切除标本的取材方法

总体原则是将获得的标本各部分都充分取材、制片，以供病理组织学检查。只对标本的某一部分取材、制片并进行病理学检查的做法大错特错，且绝不可取。

对于带蒂的病变，如果蒂部较为粗大，可在正中央旁开 1mm 左右处纵向剖开，通过修切蜡块获得病变的最大切面（即能够代表该病变的切面）（图Ⅲ-37a，b）。若直接从正中央剖开，则可能由于后续修切蜡块过多而失去最大切面，这一点需要注意。如果蒂部较细，则不必强行将蒂部剖开，而是将其整体包埋，通过适当修切及薄切蜡块得到最大切面[*2]。如无特殊情况，

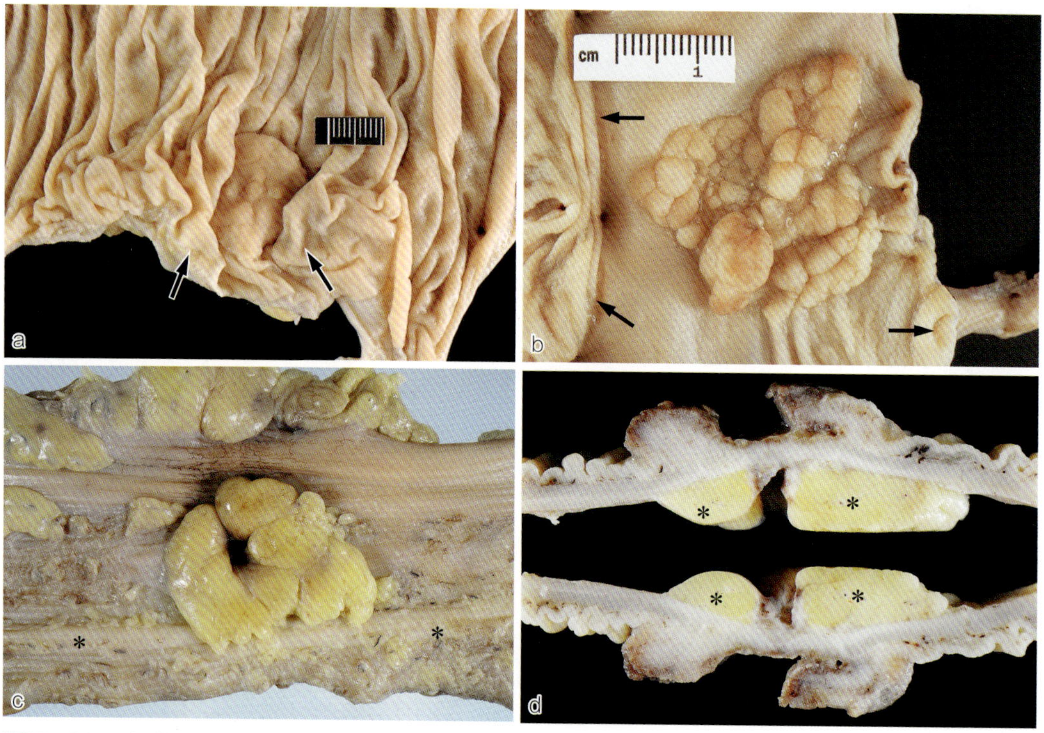

图Ⅲ-36　外科切除标本的处理方法

a：预处理不良的病例。由于病变周围黏膜的局部未充分展开，0-Ⅰs 升结肠癌的一部分被黏膜皱襞遮盖（→）。无法拍摄病变部的全貌。

b：预处理良好的病例。局部盲肠黏膜（→）四周被充分展开，0-Ⅱa 病变（侧向发育型肿瘤结节混合型）的全貌都拍到了。

c：预处理良好的病例。病变部肠壁浆膜脂肪组织残留，周围的脂肪组织（*）已被剔除。

d：c 所示病变的一个完整切面。由于保留了浆膜脂肪组织（*），因此能够正确评估肿瘤浸润最深处。

一般不制作带蒂息肉的横切标本。

对于无蒂或浅表型的肿瘤性病变，为保证后续显微镜下评估的准确性，最重要的是对肿瘤（如果是癌的话）浸润最深的部分（以下简称最深部）和切缘（尤其是垂直切缘）的取材操作。材块宽度以 2.5 ～ 3.0mm 为宜。尽量避免材块宽度小于 2.0mm[*3]。部分埋藏于息肉内的切缘从表面很难辨认，此时可将在高频电凝作用下变白的组织作为标记寻找切缘（图Ⅲ-37c，d）。经圈套器冷切得到的标本，即标本整体未发生热变性，其切缘一般不会变色。

［2］外科切除标本的取材

一般来说，早癌多按一定间距（3 ～ 5mm）剖开，进展期癌则多按十字形剖开（图Ⅲ-38a，b）。进展期癌的病变中央不一定是肿瘤浸润的最深处，十字形剖开取材有时未必能取到最深部。因此，在对进展期癌进行取材时，要充分观察浆膜面，如发现某一部位出现酒窝样凹陷或某一处肠系膜内触及硬质结节，则必须对该部分的组织进行取材、包埋并制片，这点至关重

[*3] 将宽度小于 2mm 的材块垂直包埋在技术上有难度。宽度较小的材块在修切蜡块也容易将关键的病变组织切去。

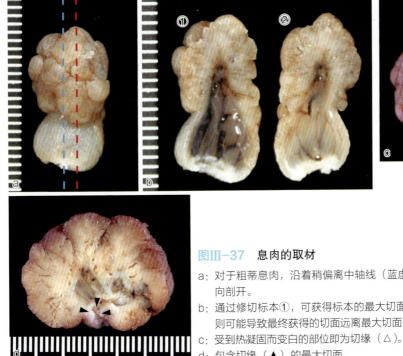

图III-37 息肉的取材

a: 对于粗蒂息肉，沿着稍偏离中轴线（蓝虚线）的地方（红虚线）纵向剖开。

b: 通过修切标本①，可获得标本的最大切面。如果对标本②进行修切，则可能导致最终获得的切面远离最大切面。

c: 受到热凝固而变白的部位即为切缘（△）。

d: 包含切缘（▲）的最大切面。

(!) 热点聚焦 2 结直肠冷切标本的组织学特征

最近经常有临床医生跟我提起："不外接高频电流，直接切除的结直肠息肉标本对你们的镜检工作应该大有帮助吧"。经这么一提醒，我才忽然发觉，最近常见到这类几乎不存在热变性及组织破碎的标本（宛如被锋利的刀割下来一样）。对于至今仍通过显微镜被迫观察或多或少存在热变性或破碎的组织，并据此做出病理诊断的病理医生来说，这确实是件值得高兴的事情。也多亏如此，病理医生才能详细观察腺管细胞的细胞核形态，使低异型性腺瘤和增生性结节的鉴别等工作能顺利进行。

但另一方面，冷切操作也带来一些新的令人不安的因素，那就是切缘部位的病理组织学评估。迄今为止的切除操作（电凝）会造成组织热变性、破碎。也正因如此，显微镜下寻找水平/深部切缘时才有标记可寻。然而，冷切后得到的标本几乎没有热变性及组织破碎现象，此时对得到的真实切缘进行组织学评估，精确度是否能与既往的组织学评估相媲美，也成为一个令人担忧的问题。目前，在冷切息肉标本中，除了将组织切片的末端当作切除标本的边切缘之外别无他法，如果该末端部分没有看到病变，则判断为切缘阴性。鉴于冷切标本的切缘判断仍存在不确定性，因而有无病灶残留还是交由临床医生在内镜下判断更为妥当。

虽然可能有点主观，但我确实发现，自己所接触到的冷切标本中黏膜肌层的含量普遍偏少，更别提黏膜下层组织了（几乎不可见），因此我觉得冷切操作可能不太适用于评估与黏膜肌层有关的病变或所处位置比黏膜肌层更深的病变。这也可能是今后需要探究和攻克的课题。

（二村）

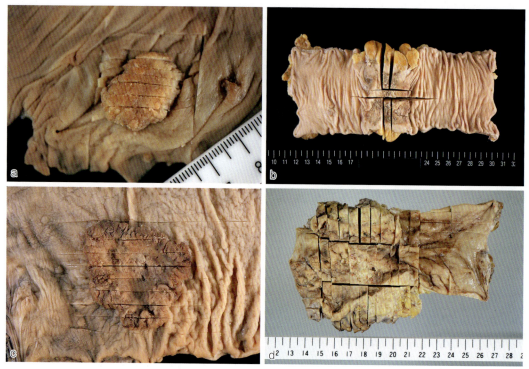

图Ⅲ-38　外科切除标本的取材方法

a：早癌，平行肠道长轴方向，改刀间隔 3～5mm。

b：进展期癌，十字形剖开。

c：进展期癌，平行肠道长轴方向，改刀间隔 3～5mm。

d：溃疡性结肠炎背景下的进展期癌，为探讨其与溃疡性结肠炎之间的相关性，将标本分段改刀。

要。每隔相同间距取材（也称阶梯式取材）后所制得的标本，对每个组织块的切面进行观察，若发现肿瘤浸润的最深部，应进一步将该处组织全部取材（图Ⅲ-38c）。

对于临床背景特殊的病变，如病史较长的溃疡性结肠炎或家族性腺瘤性息肉病，最好尽可能多地取材、制片，并在显微镜下仔细观察（图Ⅲ-38d）。尤其对某一病变究竟是炎症性肠病相关性肿瘤还是单纯的散发性 / 偶发性肿瘤进行病理组织学验证和鉴别时，必须对肿瘤及其周边黏膜进行系统、完整的取材。在日常的病理诊断工作中，最理想的情况是以最少的切片获取最详尽的病理组织学信息，但对一些具有特殊临床背景的肿瘤，仍需大范围的组织学检查。当然，这需要获得单位内病理医生的相互理解及合作。

对于伴有纵行溃疡的病变（如缺血性肠炎），可果断地垂直于肠管长轴进行取材。

5）拍照

大体拍照包括拍摄标本的整体照及近距离照，对于早癌及侧向发育型肿瘤，为了后续制作标本复原图，拍摄的照片必须能清晰体现取材改刀时切割

表Ⅲ-8　通过结直肠黏膜活检可确诊或无法确诊的疾病

仅凭活检组织即可确诊的疾病

· 特殊的感染性疾病：抗酸杆菌感染，阿米巴痢疾，巨细胞病毒感染，肠道螺旋体感染
· 其他：淀粉样变性，肠道子宫内膜异位症，胶原性结肠炎（collagenous colitis），假性黑变病，聚苯乙烯磺酸钠引起的黏膜损伤

需结合病理组织学表现及临床表现确诊的疾病

· 克罗恩病，溃疡性结肠炎，缺血性结肠炎的急性期，放射线性结肠炎，移植物抗宿主病，直肠黏膜脱垂综合征
· 药物相关性病变：肠系膜静脉硬化，非甾体类抗炎药相关的结直肠黏膜损伤，抗生素相关性伪膜性结肠炎

仅凭活检组织无法确诊的疾病

· 除上述疾病外大多数的感染性结直肠炎，白塞病，单纯性溃疡，血管炎综合征等

线所在的位置[*4]。必要时最好也拍摄病变的切面。

[*4] 若要辨认隆起型病变的起始部分，可以从侧面斜着拍摄。这一拍摄手法称为斜俯视拍摄。

6）其他

对于包埋盒，推荐使用消化道专用的大号包埋盒，但实际上大多医院只配备小型包埋盒。在切割材块时，要注意避开肿瘤最深处。另外，不能将多枚材块装入一个包埋盒中。

B 结直肠炎症性病变

1）总论：活检组织诊断的意义

非肿瘤性疾病（病种）的数量非常多。此处仅对炎症性病变进行概述。对于非肿瘤性息肉将在其他章节详述（→ 110 页）。

为方便理解，此处将结直肠炎症性病变大致划分如下：

1. 感染性结直肠炎。
2. 病因明确的非感染性结直肠炎。
3. 病因不明，但被归为独立病种的结直肠炎。

在此顺便提一下病理组织学诊断（尤其是活检组织诊断）在结直肠炎症性疾病诊断过程中的意义。若在活检组织中可观察到某些高度特异的表现，如上皮样细胞肉芽肿、淀粉样物质沉积灶、阿米巴滋养体或核内包涵体，诊断会更加具有倾向性，也就是说，通过组织活检可锁定某些特定的疾病。但像白塞病、单纯性溃疡以及多数感染性结直肠炎，仅靠活检组织仍然难以确诊。通过组织活检，有些情况下基本上能确诊，有些情况则不能，这一点希望各位同道能重新审视（表Ⅲ-8）[*5]。

有时即使内镜下看似正常的组织在组织学上也可能发现某种异常（有时还可能成为病理诊断的线索），因此，在特定情况下，对乍一看正常的黏

[*5] 要充分认识到活检组织诊断在炎性疾病中的作用和局限性，这点很重要。觉得"只要通过活检就能确诊一切疾病"，这样的想法非常危险，且极其荒谬。

膜也推荐进行活检。此外，也有对从盲肠到直肠的各个区域依次活检的方法（如对回肠末端、盲肠、升结肠、横结肠、降结肠、乙状结肠及直肠黏膜共7处地方进行活检）[6]。

　　炎症性疾病的诊断关键是要从临床、影像学及病理（大体和组织学）表现等多角度评价病变。采集患者的发病经过、既往史、用药史、可能的感染途径（食用生肉、海外旅居、性接触）等病史对诊断至关重要。

2）结直肠的炎症性疾病

　　要想捕捉到疾病的特征性表现，就必须在病变适当的部位进行活检。例如，怀疑某一病变是阿米巴痢疾时，瞄准溃疡中心处污秽的坏死组织就是活检的关键[7]。同样地，对于怀疑巨细胞病毒感染的病例，最好应瞄准糜烂、溃疡底部的肉芽组织（间质组织）进行活检。

　　通常，炎症性病变的上皮及间质组织的病理表现，会因疾病所处阶段和治疗方案的不同而发生变化。因此，有时仅能观察到病变炎症极期（活动期）较为明显的表现，有时能观察到活动期和非活动期（愈合期、消散期、缓解期）的混杂表现，或者能观察到非活动期的表现。其中非活动期的表现大多是非特异性的，即同样的组织学表现可能会出现在几个不同的疾病种类中，此时对于确定疾病类型的价值就较为有限[8]。需要结合临床表现综合判断[9]。

　　以下对一些具有代表性的炎症性疾病进行说明。

（1）溃疡性结肠炎　ulcerative colitis

　　溃疡性结肠炎是一种好发于结直肠（尤其是直肠）、原因不明的非特异性炎症性疾病，病变主要位于黏膜和黏膜下层。

　　在典型病例中，病变从直肠黏膜开始，连续且弥漫地向近端结肠蔓延。一般情况下黏膜固有层深部炎症较重，且常累及黏膜下层浅层。除急性重型（急性暴发型）外，炎症一般不会累及固有肌层及浆膜层。

　　其大体和病理组织学表现在疾病不同阶段（活动期、缓解期）和治疗前后都有所不同（图Ⅲ-39）[10]。

　　活动期的大体表现丰富多样，可表现为黏膜弥漫性发红、充血、出血、颗粒状改变、多发糜烂、溃疡和炎性息肉（残存黏膜的假性息肉样改变）等。患病时间较长者也可出现如后文所述的缓解期表现。病理组织学表现可概括为三个方面，即弥漫性慢性活动性炎症、血管、隐窝（上皮）的改变。首先是以黏膜固有层中（特别是深部）炎症细胞弥漫浸润为主要特点的间质炎症，炎症细胞以成熟淋巴细胞和浆细胞为主，中性粒细胞不同程度地混杂其中。在炎症活动期的极期，可见中性粒细胞浸润于隐窝上皮细胞间［这种表现称为隐窝炎（cryptitis）］，或浸润、聚集于隐窝腔内［此时称为隐窝脓肿（crypt abscess）］（图Ⅲ-40a，b）。隐窝脓肿明显的病例往往其大体表现可见糜烂及溃疡。需要注意，隐窝炎和隐窝脓肿的存在是判断炎症活动

*6　这种方式也利于把握溃疡性结肠炎的累及范围，也称分段活检。

*7　临床医生曾向笔者咨询，对坏死组织进行活检是否没有意义？确实，对于肿瘤等增殖性疾病，应对非坏死部位进行靶向活检，但对于阿米巴痢疾，虫体往往存在于坏死组织和炎性渗出物中，因此应对坏死部位靶向活检。不同类型的疾病都有其最适合的活检部位，这一观点必须再次强调。

*8　即使不能确定疾病的类型，也可通过活检组织推断慢性炎症是否长期反复发作。因此，以评估炎症时相（phase）为目的的活检是有意义的。

*9　这一点与肿瘤的活检组织诊断有很大不同。

*10　有人认为应该区分使用"缓解"和"宽解"，但本书统一使用"缓解"。［译者注：此处为原文作者对日语中出现的汉字使用问题的解释］

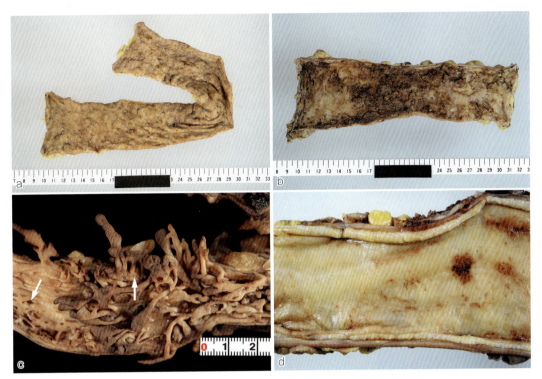

图Ⅲ-39　溃疡性结肠炎的大体形态

a: 活动期。直肠~降结肠黏膜呈弥漫的浅棕色（新鲜标本呈红色），表面呈海绵状或细颗粒状。半月皱襞不清晰。

b: 活动期。与 a 相比，黏膜内可见明显的浅溃疡并伴出血，糜烂/溃疡之间的黏膜呈小结节/息肉状（假性息肉化）。

c: 缓解期。乙状结肠上密集分布细长的带状息肉（再生性息肉）。息肉的基底部及周围黏膜可形成黏膜桥（mucosal bridge）（→）。

d: 缓解期。乙状结肠皱襞完全消失，呈现平坦萎缩性改变。可见轻微散在红色区域。

的最佳指标，但并不是溃疡性结肠炎的特异性表现[*11]。其次，由于炎症部位的血管充血、淤血明显，且常伴出血，而且隐窝上皮细胞内的黏液不同程度地减少，导致其与正常结直肠腺管相比显得略暗淡。隐窝内杯状细胞数量虽然看起来有所减少，但实际减少的是其中的黏液量。上述的炎症会导致黏膜固有层增宽，也使得隐窝密度不同程度地降低。

　　缓解期大体表现可见黏膜发红、充血的表现消退，糜烂、溃疡趋向愈合，黏膜萎缩，典型的病变可见结肠半月皱襞消失，有一种平坦的感觉。病理组织学上，缺乏活动期那样的中性粒细胞浸润或隐窝炎、隐窝脓肿等表现，而以淋巴细胞和浆细胞浸润为主。且炎症细胞密度高低不等。这一时期上皮细胞的变化反而比较突出，可见不同程度的上皮细胞再生，细胞内的黏液含量几乎接近正常。偶可见隐窝底部呈倒 Y 字形分支。溃疡瘢痕部正上方的黏膜中，散在分布短小的隐窝（隐窝短缩表现），纤维间质介于黏膜固

[*11] 隐窝炎和隐窝脓肿除了溃疡性结肠炎外，在克罗恩病和感染性结直肠炎中也能观察到，是一种常见病理改变。

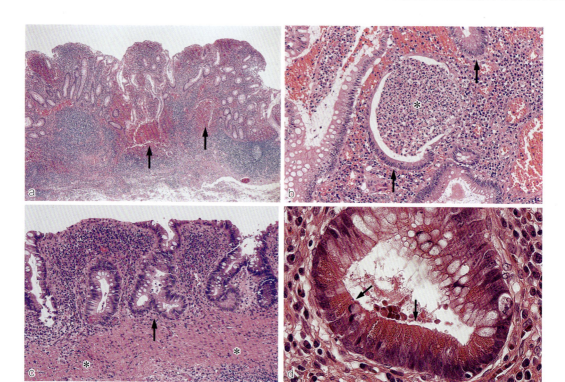

图Ⅲ-40　溃疡性结肠炎的组织学形态

a：活动期。可见大量炎症细胞弥漫浸润，伴有充血、出血，局限于黏膜层和黏膜下浅层。黏膜深处的隐窝被大量浸润的炎症细胞破坏（↑）。

b：活动期。破坏的隐窝腔内可见大量中性粒细胞浸润、聚集（*）。这种现象称为隐窝脓肿。此外，由于隐窝上皮细胞内黏液减少，看起来色调较深（↑）。

c：所谓的愈合期。隐窝缩短，有的分叉呈倒Y字形（↑）。隐窝上皮细胞内黏液量逐渐恢复，底部可见潘氏细胞化生。另外，隐窝底部和黏膜肌层之间可见较厚的纤维性间质（*）。间质内炎症细胞以淋巴细胞和浆细胞为主。

d：隐窝底部的潘氏细胞化生。隐窝底部的上皮细胞核上区可见红染的潘氏颗粒（↓）。

*12　在降结肠～直肠范围内出现潘氏颗粒（称为潘氏细胞化生），是证明黏膜层存在长期持续性炎症的重要病理组织学表现。在结直肠克罗恩病中也可见到潘氏细胞化生。

*13　如果观察到病毒感染的细胞，应积极开展检查，确定有无病毒抗原血症。

有层深部和黏膜肌层之间，因而隐窝底部与黏膜肌层的上端并没有紧密相接，有别于正常黏膜（图Ⅲ-40c）。有时在直肠至降结肠的隐窝内也可观察到潘氏颗粒（图Ⅲ-40d）*12。

在溃疡性结肠炎的病程中，经常可以见到疾病的复发和急剧恶化。这大多是原发病的严重程度加剧所致，此外也有巨细胞病毒感染所致。在这种情况下，积极使用类固醇药物和免疫治疗药物，反而会导致病情恶化。对于病情复发或进展的溃疡性结肠炎，对其采集的组织标本进行镜检时，应仔细检查有无核内包涵体，最好通过免疫组化染色或多切几张切片等手段，来明确有无病毒感染的细胞*13。

目前研究表明，溃疡性结肠炎病程超过10年或炎症累及整段大肠时，易发生结直肠癌。发生于溃疡性结肠炎背景黏膜上的癌，可与一般结直肠癌

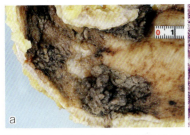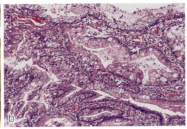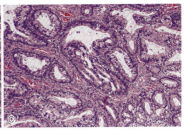

图Ⅲ-41　溃疡性结肠炎相关肿瘤

a：结肠肝曲处的乳头状棕褐色广基隆起。病程 15 年，未见明显的溃疡形成。

b：隆起处的黏膜内肿瘤。具有胃型表型的腺管形成性肿瘤，容易让人联想到胃癌。细胞核排列紊乱，极性消失，胞浆内可见丰富黏液。免疫组化显示这些黏液具有胃肠混合型表型。

c：黏膜肌层深处的浸润灶。与黏膜内肿瘤相比，肿瘤细胞核的异型性更高。促纤维间质反应（desmoplastic reaction）不明显。该病灶浸润最深处为黏膜下层的深层。

组织学类型相同，也可能是特殊的组织学类型。前者可认为是与本疾病缺乏关联性的肿瘤（即偶发肿瘤），后者被认为是溃疡性结肠炎相关肿瘤（在慢性持续性炎症背景上发生的肿瘤）。其病理学特征概括如下。

> 1. 大体形态可表现为边界不清的平坦型、浸润型病灶，且具有多发倾向。
> 2. 组织学类型多样，可表现为高分化腺癌、低分化腺癌、黏液癌等。
> 3. 癌巢周边黏膜可见成巢的异型增生腺体。

　　在溃疡性结肠炎相关性肿瘤中，既有局限于黏膜内异型性较低的高分化肿瘤，也有向黏膜下层及更深处浸润性生长的肿瘤（图Ⅲ-41）。这类肿瘤不易形成癌性溃疡，其浸润深度在内镜下可能会被低估[*14]。目前，研究人员正在制订这种低异型性的黏膜内高分化肿瘤的组织学诊断标准。该诊断标准有望广泛应用于日常活检病理诊断工作中，可能会对溃疡性结肠炎相关肿瘤的早期发现及诊断工作带来巨大推动。

*14　因癌症浸润而形成的溃疡（组织缺损）称为癌性溃疡。

（2）**克罗恩病**　Crohn's disease

　　克罗恩病是一种好发于年轻人的原因不明的炎症性疾病，最初被报道为回肠局限性炎，但现在已经知道它是一种可发生于整个消化道（从口腔到肛门）的疾病。

　　结直肠发生的克罗恩病，与小肠一样，肉眼下以纵行溃疡、黏膜的鹅卵石外观等为主要特征。裂隙状溃疡还可与周围脏器、皮肤连通，形成瘘管。结直肠的克罗恩病，其病理组织学表现也与小肠病变相同。详细内容请参考"十二指肠、小肠"章节的表Ⅲ-7（→ 92 页）。

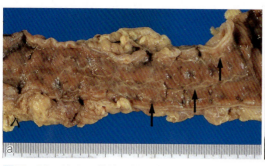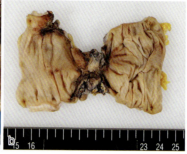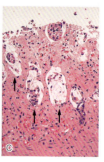

图Ⅲ-42　结直肠的缺血性病变

a： 急性期的大体形态。结肠脾曲处可见 3 条沿结肠带纵向走行的线状溃疡（↑）。黏膜表面附着由纤维素构成的苔（伪膜）。此外，黏膜下层水肿使黏膜皱襞肿胀，在灌肠 X 线造影检查中表现为指压痕征（参见侧注 *19）。

b： 慢性期的大体形态。降结肠管腔高度狭窄，呈餐巾环样外观。

c： 急性期的病理组织学形态。可见隐窝轮廓残存，其中的上皮细胞脱落，呈隐窝枯萎样（↑）。黏膜固有层可见出血及纤维素渗出。

（3）缺血性结肠炎　ischemic colitis

　　缺血性结肠炎的临床表现多样，从可逆性到致命性的临床结局都可见到。根据血管是否发生器质性改变，大致将其分为闭塞型和非闭塞型，后者在临床发生的概率较高。本病的发生可能与肠壁内血流减少及肠腔内压力升高有关，而炎症并不是其发病的本质原因。从某些角度来说，缺血性结肠病变这一名称可能更为恰当。

　　从病理学总论角度来看，越是处于血管末梢分布的区域且氧气需求量越多的组织，越容易发生缺血性损伤。因此，在缺血性结肠炎中，黏膜层的上皮细胞受损较严重。

　　结肠脾曲–降结肠–乙状结肠为本病的好发部位，而发生于右半结肠和直肠的例子比较少见。小林等学者总结的大体形态分型（淤血、出血型，多发糜烂型，溃疡型，坏死型）是目前比较实用的分类方法[15]。

　　手术切除病例中，以溃疡型最为常见。溃疡多呈纵行线状或环周性带状，也可呈环状或类圆形。纵行线状溃疡多沿结肠带分布，典型病例中可见 2～3 条纵行溃疡（图Ⅲ-42a）[16, 17]。对于这种纵行溃疡，取材时应垂直于溃疡方向下刀，与克罗恩病的取材原则相同[18]。

　　本病溃疡通常较浅，多位于黏膜层～黏膜下层。短时间内轻度的缺血性病变可出现瘢痕性修复。若缺血状态迁延不愈，在愈合过程中黏膜下层会出现严重的纤维化和平滑肌增生，进而导致结肠管壁肥厚、管腔狭窄（图Ⅲ-42b）。而伴有重度缺血的病例，由于肠壁全层坏死，穿孔率很高，此类病例归为坏死型，病变处肠管壁菲薄，层次结构常已无法辨认。

　　急性期的病理组织学表现可概括为黏膜内不同程度地出现出血、淤血、充血，小血管内纤维素血栓，上皮细胞变性、坏死、脱落，周围间质内中性粒细胞浸润（轻度），纤维素渗出，黏膜下水肿等改变[19]。其中，上皮细胞

*15　请参考：小林正明等：虚血性肠病变の病理形态分类．胃と肠 28：913-925，1993．

*16　结肠带共 3 条，从浆膜侧观察，可见平行于肠道长轴走行的灰白色索状结构。解剖学上将这 3 条分别称之为系膜带、独立带、网膜带。

*17　在动物实验中发现，当肠道内压明显增高时，结肠带附着处的黏膜，与非附着部黏膜相比更容易发生缺血。

*18　注意不要平行于纵行线状溃疡改刀。

*19　缺血性结肠炎急性期的特征性 X 线表现为指压痕征（thumb-printing），反映了黏膜面明显的凹凸不平，这是由病变部肠道黏膜下层水肿肥厚所致。

脱落而隐窝轮廓残存的表现（隐窝枯萎性坏死）是证明急性黏膜缺血性损伤的依据，此表现在活检组织诊断中非常重要（图III-42c）。

慢性期的病理组织学改变：与溃疡瘢痕部分布一致的间质纤维化、平滑肌增生，以及出现反映陈旧性出血的含铁血黄素细胞，这些表现在结肠带附着一侧更显著。通过铁染色可更清楚地识别含铁血黄素细胞。

（4）梗阻性结肠炎　obstructive colitis

定义是结肠癌近侧扩张肠管内发生的出血性或溃疡性病变[20]。其大体和病理组织学形态与前面所述的缺血性结肠炎相似。病变常发生在降结肠和直肠之间。肿瘤部位（引起梗阻的部位）和出血、溃疡性病变之间隔着10cm左右的正常黏膜。若此病变残留于外科切除手术的近端切缘，则容易引起缝合不良、管腔狭窄等后遗症，应引起重视。

（5）特发性肠系膜静脉硬化症引起的缺血性结直肠病变　ischemic lesion due to idiopathic mesenteric phlebosclerosis

1993年，岩下等学者[21]提出，应将静脉硬化症导致回流障碍引起的缺血性结肠病变作为一种新的独立疾病看待。此后，偶有出现类似病例的报道，目前，这一疾病名称已被国内外所公认。病变部黏膜固有层内发生的小血管周围性胶原纤维沉积是特征性组织学表现，一经发现，即使是活检组织也可确诊。通常本病炎症细胞的浸润并不突出（严格来说本病不归于结肠炎类）。起初静脉硬化症的原因不明（因此冠以特发性这一名称），现在致病原因已被揭示，是由长期服用特定中药（含山栀子成分的中药）引起[22]，因此被视为一种医源性疾病[23]。基于详细的服药史询问，一旦确认服用该中药，首选的治疗原则是中止服用该药。除了询问是否有采集野草、煎汤服用的习惯外，询问是否经常服用草药和保健品也极为重要。与发病机制最密切相关的物质仍在研究之中。

（6）抗生素相关性伪膜性结肠炎　antibiotics-associated pseudomembranous colitis

病理学总论将伪膜性炎症定义为一类以纤维素渗出为主的（黏膜）急性渗出性炎。白喉为典型代表。伪膜是由变性/坏死物与纤维素、炎症细胞、黏液等成分构成的膜状物，附着在损伤部位的表面，冲洗时不易掉落。

伪膜性结肠炎这一名称，有时特指抗生素相关性结肠炎，有时则涵盖所有形成伪膜的结肠炎[24]。后者还包括急性缺血性结肠炎（图III-42a）、细菌性或真菌性结肠炎、阿米巴痢疾等。临床医生使用此名称时常倾向于前者，而病理医生常倾向于后者。

本病中典型的伪膜一般表现为黄白色~淡绿色、边界清晰的卵圆形扁平隆起（图III-43a）。随着病情发展，伪膜会发生融合。好发于直肠~乙状结肠，远端结肠往往较为明显。

[20] 1966年，Glotzer等人首次在文献上使用了梗阻性结直肠炎这一术语。

[21] 岩下明德等：原因別にみた虚血性腸病変の病理形態. 胃と腸 28: 927-941, 1993。这种疾病在不久的将来可能会被称为"岩下病(Iwashita's disease)"。

[22] 请参考：吉村徹郎，他：特発性腸間膜静脈硬化症の9症例による原因物質の検討，第6回日本消化管学会総会学術集会抄録，p332, 2010。

[23] 目前，该疾病与中药之间的相关性已被揭示，因此去掉了"特发性"这个词，单纯称之为"肠系膜静脉硬化症"。

[24] 抗生素相关性结肠炎大致分为出血性结肠炎和伪膜性结肠炎。两种发病都与菌群交替密切相关：①由产酸克雷伯氏菌。②由艰难梭菌的异常增殖引起。

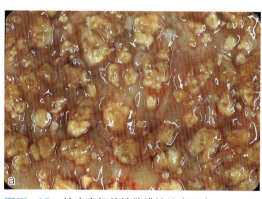
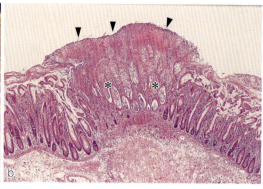

图Ⅲ-43   抗生素相关性伪膜性结直肠炎

a：大体形态。伪膜呈边界清晰的黄白色卵圆形扁平隆起。伪膜间的黏膜轻度发红。

b：病理组织学形态。可见伪膜（▼）及伪膜下方黏膜的凝固性坏死（*）。扩张的隐窝内可见黏液、纤维素、中性粒细胞以及脱落的上皮细胞堆积。炎症蔓延至黏膜下层。

*25   肠道菌群随宿主状态变化的现象称为菌群交替或二重感染（superinfection）。例如，如果抗菌药物扰乱肠道菌群，外来细菌就容易侵入、定植，或者少数常驻菌原菌占据优势。由菌群交替引起的疾病称为菌群交替症。

*26   艰难梭菌是一种厌氧菌，必须在专用培养容器内培养。

由于滥用抗生素，导致肠道内出现菌群交替，造成艰难梭菌（Clostridium difficile）异常大量繁殖，产生较多毒素（简称 CD 毒素），进而引起本病[25]。除了下文所述的特征性病理组织学表现外，检测粪便中的毒素也有助于本病的确诊[26]。

本病在病理组织学上主要表现为伪膜形成和伪膜下方的黏膜坏死灶（图Ⅲ-43b）。由于伪膜覆盖，黏液排出受阻，使隐窝呈现不同程度的扩张，内腔充满黏液、纤维素、中性粒细胞及脱落的上皮细胞。而伪膜周边的则多为正常黏膜或近似正常的黏膜。

（7）阿米巴痢疾   amebic dysentery（**阿米巴结直肠炎**   amebic colitis）

这是一种由溶组织内阿米巴（Entamoeba histolytica）的包囊经口感染而形成的寄生虫传染病。最近，日本国内没有海外旅居史的感染病例正在逐步增加。患者的粪便是常见的传染源头，福利院的集体感染、男性同性恋者之间的感染（Men who have Sex with Men；MSM）已成为非常重要的公共卫生问题。其中，在男性同性恋之间流行的阿米巴痢疾多为性传播，也常合并其他性传播疾病（梅毒、艾滋病、乙肝、生殖器疱疹等）。众所周知，获得性免疫缺陷综合征（AIDS）以及机体处于免疫抑制状态（如使激素类药物）会使本病感染显性化甚至病情加重。绝大多数患者是男性。

*27   发生于消化道黏膜的微小孤立性糜烂（炎症性）称为阿弗他（aphtha）。

本病大致分为阿米巴肠病和以肝脓肿为代表的肠外阿米巴病。此处主要针对前者进行概述。盲肠~升结肠（右半结肠）和乙状结肠~直肠是阿米巴肠病的好发部位，在阿米巴滋养体的溶组织作用（histolysis）下形成的小溃疡逐渐扩大、融合，最终形成深凿型（烧瓶样）溃疡（图Ⅲ-44a）[27]。有的溃疡底部附着大片厚厚的豆腐渣样白色坏死物，看上去更像是隆起。病变呈巢状分布，介于病变之间的黏膜基本正常。这一大体形态是支持考虑本

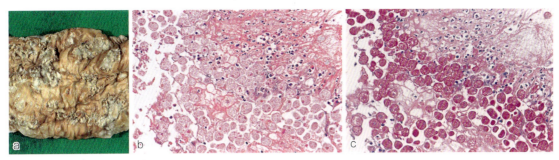

图III-44　阿米巴结直肠炎

a：大体形态。乙状结肠黏膜面可见多发开放性溃疡，表面可见豆渣样坏死物附着。溃疡外观小而圆，也可相互融合形
　　成较大的溃疡，周围可见红晕。介于溃疡之间的黏膜基本正常。
b：HE 染色。在溃疡底部的坏死组织内可见吞噬红细胞的滋养体。
c：PAS 染色。滋养体富含糖原，PAS 染色阳性。

病的重要线索，也是本病和弥漫性连续性分布的溃疡性结肠炎之间的决定性
鉴别要点[28]。

　　若怀疑本病，最重要的活检目标不是糜烂、溃疡边缘的黏膜，而是溃疡
底部附着的白色坏死物（病变部中央）。这是因为在这些坏死物中可检测出
吞噬红细胞的阿米巴滋养体（图III-44b）。富含糖原的滋养体可呈 PAS 反
应阳性，大小介于 20～40μm 不等（图III-44c）[29]。此外，还可见不同程
度的中性粒细胞浸润及其碎片。由于活检组织不一定总能检出虫体，故对于
临床疑诊的病例要增加活检标本个数，并对它们进行仔细的镜检，这一点相
当重要[30-32]。对于需要紧急治疗的病例，相比病理组织学检查，应优先考
虑直接对黏液血便进行镜检。

C　结直肠息肉

1）总论

　　大致分为上皮性息肉和非上皮性息肉，二者又各自分为肿瘤性和非肿瘤
性。肿瘤性息肉又进一步分为良性和恶性两大类。

　　肿瘤性息肉以腺瘤最多见，其次是腺癌、脂肪瘤、神经内分泌瘤、平
滑肌瘤。非肿瘤性息肉以增生性息肉（含增生性结节）最多见。在非肿
瘤性的上皮性息肉中，除了上皮的单纯增生外，有时也可见丰富的间质成
分（如平滑肌纤维、成纤维细胞、炎症细胞），如黏膜脱垂综合征和幼年性
息肉。

　　下面将对非肿瘤性息肉和肿瘤性息肉两大类疾病各自的病理形态进行
概述。

[28] 本病与溃疡性结肠
炎之间的鉴别极为重要。

[29] 溶组织内阿米巴
原虫为了在肠道这种无
氧～低氧环境中生存，
主要利用糖原，通过厌
氧途径，糖酵解产生
ATP。因此，利用氧气
产生ATP的线粒体明显
退化。这些代谢途径生
化机制的研究对于抗原
虫药物的开发必不可少。

[30] 艾滋病患者活检
组织内可出现巨细胞病
毒和溶组织内阿米巴双
重感染的情况。如果仅
关注痢疾阿米巴滋养体，
就容易忽略溃疡底部间
质内受到巨细胞病毒感
染的细胞（核内包涵
体）。

[31] 如果临床怀疑本
病，须在病理诊断申请
单上注明。

[32] 有时也可在本病
周围的黏膜中观察到肠
道螺旋体。原因可能是
与阿米巴痢疾有着共同
的感染途径。

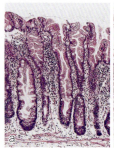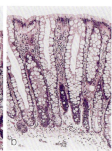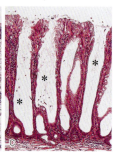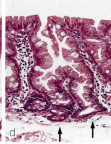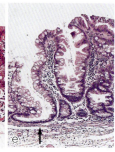

图III-45　增生性息肉及无蒂锯齿状腺瘤（SSA/P）的组织学形态

a：增生性息肉（微囊泡型，microvesicular type）。腺管中间到表层均可见胞浆丰富的上皮细胞呈锯齿状增生，其中混杂着一定数量的杯状细胞。核密集区域位于腺管底部（下半部）。上皮细胞的形态乍一看酷似胃的小凹上皮细胞。

b：增生性息肉（杯状细胞丰富型，goblet cell-rich type）。可见含有大量杯状细胞的腺管单纯性增生。上皮的锯齿状增生不明显。核密集区局限在腺管底部（下半部）。

c：广基性锯齿状腺瘤/息肉。腺管（隐窝）高度扩张，腔内可见黏液潴留（*）。腺管高度扩张时，其锯齿状结构变得模糊。

d：无蒂锯齿状腺瘤/息肉。锯齿状腺管底部分叉呈倒Y字形（↑）。

e：无蒂锯齿状腺瘤/息肉。锯齿状腺管底部变形呈长靴状（↑）。

2）非肿瘤性息肉

（1）增生性息肉　hyperplastic polyp（**化生性息肉**　metaplastic polyp）

通常是直径5mm左右的小息肉，固定后标本呈浅白色，呈分叶结构不明显的无蒂扁平隆起性病变。好发于乙状结肠和直肠。

腺管内腔侧的腺上皮呈锯齿状增生是本病的病理组织学特征，腺上皮在黏膜内增生的同时伴有腺管的延长。少数情况下，可见增生的腺体穿过黏膜肌层的间隙侵入黏膜下层。基底膜的界线没有明显的凹凸迂曲，腺腔具有越靠近腺管底部越狭窄（底部尖）的趋势。增殖细胞密集的区域（增殖细胞带）位于腺管底部（下半部）（图III-44a，b）。典型的增生性息肉由胞浆丰富的高柱状上皮细胞和一定数量的杯状细胞组成，即微囊泡型（microvesicular type），当然也有富含杯状细胞的杯状细胞丰富型（goblet cell-rich type）以及细胞黏液含量极少的黏液缺乏型（mucin-poor type）等亚型。通常上皮细胞表达MUC2及MUC5AC，即含有胃肠混合型黏液[33, 34]。从黏液的性质来看，化生性息肉这个术语也很恰当。此外，增生性息肉和锯齿状腺瘤的不同点将在肿瘤性息肉（→116页）部分进行解说。

[33]　MUC2是杯状细胞的黏蛋白，MUC5AC是小凹上皮的黏蛋白。

[34]　杯状细胞丰富的类型，日本医学界称之为增生性结节（hyperplastic nodule），缺乏上皮细胞的锯齿状增生。WHO分类（2010年版）将其归为增生性息肉的一种亚型，与其他亚型不同，多数缺乏MUC5AC阳性的胃型黏液。

○ **无蒂锯齿状腺瘤／息肉** sessile serrated adenoma/polyp；SSA/P

现在发行的《大肠癌处理规约》将 SSA/P 定义为一种不能明确判断为肿瘤的锯齿状病变，当病变出现以下表现中的 2 种及以上，且范围超过整个病变的 10% 时为 SSA/P：①隐窝扩张；②隐窝不规则分支；③隐窝底部水平方向变形（图Ⅲ-45c ~ e）。消化系统肿瘤 WHO 分类（2010 年版）则将其作为 sporadic serrated polyps（散发性锯齿状息肉）的一种亚型。并且 WHO 分类中提到，若笔直的隐窝占比不到病变范围的一半（50%），或者观察到连续 2~3 个隐窝出现特征性改变（L 形~倒 T 形隐窝，深达隐窝底部的锯齿状变化，隐窝的扩张），则诊断为 SSA/P。由此可知，二者 SSA/P 的诊断标准略有不同。SSA/P 常伴有基因异常，因此有人认为是肿瘤性病变，但目前还没有定论。由于 SSA/P 有癌变潜能，临床上推荐内镜下切除。

(2) 幼年性息肉　juvenile polyp

幼年性息肉是一种孤立性（单发性）息肉，形态与幼年性息肉病中的结直肠息肉几乎相同。本息肉不仅见于幼儿，还可见于成人，偶尔也可见于老年人。本息肉好发于乙状结肠和直肠，大小在 20mm 左右。可带蒂也可无蒂。有时蒂部扭转可造成循环障碍，导致息肉自然脱落[35]。

肉眼下，息肉表面常因伴有糜烂及出血而明显发红（福尔马林固定后呈茶褐色）。表面光滑，难以见到黏膜纹理及分叶状结构（图Ⅲ-46a, b）。

病理组织学上特征性表现为黏膜固有层水肿，伴非特异性炎症细胞浸润和毛细血管的增生、扩张。此外，黏膜固有层深部可见因黏液潴留所致囊状扩张的腺管（图Ⅲ-47a）[36]。通常腺管增生不明显，息肉表层可见幼稚的再生上皮和炎性肉芽组织混杂存在。此外，黏膜肌层及与之相连的平滑肌纤维也无增生，息肉的形成与黏膜肌层毫不相关。

(3) 伴发于 Peutz-Jeghers（简称 PJ）综合征的胃肠道息肉及 PJ 型息肉

Peutz-Jeghers 综合征的息肉好发于小肠[37]。大小不同，部分可超过 50mm，息肉增大时可形成蒂部，大型息肉易引起肠套叠。本综合征更常见于青年人，男女发病率均等。

PJ 型息肉虽缺乏 PJ 综合征的典型临床表现，但结直肠内的 PJ 型息肉在病理组织学特点上与 PJ 综合征完全相同。多为单发。

大体上看，息肉表面呈明显分叶状，典型病例呈脑回状（鳕鱼的鱼白样）外观（图Ⅲ-46c）。

病理组织学上，树枝状或放射状增生的黏膜肌层以及与之相连的平滑肌作为骨架结构、加上单纯增生的腺上皮，共同构成了息肉（图Ⅲ-

[35] 自然脱落的息肉可从肛门排出。有的患者是带着息肉到门诊就诊。

[36] 扩张的腺腔内可见明显黏液潴留，因此也被称为潴留性息肉（retention polyp）。

[37] 本病为常染色体显性遗传，特征表现除肠道多发息肉外，还可见口唇、颊黏膜、指、趾、足跟部色素沉着（黑痣）。也被称为黑斑息肉综合征。本综合征的报道者 Johannes Laurentius Augustinus Peutz 是荷兰医生，Harold Jeghers 是美国医生。

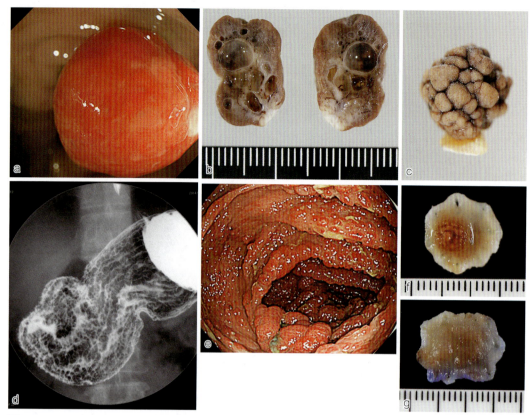

图Ⅲ-46　幼年性息肉，PJ 型息肉，伴 Cronkhite-Canada 综合征的息肉病

a，b：幼年性息肉（30 多岁，男性）。乙状结肠可见明显发红的亚蒂息肉。表面光滑。该息肉的切面（b）整体呈
　　　浅棕色，表面平滑。可见因液体潴留而形成的大小不一的囊肿，整体呈奶酪样外观。
c：PJ 型息肉（50 多岁，男性）。黏膜表面被形成的深沟分割，分叶明显。呈现脑回状外观。
d ~ g：Cronkhite-Canada 综合征（50 多岁，男性）。从胃体 ~ 胃窦部可见直径 10mm 左右的小隆起密集分布，
　　　　表现为胃息肉病。该患者的结肠息肉病（e），盲肠 ~ 升结肠可见大量鲑鱼子样黏膜隆起。隆起间的黏膜也
　　　　水肿。该患者结肠黏膜隆起的内镜切除标本（f），可见浅棕色的黏膜隆起。隆起间黏膜的内镜切除标本（g）
　　　　可见黏膜较厚。

47b）[*38]。这些腺管由缺乏异型性的柱状上皮组成，杯状细胞不同程度地混
杂其中。上皮细胞成熟，并可见到其产生的黏液。少数情况下，腺管会卷
入、异位至黏膜下层或更深的部位（misplacement），此时不能将其误认为是
黏膜下层的浸润性癌。仅通过小型活检组织标本难以确诊本病，因此内镜图
像信息对于诊断来说不可或缺。

（4）伴 Cronkhite-Canada 综合征的胃肠道息肉病

　　本病是一种好发于男性的非遗传性胃肠道息肉病[*39]。据目前报告的
病例，60 岁左右是疾病的高发年龄。典型的临床表现是，除了长时间腹
泻外，还有全身性脱发／脱毛、指／趾甲萎缩、味觉异常、皮肤色素沉

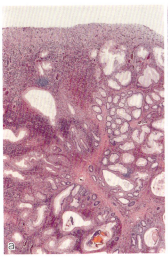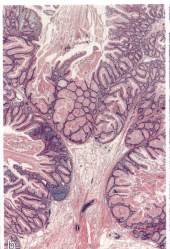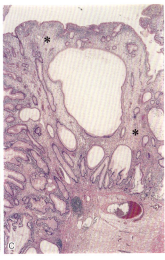

图III-47 幼年性息肉，PJ 型息肉，伴 Cronkhite-Canada 综合征的息肉病

a：幼年性息肉。可见明显的糜烂、出血、炎症细胞浸润，表面平滑，充满肉芽组织的黏膜固有层显露于表面。黏膜深部的腺管成囊状扩张。

b：PJ 型息肉。可见以放射状延伸的黏膜肌层为骨架、单纯增生的上皮。有时可见这些增生的上皮灶看起来像是向下挤压黏膜肌层。

c：Cronkhite-Canada 综合征。息肉间的黏膜固有层有水肿表现（*）。部分隐窝呈囊状扩张。

积[*40]，并不同程度地伴有由腹泻引起的（蛋白漏出性胃肠病）低蛋白血症。以前曾有因重度蛋白质流失而死亡的病例报道，近年来随着激素等药物的内科治疗取得了明显成效，预后得到了显著改善。

　　后文所述的间质高度水肿和炎症等组织学改变均反映在其大体表现上，胃肠道可见大小不等、晶莹剔透的红色鲑鱼子样无蒂黏膜隆起（图III-46d，e）。这些隆起性病变之间的黏膜也伴有不同程度的水肿。

　　本病在未经治疗时的病理组织学表现可概括为：黏膜固有层显著水肿、轻度慢性炎症细胞浸润、腺管伸长及囊状扩张。这些改变不仅见于黏膜隆起处，也可见于隆起之间的黏膜（图III-47c）。因此，除了隆起处，隆起之间的黏膜也需要活检或内镜下切除送检。综合考虑病理所见和临床表现，确诊起来才比较容易（图III-46f，g）[*41]。

（5）黏膜脱垂综合征 mucosal prolapse syndrome

　　直肠孤立性溃疡（solitary ulcer of the rectum）和局限性深在囊性结肠炎（localized colitis cysticaprofunda）是本病的同义词。反复黏膜脱垂引起的慢性缺血状态，导致黏膜固有层的平滑肌、毛细血管及上皮细胞增生。本病好发于排便时有费劲感的便秘人群。好发于直肠前壁，其次是后壁。

　　大体形态除隆起型（息肉型）外，还可见溃疡型、深在囊性型、平坦型（图III-48a）。诊断时最重要的是不要将本病误认为肿瘤，特别是溃疡

[*40] 由于本综合征的味觉障碍（dysgeusia）可通过补锌得到改善和治愈，因此有人认为本病与缺锌有关，但具体原因尚不清楚。

[*41] 激素类药物可减轻组织病理学改变，因此在镜检时要确认患者是否正在治疗中。

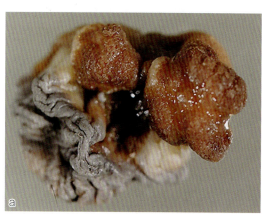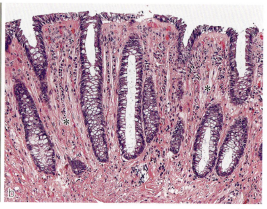

图Ⅲ-48　黏膜脱垂综合征（隆起型）

a：隆起型（息肉型）。两个相连的类球形息肉，呈浅棕色（固定前呈红色）。

b：黏膜固有层可见显著的毛细血管和肌纤维组织增生（*），伴轻度炎症细胞浸润。伸长的隐窝由幼稚的上皮细胞构成，乍一看酷似腺瘤的腺管。

型容易被误认为进展期癌。对于本病的诊断，必须询问患者的排便习惯（排便时费劲感），如有应在病理检查申请书上注明。

　　病理组织学上，病变可表现为黏膜固有层内平滑肌增生及毛细血管增生、扩张〔又称为纤维肌性闭塞症（fibromuscular obliteration）〕（图Ⅲ-48b）。伴有糜烂、溃疡的还可见上皮细胞再生和间质的炎症细胞浸润。病理诊断时，应注意以下两点。①幼稚的上皮细胞，细胞核明显增大，不要将其误认为腺瘤或腺癌。②勿将侵入黏膜下层的扩张腺管误认为黏膜下层的浸润性癌。

　　临床医生应仔细询问患者的排便习惯，病理医生应仔细寻找黏膜固有层有无纤维肌性闭塞症，这些与本病的确诊密切相关 *42。

*42　如果将本病误诊为浸润性癌，临床医生有时会采取直肠切除术，这种情况一定要避免。如果活检诊断与临床诊断不符，临床医生和病理医生应重新进行充分探讨。

（6）其他

　　除了结肠黏膜 - 黏膜下拉长型息肉（colonic muco-submucosal elongated polyp；CMSEP）（又名真武息肉）外，炎性纤维性息肉（inflammatory fibroid polyp；IFP）、异尖线虫幼虫感染引起的肉芽肿、次级淋巴滤泡增生引起的黏膜下肿瘤样隆起等也可被称为息肉。

3）肿瘤性息肉

（1）结直肠腺瘤　adenoma of the colon and rectum

　　结直肠腺瘤是局限于黏膜内的良性上皮性肿瘤，部分会发生癌变。目前认为它是结直肠腺癌的癌前病变之一。

　　腺瘤肉眼下多表现为局限性黏膜隆起性病变，可带蒂也可无蒂，还可呈平坦型外观，形态多样。息肉表面可呈颗粒状、结节状、分叶状、脑回状或绒毛状，这些形态也反映了肿瘤内部的组织结构。息肉大小不等，小到几毫

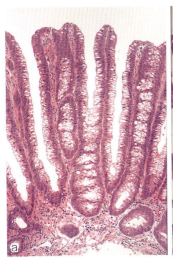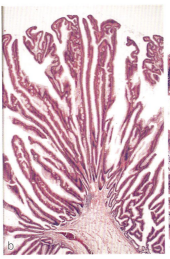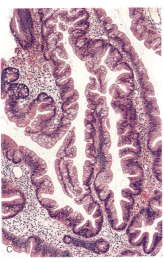

图Ⅲ-49　结直肠腺瘤的组织结构

a：管状结构。可见与结直肠隐窝类似、清晰的管状结构。

b：管状绒毛状结构。管状结构和绒毛结构混杂在一起，局部可出现两者的过渡型结构。

c：锯齿状结构。可见与增生性息肉类似的锯齿状腺管。

米，大到占据整个管腔。腺瘤通常不伴糜烂、溃疡。如出现这些表现，应考虑存在癌变可能。

　　病理组织学上根据其结构不同，可分为管状腺瘤、绒毛状腺瘤、管状绒毛状腺瘤，以及呈现特殊腺管形态的锯齿状腺瘤等亚型（图Ⅲ-49）。管状腺瘤中异型上皮细胞增生，排列成类似于结直肠隐窝的管状结构。绒毛状腺瘤具有细长的间质轴心，轴心两侧被覆肿瘤性上皮细胞，呈现从黏膜肌层向上梳齿状突出的外观。管状绒毛状腺瘤表现为二者结构混合存在。锯齿状腺瘤表现为异型上皮细胞形成类似于增生性息肉的锯齿状腺管。

　　管状腺瘤、绒毛状腺瘤及管状绒毛状腺瘤都是由高柱状异型上皮细胞（肿瘤细胞）在黏膜内置换性增殖发展而来，细胞核呈梭形或椭圆形，与基底部垂直，排列整齐[43]。增殖细胞带主要（增殖细胞分布密集的区域）分布在肿瘤性腺管的表层或上半部分，若细胞（核）异型性增加，则几乎遍布整个腺管。若肿瘤细胞产生大量黏液，肿瘤组织在低倍视野下整体看起来色调较淡。若黏液含量较少，则其细胞浆呈弱嗜酸性，肿瘤组织整体看起来色调较深。

　　迄今为止，学界仍习惯着眼于肿瘤细胞（核）的异型性，按其程度分为轻度（mild）、中度（moderate）和重度（severe）。2013年出版的《大肠癌处理规约（第8版）》将前两者归为低异型性腺瘤，将具有重度异型性的腺瘤归为高异型性腺瘤[44]。

　　在对内镜下切除的腺瘤进行病理诊断时，应注意对以下两点进行评估：第一，是否存在癌变；第二，如有癌变（腺癌），还需评估其浸润深度和垂直切缘的情况[45]。特别是黏膜下浸润性癌，因为有部分要考虑是否追加外

[43] 细胞核排列的极性维持得很好。

[44] 细胞异型性在同一病变内也存在差异，不一定均等。

[45] 水平切缘在内镜观察下几乎可以相当准确地评估，但垂直切缘只有通过组织学才能进行评估。

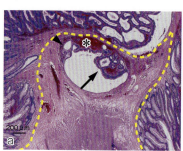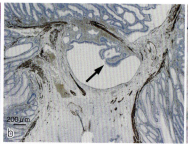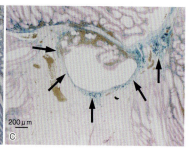

图Ⅲ-50 腺瘤的伪浸润

a：可见黏膜肌层（虚线）下方的腺瘤性腺管（→）。周围可见出血（*）、非肿瘤性腺管（▲）及其间质。
b：免疫组化染色（抗 Desmin 抗体）。棕染的黏膜肌层下方（即黏膜下层）可见腺瘤性腺管（→）。
c：铁染色。黏膜深层及黏膜下层的腺瘤腺管周围可见含铁血黄素沉积（蓝染区域）（→）。

科切除，所以需要准确评估。

最后，黏膜下浸润癌需要与腺瘤的黏膜下伪浸润进行鉴别。左半结肠特别是乙状结肠的带蒂腺瘤容易出现这种现象，即腺瘤组织侵入（陷入）蒂部黏膜下层（misplacement），这不是癌的间质浸润（invasion）。腺瘤伪浸润的组织病理学诊断依据可归纳为：①可确定黏膜下层存在的肿瘤性腺管为腺瘤性腺管；②该腺管周围的间质与黏膜固有层的间质性质相同（缺乏浸润性癌周围常见的促纤维间质反应）；③间质伴有新鲜或陈旧性出血灶（陈旧性出血灶内可见含铁血黄素沉积）（图Ⅲ-50）[46]。如果将腺瘤的伪浸润误诊为腺癌的黏膜下浸润，可能导致临床将其按照伴有蒂部浸润的黏膜下浸润性癌处理，从而追加肠道切除手术。腺瘤伪浸润的发生机制可能是结肠蠕动引起的蒂部扭转或者是粪块引起的慢性机械刺激，导致黏膜深部出现出血灶，造成黏膜膜肌层薄弱断裂，腺瘤组织便从这些薄弱部位侵入（凸入）黏膜下层。

（2）结直肠锯齿状腺瘤 (traditional) serrated adenoma of the colon and rectum

这是一种与增生性息肉类似的锯齿状腺管形成的腺瘤[47]。组织结构虽然可表现为管状、管状绒毛状或绒毛状的任意一种，但以管状绒毛状结构居多，这种组织结构使病变部表面在肉眼下呈松塔状外观。

构成腺管的上皮细胞高低不一，前者为分化成熟的细胞，细胞核呈梭形，胞浆丰富。后者是未成熟的细胞，核较圆（多用抗 Ki-67 抗体标记）。两者镶嵌排列形成一个个小凹陷。相邻的小凹陷聚集在一起形成锯齿状腺管（图Ⅲ-51a）。与前面所述的增生性息肉的锯齿状腺管（图Ⅲ-51b）相比，此类腺瘤的腺管表层部核密度较高。与普通型腺瘤不同的是，虽然增殖细胞带主要分布于腺管底部，但在腺管内形成的小凹陷处，也常有增殖细胞聚集的现象，这是本组织型的特征。上皮细胞的黏液表型为胃肠混合型（表达 MUC2 及 MUC5AC），与增生性息肉类似。也有介于本组织型和增生性息肉之间的中间型，或息肉根部周围出现增生性息肉或管状腺瘤

*46 陈旧性出血灶在铁染色下表现为蓝染的含铁血黄素沉积灶。

*47 由于日文中没有与 Traditional 对应的翻译，故仅翻译成锯齿状腺瘤。

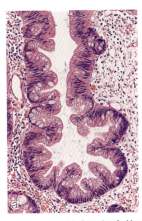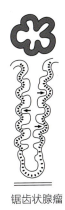

锯齿状腺瘤

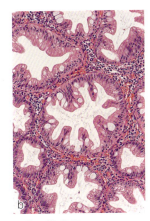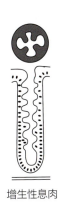

增生性息肉

图Ⅲ-51   结直肠锯齿状腺瘤与增生性息肉在形态学上的差异

a：锯齿状腺瘤。高柱状的高分化细胞与低矮的未成熟细胞形成小凹陷。这些凹陷使锯齿状腺管上皮基底部的基线局部凸向间质侧。右侧为示意图。箭头所指为小凹陷。

b：增生性息肉。锯齿状腺管上皮的基底部的基线无凹凸不平，且上皮细胞的核缺乏异型性。右侧为示意图。

并存的情况[48]。

D 结直肠癌

1）早期结直肠癌

（1）肉眼分型

　　临床中遇到的早期结直肠癌多为隆起型（0-Ⅰ型）病变，单纯的浅表凹陷型（0-Ⅱc）所占比例较低[49]。后者大多在凹陷部周边伴有黏膜隆起，属于相对凹陷型。在结直肠几乎难以遇到纯粹的0-Ⅲ型早癌[50]，因此《大肠癌处理规约（第8版）》将0-Ⅲ型从肉眼分型中剔除。

　　《大肠癌处理规约》明确指出以下要点：肉眼分型0型的确定主要基于内镜所见，腺瘤的肉眼分型也可采用0型的亚分类，组织学检查的结果不影响肉眼分型的判断。

①隆起型（protruded type，0-Ⅰ）

　　进一步分为带蒂型（0-Ⅰp）、亚蒂型（0-Ⅰsp）、无蒂型（0-Ⅰs）（图Ⅲ-52a～c）。肿瘤（腺瘤或腺癌）残存于黏膜内者，表面呈分叶状或颗粒状。若肿瘤向黏膜下层及更深处浸润，将导致浸润区域正上方的黏膜内肿瘤脱落，使浸润区域的癌组织显露于表面，该部位外观呈现糜烂、溃疡，正常的黏膜纹理消失[51]。也就是说，肿瘤表面出现的糜烂、溃疡强烈提示癌组织可能已浸润至黏膜下层及更深处（图Ⅲ-52d）。

②浅表型（superficial type，0-Ⅱ）

　　进一步分为浅表隆起型（0-Ⅱa）、平坦型（0-Ⅱb）、浅表凹陷型（0-Ⅱc）（图Ⅲ-53a，b）。0-Ⅱb型指的是与周围黏膜几乎没有高低差的病变，大多是小型黏膜内病变。0-Ⅱc型多为伴有周围黏膜局限性隆起的相对凹陷，很

[48]　也有观点认为增生性息肉是锯齿状腺瘤的前驱病变。

[49]　《大肠癌处理规约（第8版）》中对结直肠早癌的定义为：结直肠原发的黏膜内癌和黏膜下层浸润癌，不论淋巴结转移与否。本书也遵循这一定义。

[50]　笔者曾在当地研讨会上有幸见到1例结肠0-Ⅲ型早癌。这是笔者第一次，也可能是最后一次见到这种病例。

[51]　由于癌的浸润而形成的糜烂、溃疡，称为癌性糜烂、溃疡。

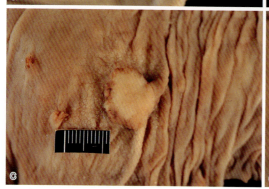
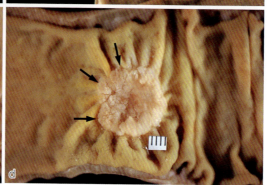

图Ⅲ-52　结直肠隆起型肿瘤的大体形态

a：带蒂型（0-Ⅰp）病变。斜俯视图。可见一长径 20mm 左右的芋艿样息肉，蒂的头端明显发红。

b：亚蒂型（0-Ⅰsp）病变，斜俯视图。可见表面呈分叶状的息肉，起始部缩窄。

c：无蒂型（0-Ⅰs）病变。可见一广基隆起型病变，顶部略微凹陷。虽然没有糜烂、溃疡，但极具张力感（紧绷感），提示病变大量浸润至黏膜下层及更深处。

d：复合型（0-Ⅰs +Ⅱc）病变。隆起部表面左半部分（→）呈颗粒状，右半部分黏膜纹理消失，略凹陷。在凹陷部中央可见浅棕色区域（相当于糜烂、溃疡部），考虑为黏膜下浸润性癌。

*52　周边黏膜的隆起（边缘隆起）可能是由于残存隐窝的增生，也可能是由于腺瘤或腺癌的黏膜内置换性增殖导致。

少出现像未分化早期胃癌那样的绝对凹陷（纯粹的 0-Ⅱc）[*52]。

③复合型

　　以胃癌的肉眼分型为标准，按照病变类型面积从大到小的顺序记录，中间用加号连接（图Ⅲ-53c）。例如，相比于隆起，凹陷的面积较大时记为 0-Ⅱc+Ⅱa，凹陷的面积较小时记为 0-Ⅱa+Ⅱc 或 0-Ⅰs+Ⅱc[*53]。

*53　0-Ⅱc+Ⅱa 是边缘隆起明显、具有宽广凹陷面的病变的肉眼形态，0-Ⅱa+Ⅱc 是伴有凹陷的扁平隆起型病变的肉眼形态。《大肠癌处理规约》将前者比喻为"一段凹陷"，后者比喻为"二段凹陷"。

④结节集簇型（conglomerated nodular type）

　　该名词用于描述所有由各种大小不同的小型隆起（结节）聚集或融合而成的病变的肉眼特征（图Ⅲ-53d）[*54]。没有具体规定单个结节的大小，一般倾向将 5mm 左右者称为结节（状），更小的称为颗粒（状）。病理组织学上可见肿瘤组织取代正常腺管的同时，在黏膜内侧向进展，多呈管状、管状绒毛状或绒毛状结构。肿瘤表现为多种组织类型，从腺瘤到异型性较低的高分化腺癌均可出现。工藤把直径 10mm 以上的结节集簇型肿瘤命名为侧向发育型肿瘤（laterally spreading tumor；LST）。过去的《大肠癌处理规约》中

*54　也有人将其称为Ⅱa 集簇型簇变，即结节集簇样病变。

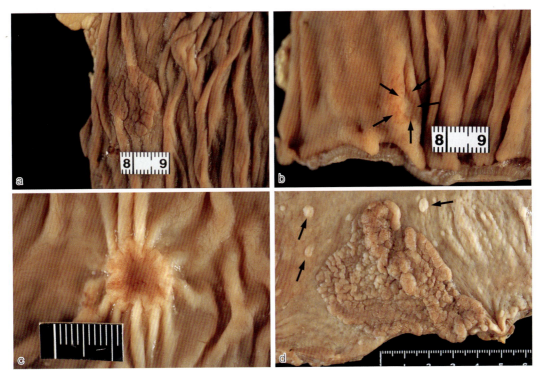

图Ⅲ-53 结直肠浅表型及结节集簇型肿瘤的大体形态

a：浅表隆起型（0-Ⅱa）病变。可见一边界清晰的扁平隆起型病变。与周围黏膜色调一致。表面具有分叶状结构。

b：浅表凹陷型（0-Ⅱc）病变。黏膜皱襞上可见一边界清晰的凹陷型病变（→）。凹陷周边未见反应性黏膜隆起，考虑为绝对凹陷。

c：复合型（0-Ⅱa＋Ⅱc）病变。可见一具有凹陷面的褐色扁平隆起型病变。该凹陷面为相对凹陷，黏膜皱襞向凹陷处聚集，前端局部融合，考虑为黏膜下浸润性癌。

d：结节集簇型病变。可见颗粒（2～3mm）与结节（5mm）混杂、聚集而成的黏膜内病变。周围黏膜上散在的小白色息肉（→）为增生性息肉。

并没有关于 LST 的记录，从第 8 版开始则对 LST 的定义、亚分类以及对应的肉眼分型进行了详细解说。由于 LST 不包含在肉眼分型中，所以目前推荐使用 0-Ⅰs＋Ⅱa（LST-G 结节混合型）、0-Ⅱa＋Ⅱc（LST-NG 伪凹陷型）的方式记录这类病变。

（2）黏膜下浸润性结直肠癌浸润深度

黏膜下浸润性结直肠癌，根据黏膜下浸润程度（浸润深度）的不同，治疗方针也有所区别，如果经病理评估，癌组织仅为黏膜下少量浸润（极浅的浸润），那么内镜下切除即可。若内镜切除的标本，经病理组织学检查，发现大量癌组织浸润至黏膜下层，则需考虑追加手术切除肠道[55]。

下面介绍常用的浸润距离的测量方法。再次强调病变是无蒂还是带蒂应由临床医生来判断。

*55 虽说是大量浸润，但对浸润量的判定通常因观察者的不同而异，而且对肿瘤浸润量（mass）进行定量分析也不容易。因此，在《大肠癌处理规约（第 7 版）》以后，采用浸润深度（depth），即垂直方向的浸润距离（称为黏膜下层浸润深度）来描述浸润量。

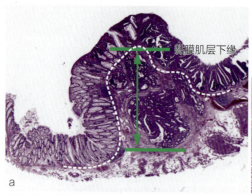
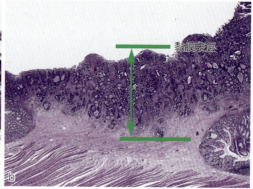
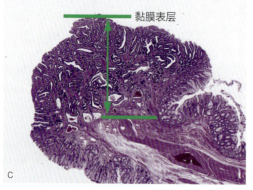
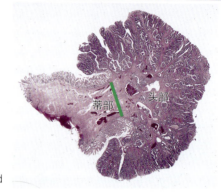

图Ⅲ-54　结直肠黏膜下浸润性癌的黏膜下浸润距离的测量方法

a：黏膜肌层保留的无蒂型病变。HE 染色标本中，在黏膜肌层走向（虚线）能够辨认的情况下，将黏膜肌层的下缘作为垂直浸润距离的测量起始点。

b：黏膜肌层消失的无蒂型病变。将肿瘤的表层作为垂直浸润距离的测量起始点。

c：黏膜肌层消失的有蒂型病变。将肿瘤的表层作为垂直浸润距离的测量起始点。

d：黏膜肌层走向错综复杂的带蒂病变。在头部和蒂部交界处作假想连线（基准线），当浸润最深部未超过该基准线时，称为头部浸润。

○ **黏膜下层浸润癌浸润距离的测量方法**

1. 无论肉眼分型如何，如果能够识别或推测出黏膜肌层的走向，就将黏膜肌层下缘作为测量的起始点（图Ⅲ-54a）。

2. 无论肉眼分型如何，当无法识别或推测黏膜肌层的走向时，将病变的表层作为测量的起始点（图Ⅲ-54b，c）。

3. 对于黏膜肌层错综复杂的带蒂病变，应将息肉头部和蒂部交界处（黏膜内肿瘤部和非肿瘤部的边界）的连线作为"基准线"，测量从该基准线到浸润最深部的距离[*56]。具体情况分为两种：

  (1) 若浸润最深部未超过基准线，称为头部浸润（head invasion），此时不需测量垂直浸润距离（图Ⅲ-54d）。

  (2) 若浸润最深部分超过基准线，称为蒂部浸润（stalk invasion），此时需测量基准线与浸润最深部分之间的距离。

[*56] 黏膜肌的错综复杂指的是，虽然可辨认类似于黏膜肌层的平滑肌束，但却始终无法明确将哪个部分作为测量起始点。这正是黏膜肌的错综复杂之处。这样的病例即使实行免疫组化，也几乎无法解决。

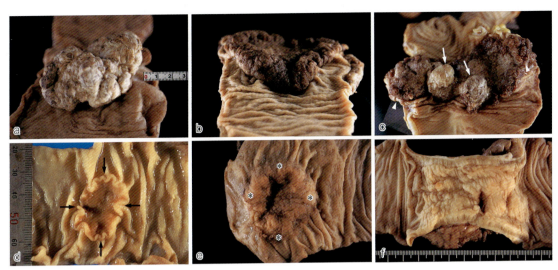

图Ⅲ-55　进展期结直肠癌的大体形态

a：1 型（隆起肿块型）。斜俯视图。可见突入肠腔的团块样肿物，黏膜纹理消失。

b：2 型（溃疡局限型）。斜俯视图。边界清晰的溃疡性病变，周围可见陡峭的环堤样隆起，这种宛如悬崖峭壁一样突出的环堤由浸润至黏膜下层的癌组织构成。

c：2 型（溃疡局限型）。斜俯视图。溃疡底部可见透亮的黏液溢出（↓），提示该部位可能是黏液结节暴露的部位。另外，环堤部的表面纹理呈细颗粒状，提示该处可能存在管状绒毛状结构的黏膜内肿瘤（△）。

d：2 型（溃疡局限型）。溃疡性病变周边的环堤样隆起边界清晰。与 b 的不同是其环堤样隆起由非癌组织构成（→）。

e：3 型（溃疡浸润型）。较深的溃疡周围伴有广泛的黏膜下及其深部浸润（*），形成环周性黏膜膨隆。该病变周围隆起较平缓，与 2 型环堤样隆起相比，边界不是很清晰。

f：4 型（弥漫浸润型）。肠腔狭窄处管壁显著增厚，黏膜面可见大量褶皱纠集，局部呈颗粒状。另可见两处癌性溃疡。黏膜的褶皱（短缩表现）由黏膜下浸润灶的间质纤维增生引起。

　　采用这些测量方法时应注意：①黏膜肌层消失的带蒂黏膜下浸润癌，要以病变最表层作为测量的起始点。如果将这种病变低估为头部浸润，会误认为不需要追加肠切除的黏膜下层浸润癌[57]。②不要将腺瘤的伪浸润灶误诊为"腺癌的黏膜下层浸润灶"（→ 116 页）。如果将腺瘤的伪浸润误诊为腺癌蒂部浸润，很可能导致外科追加肠切除。

2）进展期结直肠癌

（1）肉眼分型

　　肉眼分型（图Ⅲ-55）基于胃癌的分类标准，基本类型包括 1 型（隆起肿块型）、2 型（溃疡局限型）、3 型（溃疡浸润型）、4 型（弥漫浸润型）[58]。其他不属于上述类型者归为 5 型（不能分类型）[59]。

　　从发生概率来看，结直肠中均以 2 型最常见，随后依次为 3 型、1 型、4 型。4 型在结直肠癌中少见，与胃癌形成对比。

　　2 型多表现为伴有明显环堤（堤坝样隆起）的溃疡性病变。这种环堤隆

[57]　对带蒂的黏膜下层浸润癌，合理运用其浸润深度的评价方法极为重要。

[58]　与胃癌相同，《大肠癌处理规约》已将"类似早癌的进展期癌"这一术语剔除。

[59]　与胃癌类似，肉眼分型 5 型要慎重使用，避免滥用。

起可由露于表面的黏膜下深部浸润性癌灶、与腺瘤并存的黏膜内癌灶、伴随黏膜肌层隆起的非肿瘤性黏膜构成。

4 型表现为沿肠壁水平和垂直方向广泛（弥漫性）进展，是以管壁增厚为特征的进展期癌。在评估进展范围方面，灌肠 X 线造影检查比内镜检查更有价值。与其他肉眼形态相比，4 型露出黏膜表面的癌组织面积较小，其活检阳性率相对较低。

3）结直肠癌的组织学类型分类

（1）概述

依据分化程度，将结直肠腺癌分为高、中、低分化腺癌 3 个亚类。绝大部分的结直肠癌（90% 以上）为高～中分化腺癌。日常诊断中很少遇到低分化腺癌和其他特殊组织学类型。若发现活检组织内同时存在低分化腺癌或黏液癌，应详细记录[60]。如果发现低分化癌或印戒细胞癌，需排除转移性肿瘤（如胃癌和乳腺癌的转移）的可能。因此，务必要仔细核对患者的既往病史和手术史。此外，注意不要把癌的浸润前缘（浸润头部）中间质内观察到的出芽现象判断为低分化腺癌[61]。

（2）活检组织中，腺瘤和高分化腺癌的鉴别要点

与胃相同，在结直肠病变中，很多时候也难以在病理组织学上鉴别腺瘤和腺癌，活检组织更是如此。除肿瘤组织的间质浸润表现外，若发现明确的脉管或神经侵犯可确诊为癌。但对于缺乏明确间质浸润表现（即置换性发育）的黏膜内肿瘤，只能以异型性为线索进行鉴别，并且实际工作中仍会与遇到难以明确划分腺瘤和腺癌的情况。这时可将其诊断为良恶性之间的交界性病变，或在同时注明良恶性两者可能的基础上，根据病灶大小推荐是否进行内镜切除。

在日常活检病理诊断中，腺瘤和高分化腺癌（也包括低异型性癌）的鉴别是常见的难题[62]。构成管状腺瘤的腺管，与正常结直肠黏膜的隐窝一样，呈试管状（单一管状），结构异型性不明显。与此对应，高分化癌的腺管稍小，有时会伴有蛇形、扭曲等改变，但不能仅以此作为诊断腺癌的依据。此时，在高倍镜下观察肿瘤细胞的核及核仁（即着眼于细胞 / 核异型）时，会发现低异型性癌的细胞核偏圆，接近于卵圆形，内含明显的嗜酸性核仁（图Ⅲ-56）。如果这种含有红染核仁的类圆形、较大的细胞核在整个肿瘤腺管中均匀分布，那么癌的可能性较高。腺瘤的细胞核则是梭形（纵向拉长），垂直于基底整齐排列，核仁相对不明显。另外，在正常腺管和腺瘤中一般观察不到的异型杯状细胞，以及细胞质内的黏液分泌过剩的现象也可作为诊断腺癌的依据[63]。仔细观察异型性不同的肿瘤腺管之间是否存在明显边界也有助于鉴别腺瘤和高分化癌。

*60　例如，写成伴有黏液成分（…with mucinous components）会让人容易理解。另外，合并有腺癌以外的特殊组织学类型（如神经内分泌癌或鳞状细胞癌）的情况也必须同时记录。

*61　有关"出芽"的部分请参见《值得一听》（→ 124 页）。

*62　细胞异型性较大的高分化腺癌称为高异型性癌。详见《值得一听》（→ 84 页）。

*63　即使有很多胞浆内黏液，这些细胞的核仍保持圆形。这也是癌性细胞核的特征。

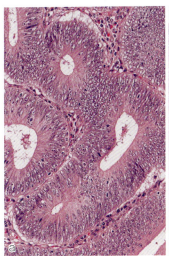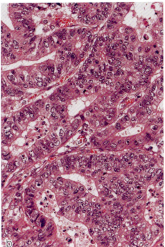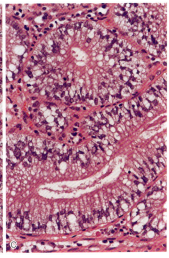

图Ⅲ-56 高分化管状腺癌

a：低异型性高分化管状腺癌。肿瘤细胞呈高柱状，缺乏杯状细胞分化。细胞核虽然在基底整齐排列，但可
　见相互重叠。核呈短梭形或卵圆形，内部可见清晰的嗜酸性核仁。细胞构成极其单一也是关注要点。

b：高异型性高分化管状腺癌。肿瘤的腺管大小不一，腺管整体来说比低异型性癌要小。细胞核大小不等，
　极向消失，排列紊乱。

c：低异型性高分化管状腺癌。即使胞浆内黏液较多，细胞核仍保持圆形。

（3）黏液癌的病理组织学诊断要点

　　黏液癌是一种具有大量细胞外黏液、形成黏液结节（muconodule）同时呈浸润性生长的腺癌[*64，65]。黏液结节可由分化型腺癌构成（高分化黏液癌），也可由低分化腺癌和印戒细胞癌构成（低分化型黏液癌），后者的5年生存率更低。另外，黏液癌比一般的分化型腺癌的复发率高，容易出现腹膜复发，因此组织类型和分化程度的评估对于术后治疗方针的制订有重要影响。

*64 由于肿瘤的切面呈透亮的胶冻样外观，之前也被称为胶样腺癌。

*65 活检时，应对黏液结节的开口部位（即流出黏液的部位）进行靶向活检。

（4）神经内分泌细胞肿瘤的病理组织学诊断要点

①神经内分泌瘤（NET）heuroendocrine tumor：起源于黏膜深层，是缓慢增殖的同时向黏膜下层浸润的内分泌细胞肿瘤。有时可转移到肝脏和区域淋巴结，但恶性度不及通常的癌，可理解为低度恶性的肿瘤。瘤径较小的肿瘤可形成缓坡样的黏膜内隆起，增大后逐渐呈现黏膜下肿瘤的形态，顶部可伴有糜烂、溃疡。肿瘤切面呈乳白色或淡黄白色，髓样质感。对隆起顶部进行靶向活检可获得肿瘤组织。肿瘤细胞胞质呈微小颗粒状，弱嗜酸性，同时具有均匀的小圆形细胞核，呈小梁状、实性巢状、腺泡状等形态排列，具有一定特征性。肿瘤间质稀少，毛细血管丰富，核分裂象罕见。通过 HE 染色切片也可进行病理组织学诊断，如果是活检组织，最好结合特殊染色，以提高诊断精度。切除标本中对于有无脉管侵犯的检查步骤与一般的结直肠癌类似。本组织学类型多对应于 WHO 分类中的神经内分泌瘤 Grade 1（G1）。

②**神经内分泌细胞癌（NEC）** neuroendocrine carcinoma：是一种以小～中型为主体的肿瘤细胞形成实性巢并增殖的癌。肿瘤细胞内胞质极少，大小均一，细胞核内富含染色质，HE 染色标本下病理组织全貌表现为蓝色的实性肿瘤组织 [66]。肿瘤间质富含毛细血管。与普通的结直肠腺癌相比，核分裂象明显，肿瘤内部常伴有坏死和出血。另外，脉管侵犯表现也极其醒目，因而肿瘤发生肝脏和区域淋巴结转移的概率极高，在生物学行为上也与恶性度极高的大肠癌相似。确诊必须借助于神经内分泌标记物进行免疫组化染色，且必须明确排除实性低分化腺癌。由于 NEC 中黏膜内癌部分经常可见分化型腺癌，这些腺癌可能是 NEC 的前驱病变，这与前面提到的神经内分泌瘤在组织学起源上完全不同。肿瘤局部呈现黏膜下肿瘤的形态，同时形成癌性溃疡，伴有出血和坏死，反映出肿瘤细胞具有极高的增殖能力 [67]。

〔译者注：类癌 carcinoid tamor，2019 版 WHO 分类已将其更名为神经内分泌瘤（NET）；内分泌细胞癌 endocrine cell carcinoma，2019 版 WHO 分类已将其更名为神经内分泌癌（NEC），故下文按 2019 版 WHO 分类翻译〕

*66　通常称为小圆蓝细胞肿瘤（blue cell tumor），是一种病理形态描述性诊断术语。

*67　这种组织学类型有时需要反复对溃疡底部进行深挖活检才能得以确诊。

---

⑥ 值得一听 6　结直肠癌浸润前缘部位肿瘤出芽的临床意义

病理学家今井环博士在他的文章《人体肿瘤生长状况的形态学研究》（福冈医学杂志 45：72-102，1954）中，将肿瘤出芽视为癌巢生长的一种模式，定义为"单个游离肿瘤细胞或最多相当于 2、3 个肿瘤细胞宽度的细胞簇，多少呈现低分化倾向"。在癌组织块最边缘的生长前缘（即浸润前缘）容易观察到肿瘤出芽现象。受此影响，从 1980 年左右开始，各大机构如火如荼地开展了有关结直肠癌中肿瘤出芽临床意义的研究。

大肠癌研究学会的肿瘤出芽研究项目委员会〔2005 年（成立）〕将结直肠腺癌的肿瘤出芽定义为"癌浸润前缘间质中浸润性分布的单个或不足 5 个肿瘤细胞构成的细胞群"。HE 染色标本对肿瘤出芽的评估方法是，选出 1 处肿瘤出芽最明显的区域，用 20× 物镜观察癌浸润前缘，对此视野内的肿瘤出芽巢的个数进行计数。然后根据一个视野内可见的肿瘤出芽巢个数，将肿瘤出芽的程度分为 3 个等级（≤ 4 个的记为 Grade 1，5～9 个的记为 Grade 2，≥ 10 个以上的记为 Grade 3）。将不同级别的肿瘤出芽作为结直肠黏膜下浸润癌淋巴结转移的危险因素，进行有关肿瘤出芽临床意义的研究。结果显示，重度肿瘤出芽组（Grade 2、3）的淋巴结转移率明显高于轻度肿瘤出芽组（Grade 1），两者具有统计学差异。进一步的研究也表明，重度肿瘤出芽可成为淋巴结转移独立预测因子，重度肿瘤出芽也可作为内镜切除后的病灶追加治疗（肠切除 + 淋巴结清扫）的组织学依据。

（二村）

5　肝脏

A　肝脏标本的处理

1）活检标本

肝活检大致分为穿刺（随机性）和楔形切除活检。

在以诊断非肿瘤性疾病为目的的情况下，选择 16G Surecut 等粗针进行穿刺活检。在超声引导下对肝内肿物进行靶向活检时，应使用 21G 等细针。后者采集的组织多呈丝条样细小碎片状，不适合观察肝小叶结构。

楔形切除活检一般在腹腔镜下或因其他疾病开腹时进行。优点是可获得比穿刺活检体积更大的组织标本，但只能从肝缘、距离被膜不足 1cm 处、生理性富含胶原纤维的部位取材，即使观察到纤维化，也很难确定是否为病理性改变。

2）活检标本检查的注意事项及技巧

虽说肝脏穿刺活检（尤其是经皮穿刺）比较安全，但对患者来说，仍是一项痛苦的、检查后一定时间内无法自由活动的有创检查。因此，为了从获得的标本中最大限度地提取有效信息，临床医生和病理医生应该努力合作。

（1）送检标本注意事项（临床方面）

当采集用于电镜镜检或常规病理诊断以外的标本时，可直接连同穿刺针一起用湿纱布包裹送到病理检查室，在病理科处理。如果把采集的标本直接放入福尔马林瓶里，会导致其在弯曲或扭曲的状态下被固定。因此最好先将组织附着在滤纸等载体上，连同这些载体轻柔地泡在福尔马林里。这样可以把细长的组织从头到尾全部制成组织标本，尽量避免扭转、过度拉伸或用镊子挫伤组织。

在对非肿瘤性疾病进行活检诊断时，临床信息必须完备。肝脏的病理形态学诊断是将各种非特异性表现全面综合，以达到趋近于表现疾病本质[*1]。具体的临床信息，除了病毒感染状态外，还有是否存在自身抗体、有无饮酒习惯、是否具有生活方式病（Life Style Related Disease）、药物服用史，以及引起肝功能损伤的相关病史等。

针对肿瘤的活检，临床信息也必不可少。最好在采集组织时，设法将病变和其周边的肝脏组织都包含在内。在一条穿刺组织内难以同时兼容两种组织的情况下（特别是术中快速病理诊断的情况），最好同时在远离病变的背景肝脏组织中再采集一条。高分化肝细胞癌往往需要通过与背景肝脏组织进

[*1]　请谨记"没有临床信息就无法进行肝脏组织活检诊断"。

行比较来确诊。

（2）标本数量（病理方面）

一张载玻片上可多制作几张切片。增加切片的数量可在一定程度上获得更多诊断信息，某个细微的镜下改变也可通过其他切片再次确认。由于活检标本较小，在初次制片时最好多制作几张切片[*2]备用。后续每一次追加切片，都会导致标本损耗[*3]。

（3）特殊染色（病理方面）

在 HE 染色基础上连续切片，结合临床信息进行嗜银染色、苯胺蓝染色、胶原纤维 – 弹性纤维复合染色（elastica van Gienson；EVG）、PAS 染色、D–PAS 染色、铁染色、铜染色等[*4]。

嗜银染色可将 HE 染色难以观察的网状纤维染成黑色，使得肝细胞索状排列结构及小型肝细胞脱落灶能清晰地观察到，肝内的网状纤维呈网眼状。苯胺蓝染色、EVG 染色可使胶原纤维及弹性纤维着色，让各种纤维化改变清晰可见。PAS 染色可将富含糖原的肝细胞染成明显的紫红色，便于识别界面性肝炎（interface hepatitis，又称碎片状坏死）。D–PAS 染色是用酶消化糖原后进行的 PAS 染色，只针对糖蛋白，可标记肝巨噬细胞[*5]。铁染色和铜染色科分别标记铁和铜的沉积。

对于某些疾病（如移植后出现肝功能损伤、怀疑病毒感染）进行免疫组化染色时，如果有明确要检测的目标病毒，最好在一开始就将相应的免疫组化染好，其他情况下也应事先切好未染色的白片以备用，这样既可节省时间也可避免标本的浪费。

3）切除标本的处理

> ◉**拿到未固定肝脏切除标本时应核对的项目**
> 1. 临床诊断，影像学信息。
> 2. 是否有感染性疾病。
> 3. 手术术式、标本的方位。
> 4. 切缘（尤其是粗大的 Glisson 鞘切缘）。

浏览临床诊断、影像学信息后，必须确认是否有感染性疾病[*6]。因为与其他切除的脏器相比，肝脏的肝炎病毒感染率非常高。

弄清标本类型（进行了怎样的手术）和方位，如果在肝脏切面上观察到粗大的 Glisson 鞘，就能比较容易地明确标本和体内残留肝脏之间的位置关系[*7]。观察切面有无异常（如是否有肿瘤显露、色泽改变等），摘掉 Glisson 鞘上的手术缝线，分别检查门静脉和胆管腔内的情况。肝脏的被膜面也要仔细观察。

*2　为了进行后续的特殊染色和免疫组化染色。

*3　每次切片时，为得到平整的切面，需要修切蜡块，这个过程会导致标本损耗。

*4　最好提前制订包含最基本项目的染色套餐。

*5　称为库普弗细胞（Kupffer cell）

*6　不传达传染病信息对医疗工作者来说也是一大问题。

*7　最好回忆一下 CT 图像等。

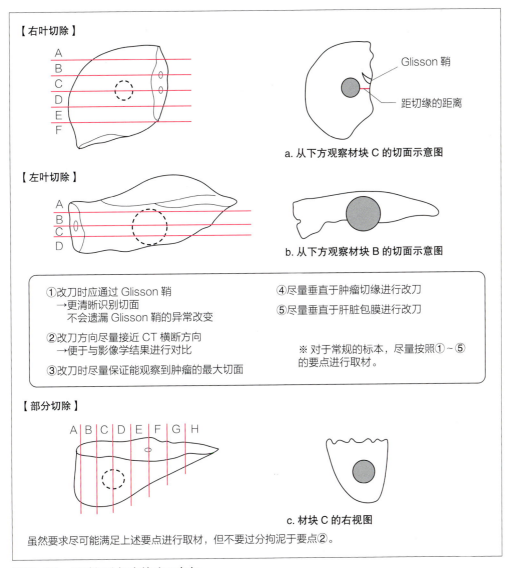

【右叶切除】

a. 从下方观察材块 C 的切面示意图

Glisson 鞘

距切缘的距离

【左叶切除】

b. 从下方观察材块 B 的切面示意图

①改刀时应通过 Glisson 鞘
　→更清晰识别切面
　　不会遗漏 Glisson 鞘的异常改变

②改刀方向尽量接近 CT 横断方向
　→便于与影像学结果进行对比

③改刀时尽量保证能观察到肿瘤的最大切面

④尽量垂直于肿瘤切缘进行改刀

⑤尽量垂直于肝脏包膜进行改刀

※ 对于常规的标本，尽量按照①~⑤的要点进行取材。

【部分切除】

c. 材块 C 的右视图

虽然要求尽可能满足上述要点进行取材，但不要过分拘泥于要点②。

图Ⅲ-57　肝脏切除标本的改刀方向

　　接下来一边剖开标本，一边逐一观察每个切面，在明确肿瘤与切缘间的距离后，按一定方向，间隔 1~2cm 平行改刀（图Ⅲ-57）。肝细胞癌多呈膨胀性生长，边界清晰，形成结节，通常切缘的大体评价与最终评价基本一致。在对福尔马林固定前标本的切面进行观察时，要注意主结节（病灶）周边是否存在其他早期病变，以及被膜不完整处是否为肿瘤显露的部位。另外，在术前的影像学检查中看到的门静脉内瘤栓，往往在手术时会发现比之前更大一些（伸长），所以要以此为目的进行检查。

　　在固定时，对于肝脏这种实质脏器，不推荐用大头针固定在板子上，最

*8　要注意避免标本之间相互重叠。

好是将其轻轻放入装有福尔马林的容器中 *8。肿瘤周围形成包膜的肝细胞癌，由于肿瘤内部压力较大，可见肿瘤组织往往膨出于切面。因此，应将切面朝下钉于固定板上，或将想要取材的一侧朝向容器底部，浸泡于福尔马林中。

固定后，将每个标本进行切片，以免病变遗漏。原则上应将代表性切面全部取材制成组织学标本。对于较小的肿瘤，最好将包含肿瘤的所有切面全部取材。同时不要忘记对靠近切缘处的部分及背景肝脏组织（尤其是小结节性病变）进行取材。

B　肝脏非肿瘤性病变

由于非肿瘤弥漫性病变的手术标本大部分是肝移植手术标本，本节主要针对肝活检标本的相关内容进行概述。

确认临床信息后按以下步骤检查标本。

1）肝脏穿刺活检（非肿瘤性病变）病变的观察顺序

> ● 肝脏活检标本的观察顺序
> 1. 切片的大体观察。
> 2. 低倍镜下小叶结构的观察。
> 3. 门管区（汇管区）的观察。
> 4. 肝实质区域的观察。

将切片置于显微镜下观察前，先确认肝脏组织切片的形状和大小。组织较破碎时，由于存在门管区 – 门管区或门管区 – 中央静脉的桥接纤维化（bridging fibrosis）的可能，要高度怀疑有胶原纤维成分残存，需仔细观察组织边缘。

接下来在低倍镜下观察小叶结构是否完整。如果发现被桥接纤维化分隔的再生结节，可诊断为肝硬化。如果只采集到明显增生的胶原纤维，也可作为考虑肝硬化的依据。当发现门管区和中央静脉异常接近时，应考虑广泛肝细胞坏死脱落的可能。如前文所述，嗜银染色有助于观察小梁结构是否紊乱。肝细胞脂肪变时，在低倍镜下即可很容易地被识别较大的脂滴。

在中～高倍镜下，首先观察门管区是否扩大。门管区扩大时，需考虑是胶原纤维增生还是炎症细胞浸润，或是两者的共同作用。门管区 3 个主要结构的观察也很重要，如小叶间静脉、小叶间动脉、小叶间胆管是否规则，是否有破坏等。明确是否存在穿过小叶实质及其边界的炎性灶（界面性肝炎）（图Ⅲ-58a）或假胆管（细胆管）增生、浸润炎症细胞的种类、是否有淋巴滤泡或肉芽肿（图Ⅲ-58b）形成等。

在观察肝实质时，应注意是否存在肝细胞气球样变（ballooning）、肝细胞点状坏死（图Ⅲ-58c）、嗜酸性小体（图Ⅲ-58d）、脂肪变（图Ⅲ-58e）、胆汁淤积（图Ⅲ-58f）等现象。如存在上述表现，还应明确其分布状况。

2）常见病变及组织学评估

（1）病毒性肝炎　viral hepatitis

①急性病毒性肝炎

肝炎是一种肝细胞弥漫性损伤伴有炎症细胞浸润的状态。急性肝炎是指病程不超过 6 个月，经临床治疗可获得治愈的肝炎。多数是由肝炎病毒、EB（Epstein-Barr）病毒、巨细胞病毒（Cytomegalo virus；CMV）等病毒所引起的急性感染。

由于急性病毒性肝炎病情发展呈一过性，病因大多可通过检测血液中的病毒抗原、抗体值以及测定病毒 DNA、RNA 来诊断，所以目前能够直接观察到其组织学形态的机会很少。急性肝炎（或急性肝损伤）的活检，大多是为了与威尔逊病（Wilson 病）、药物性肝损伤、自身免疫性肝炎（autoimmune hepatitis）（见后述）等具有急性病程的相关疾病，以及慢性肝炎的急性进展等进行鉴别。此外，有时活检也是为了判断肝炎的严重程度。

组织学上可表现为各种形式的肝细胞损伤以及淋巴细胞、组织细胞为主的炎症细胞浸润。以个别细胞内的嗜酸性小体和小叶内多发的肝细胞点状坏死为基本表现，随着损伤程度的增加，可出现小叶中央性带状坏死（zonal necrosis）和桥接坏死（bridging necrosis）。残存的肝细胞可出现气球样变。门管区虽然也可见淋巴细胞浸润，但程度通常轻于慢性肝炎，而且界板一般比较完好，很少看到典型的界面性肝炎。由于坏死的肝细胞碎片被较多组织细胞吞噬，故通过 D-PAS 染色，即使在低倍镜下也可以很容易地识别。急性病毒性肝炎一般没有胶原纤维的增生，可作为与慢性肝病急性加重的一个鉴别要点[*9]。

在日本，暴发性肝炎是临床诊断名，定义为"发病后 8 周内出现严重的肝功能不全。在此基础上，出现Ⅱ度以上肝性脑病，凝血酶原活动度降至 40% 以下的肝炎"。组织学还包括急性重型肝炎、迟发性肝衰竭（late-onset hepatic failure）等同源疾病，病理诊断多为大块或亚大块肝细胞坏死。

②慢性病毒性肝炎　chronic hepatitis

慢性肝炎定义是"临床上表现为持续 6 个月以上肝功能异常及持续性病毒感染的状态"，"组织学上表现为门管区出现以淋巴细胞为主的炎症细胞浸润和纤维化，肝实质内可见各种程度的肝细胞的变性、坏死。这些组织学改变的不同程度可按照纤维化程度及炎症活动度进行分期（staging）和分级（grading）"（1996 年，新犬山分类）（表Ⅲ-9）。

目前针对丙肝病毒的抗病毒药物效果较好，对丙肝病毒性肝炎的活检需

*9　在病理组织学上，若门脉等发生纤维化，判定为慢性。

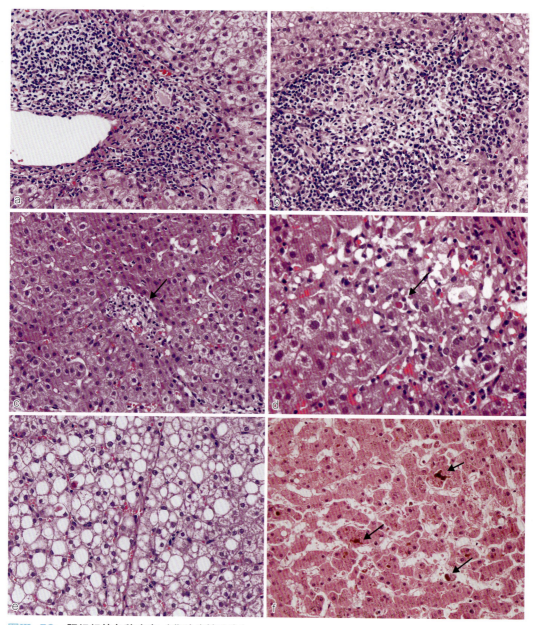

图Ⅲ-58　肝组织的各种病变（非肿瘤性改变）

a：界面性肝炎（interface hepatitis）。门管区炎症细胞浸润，从门管区向肝小叶（肝实质组织）扩散，同义词为碎片状坏死（piecemeal necrosis），提示存在明显的活动性炎症。

b：上皮样细胞肉芽肿。该病例为原发性胆汁性胆管炎（PBC），在门管区可见肉芽肿。但肉芽肿本身不是 PBC 的特异性改变。

c：点状坏死（spotty necrosis）。肝小叶内少数肝细胞坏死，炎症细胞轻度聚集（→）。与界面性肝炎一样，是肝炎的活动性指标之一。

d：嗜酸性小体（acidophilic body 或 Councilman body）（→）。即发生凋亡的肝细胞。

e：大脂滴性脂肪变。可见于脂肪肝。

f：胆汁淤积。胆小管内可见淤积的胆汁小滴（→）。

表Ⅲ-9　新犬山分类

1. 分期（staging）

从门管区出现纤维化到小叶结构重建，到最终发展为肝硬化，共分为 F0 ~ F4 共 5 个阶段。

F0：无纤维化

F1：门管区呈纤维增生性扩大

F2：桥接纤维化形成（主要为门管区 – 门管区桥接性纤维化，P-P bridging fibrosis）

F3：有桥接纤维化伴小叶结构紊乱（出现门管区 – 中央静脉桥接性纤维化，P-C bridging fibrosis）

F4：整体呈多发结节倾向的肝硬化

2. 分级（grading）

根据门管区炎症细胞浸润程度、界面性肝炎、小叶内炎症细胞浸润及肝细胞变性、坏死（点状坏死、桥接坏死等）将肝炎活动性分为 A0 ~ A3 共 4 个等级。

A0：无坏死、炎症改变

A1：轻度坏死、炎症改变

A2：中度坏死、炎症改变

A3：重度坏死、炎症改变

求也明显减少。另外，影像学在（弹性成像等）评估纤维化方面的进步也可能是导致活检量减少的另一个原因。

（2）药物性肝损伤　drug induced hepatic disorder

包括保健品在内的所有化学物质都有引起肝功能损害的潜在可能[*10]。在进行肝活检诊断时，应经常考虑其可能性[*11]。

从损伤机制来看，药物性肝损伤分为中毒型（固有型）和特异质型，后者还分为过敏性特异质型和代谢性特异质型。从血液生化角度来看，可分为肝细胞损伤型、胆汁淤积型、混合型（表Ⅲ-10）。

药物还可成为自身免疫性肝炎的致病因素，也被称为药物诱导的自身免疫性肝炎（drug induced autoimmune hepatitis；DIAIH）。DIAIH 好发于中老年人、女性，多急性起病，以发热、皮疹、嗜酸性粒细胞增多等为特征性临床表现。

肝细胞损伤可表现为多种多样，可见气球样变、脂肪变、嗜酸性小体的出现、点状坏死、带状坏死、桥接坏死等。与其他原因引起的损伤、炎症相比，本病具有以下相对特征性表现。

[*10] 本病最常由抗生素引起，但由保健品等引起的病例也在增加。

[*11] 如果发现不同寻常的肝功能损伤、胆管损伤和血液循环障碍等，应考虑是否与药物性因素有关。

表Ⅲ-10　**药物性肝损伤诊断标准**

此标准针对的病例为肝细胞损伤型、胆汁淤积型或混合型药物性肝损伤，ALT 达正常上限的 2 倍或 ALP 超过正常上限。
根据 ALT 和 ALP 值进行如下分类，并据此评分。

肝细胞损伤型	ALT > 2N+ALP ≤ N	或	ALT 比 /ALP 比 ≥ 5
胆汁淤积型	ALT ≤ N+ALP > 2N	或	ALT 比 /ALP 比 ≤ 2
混合型	ALT > 2N+ALP > N	且	2 < ALT 比 /ALP 比 < 5

N：正常值上限；ALT 比＝ ALT 值 /N；ALP 比＝ ALP 值 /N

DDW-j 2004 研讨会关于药物性肝损伤诊断标准的提案。（ALT：谷丙转氨酶；ALP：碱性磷酸酶）

*12　这可能是由于参与药物代谢的酶主要分布在靠近小叶中央区的肝细胞中（3 区）。而穿孔样片状坏死（punched out zonal necrosis）的特征是坏死区域与残存肝实质的边界比较清晰。

1. 相比于其他炎症性病变，小叶中央性带状坏死更明显，可波及至门管区 *12。
2. 与坏死性炎症性变化相比，胆汁淤积表现更明显。
3. 门管区存在炎症细胞浸润时，可见较明显的嗜酸性粒细胞与中性粒细胞混合存在。
4. 肝实质区域内可出现上皮样细胞肉芽肿。

上述几点均为非特异性组织学表现，实际在诊断药物性肝损伤时，需充分排除药物以外因素，确认服药与发病时间之间的关系 *13，以及明确目标药物是否属于容易引起肝功能损伤的药物，在此基础上再进行组织学评估。

*13　如果是过敏机制介导，一般在 5~90 天内发病。

（3）自身免疫性肝炎　autoimmune hepatitis；AIH*14

自身免疫性肝炎是一种慢性肝炎，表现为与持续性自身免疫功能异常相关的肝细胞损害。自身免疫性肝炎好发于中老年女性。原则上要确诊本病，需除外已知的肝炎病毒、酒精、药物所引起的肝功能损伤，以及在其他自身免疫疾病基础上发生的肝功能损伤。治疗上应用免疫抑制剂，尤其糖皮质激素类药物效果显著。

*14　与自身免疫高度相关的代表性肝脏疾病有 3 种：自身免疫性肝炎（AIH）、原发性胆汁性胆管炎（PBC）、原发性硬化性胆管炎（PSC）。目前病因尚未明确，在与之类似、重叠的某些疾病鉴别方面，也一直存在着各种各样的争论。

组织学表现均为非特异性，轻者可呈轻度慢性活动性的肝炎改变，重者可出现重度肝细胞坏死、肝硬化等。典型病例可见强烈的坏死、炎症反应，表现为显著的界面性肝炎和带状坏死。门管区的扩大，以及纤维性间隔内残留的肝细胞灶呈玫瑰花结样改变。门管区和小叶内可见明显的浆细胞浸润，如果没有也不能据此排除自身免疫性肝炎。胆管周围可见轻度淋巴细胞浸润，但胆管上皮未被破坏。

自身免疫性肝炎在诊断方面参照国际自身免疫性肝炎小组发布的诊断标准（1999 年版）〔该标准为包括病理组织学表现在内的临床诊断标准，病理组织学表现按照界面性肝炎（+3）、淋巴细胞 - 浆细胞为主的炎症细胞浸润

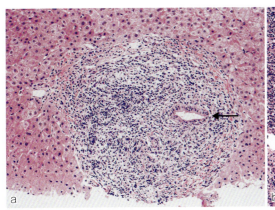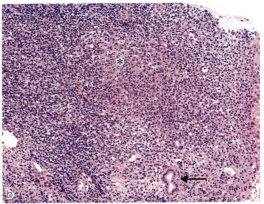

图Ⅲ-59　原发性胆汁性胆管炎（PBC）

a：慢性非化脓性破坏性胆管炎（CNSDC）的表现。可见再生性小叶间胆管上皮（→）。
b：在 CNSDC 基础上，还可见上皮样细胞肉芽肿（*）。小叶间胆管（→）。

（+1）、肝细胞灶呈玫瑰花结节样结构（+1）进行积分〕，2008 年该小组发布了简易诊断标准，并新增了淋巴细胞穿入现象（emperiplesis）[*15]。若出现上述表现中的任意 3 种，可认为是典型的自身免疫性肝炎。

*15　淋巴细胞侵入肝细胞内的表现。

（4）**原发性胆汁性胆管炎**　primary biliary cholangitis；PBC

原发性胆汁性肝硬化是一种好发于中老年女性的自身免疫性肝病。表现为中等大小的小叶间胆管或间隔胆管（septal bile duct）的慢性非化脓性破坏性胆管炎（chronic non-suppurative destructive cholangitis；CNSDC），可引起慢性肝内胆汁淤积，最终导致肝硬化[*16]。

日本厚生劳动省研究小组提出，符合以下情况中任意一项即可诊断为原发性胆汁性胆管炎（PBC）。

*16　目前，70%~80% 的 PBC 患者在临床上无症状。因此，日本紧跟国际共识的更新，于 2016 年 4 月将原发性胆汁性肝硬化（primary biliary cirrhosis）更名为原发性胆汁性胆管炎（primary biliary cholangitis）。

> **○ PBC 的诊断标准**
> 1. 病理组织学上表现为慢性非化脓性破坏性胆管炎（CNSDC），检查结果与 PBC 不矛盾。
> 2. 抗线粒体抗体（AMA）阳性，病理组织学上虽未见慢性非化脓性破坏性胆管炎（CNSDC），但病理组织学表现与 PBC 不矛盾。
> 3. 无法进行病理组织学检查，但 AMA 阳性，且结合临床表现及病程演变均符合 PBC。

根据该标准，即使没有病理组织学表现也可确诊 PBC。但对于考虑为重叠综合征或非典型的病例来说，仍需要组织学检查帮助确认，且组织学还可进行疾病分期，用于评估患者预后等情况。

PBC 会导致肝内小型胆管的消失，其前驱病变会出现上述 CNSDC 的改变（图Ⅲ-59）。CNSDC 中，胆管周围会伴有淋巴细胞、浆细胞浸润，胆管

表III-11　PBC 中沼分期

评分 （Score）	A. 纤维化	B. 胆管消失	C. 地衣红阳性颗粒沉积
0	门管区无纤维化，或纤维化仅局限于门管区	无胆管消失	无地衣红阳性颗粒沉积
1	门管区周围纤维化，或门管区纤维化伴有不完全的纤维间隔	不足 1/3 的门管区可见胆管消失	不足 1/3 的门管区周围的肝细胞出现阳性颗粒沉积（少数）
2	伴有各种小叶结构紊乱的桥接性纤维化	1/3 ~ 2/3 的门管区可见胆管消失	1/3 ~ 2/3 的门管区周围肝细胞出现阳性颗粒沉积（不同程度）
3	伴有再生结节和高度纤维化的肝硬化	2/3 以上的门管区可见胆管消失	2/3 以上的门管区周围肝细胞出现阳性颗粒沉积（大量）

	A. 纤维化；B. 胆管消失；各项分数合计	A. 纤维化；B. 胆管消失；C. 地衣红阳性颗粒沉积；各项分数合计
1 期（Stage 1） （无进展，no progression）	0	0
2 期（Stage 2） （轻度进展，mild progression）	1 ~ 2	1 ~ 3
3 期（Stage 3） （中度进展，moderate progression）	3 ~ 4	4 ~ 6
4 期（Stage 4） （高度进展，advanced progression）	5 ~ 6	7 ~ 9

转载自：中沼安二等（2006），厚劳科研班会议（2010）

上皮本身也受到不同程度的损伤，有时会出现变性、核复层化、乳头状增生等。此外，在 CNSDC 周围，往往可见显著的嗜酸性粒细胞浸润和上皮样细胞肉芽肿。随着上述这些胆管损伤的发展，肝实质区域内出现胆汁淤积，呈现慢性肝炎样改变。

Scheuer 和 Ludwig 分期系统是 PBC 常用的病理组织学分期方法[17]，但最近也提出将活动度（胆管炎、肝炎）和分期 / 进展程度（纤维化、胆管消失、地衣红阳性颗粒沉积）分开进行评估的分期分级系统（表III-11）。

（5）原发性硬化性胆管炎　primary sclerosing cholangitis；PSC

PSC 是一种肝内外胆管系统组织因慢性非特异性炎症及纤维化而广泛受损的疾病。

PSC 的确诊需依据胆管造影的结果。同时需排除合并炎症性肠病、胆道系统外科手术和既往胆总管结石等引起的继发性硬化性胆管炎。与 IgG4 相关性硬化性胆管炎之间的鉴别也是诊断的重点。

肝脏活检与其说是为了确诊 PSC，倒不如说是为了排除其他疾病，或判断疾病的分期、进展程度以评估是否适合进行移植等。

穿刺活检采集到的肝组织内间隔胆管和小叶间胆管等若存在病变，特征性的表现为：胆管周围出现同心圆状的纤维化，即洋葱皮样纤维化（onion-skin lesion）[18]，而胆管上皮损伤不明显（图III-60）。

*17　PBC 分期
I 期：CNSDC 等炎症改变局限于门管区。
II 期：炎症波及至门管区周边，出现假胆管增生。
III 期：肝实质区出现纤维间隔。
IV 期：肝硬化。

*18　这一表现在 PSC 中出现率较高，诊断价值也高。但也有因肝内胆管结石或某些继发性胆管损伤而在肝内小胆管中出现这一表现，因而不能说是 PSC 的特异性表现。

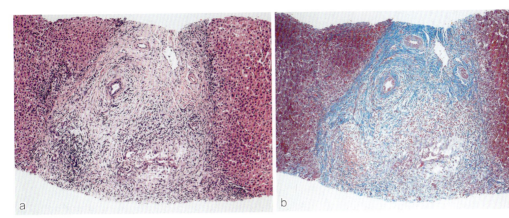

图Ⅲ-60　原发性硬化性胆管炎（PSC）

a：可见门管区出现纤维化，以及呈同心圆状围绕小叶间胆管的纤维化（onion-skin lesion）。
b：苯胺蓝染色标本。可见蓝染的胶原纤维。

（6）**酒精性肝病**　alcoholic hepatopathy

　　如果将乙醇视作一种剂量依赖性肝毒物，多年饮酒会引起严重的慢性改变，从这一角度出发，酒精性肝病的病理组织学表现就变得容易理解。酒精性肝病一般分为酒精性脂肪肝、酒精性肝纤维化、酒精性肝炎、酒精性肝硬化4种。

　　脂肪肝是肝细胞胞浆内脂滴蓄积的状态，根据脂滴的大小可进一步进行亚分类。大脂滴性是指一粒足以使细胞核偏位的大脂肪滴占据胞体。这是由于热量摄入过多所致的常见的病理组织学表现。小脂滴性是指细胞核位于肝细胞中央，胞体被小脂滴填满的比较特殊的病理组织学表现。

　　酒精性脂肪肝的病理组织学形态主要表现为大脂滴性脂肪变，以小叶中央较为严重。本质上与热量摄入过多等导致的脂肪变没有差别。

　　酒精性肝纤维化最开始表现为中央静脉壁纤维性增厚（perivenular fibrosis）以及小叶中央区出现围绕肝细胞的细胶原纤维增生（pericellular fibrosis）。而后门管区也出现星芒状延伸的纤维束，大多情况下与前文所提及脂肪肝相伴随。虽没有明确定义，但这个术语被用于描述缺少炎症细胞浸润的病例。

　　狭义的（临床方面）酒精性肝炎是指酗酒者因急剧过量饮酒而出现黄疸、腹痛、发热、白细胞增多的状态。广义的（组织学方面）酒精性肝炎是指在脂肪肝、肝纤维化、肝硬化等慢性病变的基础上，出现急性肝细胞坏死、变性。可见肝细胞气球样变，有时也可见马洛里小体（Mallory 小体）和中性粒细胞浸润。分布于小叶中央时特异性更高。

　　酒精性肝硬化详见后文肝硬化部分。

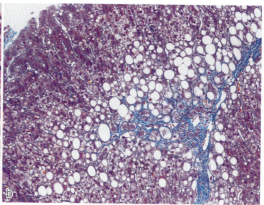

图Ⅲ-61　非酒精性脂肪性肝炎（NASH）

a：肝细胞的气球样变（hepatocellular ballooning）（→）。
b：苯胺蓝染色。可见包绕各个细胞的纤维化（pericellular fibrosis），以及胞浆内大、中脂滴沉积。

（7）非酒精性脂肪性肝病　non-alcoholic fatty liver disease；NAFLD/非酒精性脂肪性肝炎　non-alcoholic steatohepatitis；NASH

在肥胖和代谢综合征发病率增加的背景下，NAFLD/NASH 的患者数量不断增多，预计今后也将进一步增多[19]。

临床上在确定存在肝损伤和脂肪肝的基础上，除外酒精性肝病、病毒性肝炎、自身免疫性肝炎等各种慢性肝病后，才能确诊 NAFLD。另外，NASH 和非酒精性脂肪肝（non-alcoholic fatty liver；NAFL）的鉴别诊断、NAFLD 严重程度（主要是肝纤维化的程度）和治疗效果的评估等均需通过肝活检来进行。

一般采用 Matteoni 分类法对 NAFLD 进行病理组织学分类。重点辨认是否出现下列改变：①肝细胞的脂肪变（steatosis）；②小叶内炎症细胞浸润（inflammation）；③肝细胞气球样变（ballooning hepatocyte）（图Ⅲ-61a）[20]；④肝纤维化（fibrosis）（图Ⅲ-61b）；⑤ Mallory-Denk 小体（MDB）[21]（表Ⅲ-12）。

（8）IgG4 相关性疾病

针对 IgG4 相关硬化性胆管炎病例进行的肝活检，病变部被采集到的概率为 30%～50%[22]。在肝活检标本中，本病与 PSC 的鉴别点如下：PSC 的炎症细胞浸润较少，难以见到炎症引起的门管区增大，且纤维化较重。而 IgG4 相关硬化性胆管炎的 IgG4 阳性浆细胞较多，难以见到高度洋葱皮样纤维化或纤维性闭塞性胆管炎（fibrous obliterative cholangitis）等表现。

在符合 AIH 标准确诊的病例中，有一种血清 IgG4 高、门管区存在大量 IgG4 阳性浆细胞浸润的极其罕见的病例，被称为 IgG4 相关 AIH。

*19　NAFLD 也可能引发肝细胞癌，根据相关报道，NAFLD 可能在几乎没有纤维化的状态下引发肝细胞癌，需要引起注意。

*20　严重的细胞损伤造成细胞内骨架变性，无法维持细胞原有形态，导致肝细胞处于如同气球一样膨胀的状态。

*21　细胞变性导致细胞内中间丝凝集形成的胞浆内嗜酸性物质。

*22　病变未波及肝内胆管则无法诊断为本病。

表Ⅲ-12　Matteoni 分类

分类	定义	诊断
Type 1	肝细胞脂肪变	单纯性脂肪肝
Type 2	Type 1 ＋小叶内炎症	单纯性脂肪肝
Type 3	Type 2 ＋肝细胞气球样变	NASH
Type 4	Type 3 ＋ Mallory-Denk 小体或纤维化	NASH

（9） 肝硬化　liver cirrhosis

由于加上了代偿期 / 失代偿期等前缀，现在肝硬化已作为临床诊断名称使用，而以前它是病理组织诊断术语。

国际委员会在 1956 年给出的定义是：

1. 波及肝脏整体的弥漫性改变。
2. 至少在某一时期出现过肝细胞坏死。
3. 肝实质内可见明确的再生结节和小叶结构重建。

满足以上 3 个条件的病变称为肝硬化。

肝硬化是各种肝脏损伤终末期的共同表现，但由于病因不同，多少存在一些差异。容易引起病情急性加重的乙型肝炎发展而来的肝硬化，由于不同时期肝细胞再生能力不同，常表现为各种各样大小不一的结节。但随着肝硬化的发展，病毒增殖能力减弱，坏死和炎症反应减轻，呈现再生结节体积较大、纤维间隔较窄的趋势。丙型肝炎发展而来的肝硬化，其再生结节和纤维间质的坏死、炎症反应较明显，纤维间隔较厚。酒精性肝硬化一般形成 3mm 左右的均匀结节，纤维间隔较薄。不过这些改变都是大致倾向，不能作为诊断的决定性改变。

（10） 肝移植后肝损伤　liver damage after orthotopic liver transplantation

在不同的移植后，并发症在不一样的时间节点发生的频率会有所不同，需要在考虑时间、患者背景的基础上进行病理组织学鉴别和病情严重程度的判定，并评估治疗带来的改变。移植后早期并发症主要是手术所致的并发症、排斥反应和感染，而移植后晚期则需要考虑原疾病复发等各种因素。移植后晚期因免疫抑制剂停用和减量时发生的迟发性急性排斥反应（late-onset acute rejection）与移植后早期的急性排斥的组织学表现稍有不同，前者多数情况下仅表现为中央静脉炎（Central perivenulitis；CP）或门管区的肝炎样改变。下面对引起移植后肝功能异常病理反应的基本事项进行阐述。

①缺血再灌注损伤　ischemia-reperfusion injury

缺血再灌注损伤在活体肝移植时也有可能发生，但比较少见。主要表现为肝细胞肿胀和肝内细胆管的胆汁淤积。

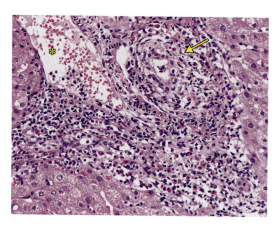

图Ⅲ-62　急性排斥反应

门管区可见显著的炎症细胞浸润（混杂嗜酸性粒细胞），还可见胆管的炎性损伤（→）和静脉内皮炎（*）。

表Ⅲ-13　急性排斥反应的排斥反应活动指数（Rejection Activity Index；RAI）概要

门管区炎症
1分：少数门管区／淋巴细胞为主／扩大不明显
2分：几乎所有门管区均出现扩大／混合性炎症细胞
3分：几乎所有门管区均出现明显扩大／包括大量免疫母细胞、嗜酸性粒细胞在内的混合性炎症细胞／炎症累及肝实质

胆管的炎性损伤
1分：少数胆管周围出现炎症细胞浸润／胆管上皮反应性改变（轻度）
2分：几乎所有胆管可见炎症细胞浸润／可见胆管上皮细胞变性
3分：几乎所有胆管出现变性／部分可伴有管腔破坏

静脉内皮炎
1分：不到一半的静脉出现内皮炎改变（内皮下淋巴细胞浸润）
2分：几乎所有静脉均出现内皮炎改变
3分：2分基础上＋中～重度静脉周围炎向周围扩散并累及静脉周围肝实质（出现静脉周围肝细胞坏死）

②急性排斥反应（图Ⅲ-62）

　　排斥反应不是根据炎症发生的时间，而是根据组织学表现的不同分为急性（acute）排斥反应和慢性（chronic）排斥反应。2016 年的 Banff 移植病理学会议将之前的"急性细胞性排斥反应（Acute cellular rejection；ACR）"改称为"T 细胞介导的排斥反应（T cell-mediated rejection；TCMR）"。排斥反应活动指数（Rejection activity index；RAI）通过以下 3 个病变的情况来评估：ⓐ门管区的炎症细胞浸润；ⓑ胆管的炎症细胞浸润；ⓒ静脉内皮炎（表Ⅲ-13）[23, 24]。

　　移植数月后出现的急性排斥反应具有以下特点：较少出现母细胞样的大型淋巴细胞，界板破坏略明显，内皮炎较轻，小叶内炎症略明显等。

③慢性排斥反应

　　大多数胆管受累可见胆管上皮细胞变性，泡沫细胞引起的闭塞性动脉病变，超过 50% 的门管区胆管消失等病理改变，临床上表现为进行性胆汁淤积。

*23　建议至少制作 2 张 HE 切片，至少观察 5 个以上的门管区。

*24　RAI 在 2 分左右及以下判定为不确定（indeterminate），3 分左右判定为轻度（mild），5 分左右判定为中度（moderate），6 分左右及以上判定为重度（severe），但每项分值都只是一个大致评估。

④**富于浆细胞的排斥反应** plasma cell rich-rejection[25]

⑤**抗体介导的排斥反应** antibody-mediated rejection；AMR

在之前的肝移植中，AMR 的存在几乎都未得到重视，2016 年的 Banff 移植病理学会议中提及这一概念[26]。

⑥**感染**

肝活检标本中，巨细胞病毒、单纯疱疹病毒、腺病毒、EB 病毒的感染等可通过免疫组化检测和原位杂交法识别。

⑦**原疾病复发**

如病毒性肝炎、PBC（原发性胆汁性胆管炎）、PSC（原发性硬化性胆管炎）等其他疾病的复发。

（11）骨髓（干细胞）移植后肝损伤 liver damage after hematopoietic cell transplantation

为评估骨髓移植（骨髓干细胞移植）后肝损伤情况，有时会进行肝穿刺活检。在诊断时，除移植物抗宿主病（graft-versus-host disease；GVHD）外，还需判断是否存在骨髓移植前预处理带来的影响〔特别是肝小静脉闭塞病（veno-occlusive disease；VOD）〕、有无药物性肝损伤、有无病毒感染等。在实际标本中，常出现上述表现混杂在一起的情况，评估哪一种因素与肝损伤关系最为密切十分重要，但有时也难以评估。在这种情况下，除了仔细观察各种表现外，也要认真分析移植后天数、用药种类及其剂量等必不可少的背景信息。一般来说，在不满 30 天的早期，以病毒、真菌感染和 VOD 的因素居多。但过了 2、3 周后，在此基础上还要考虑急性 GVHD。

由于 GVHD[27] 的典型表现主要出现在胆管，因此要首先观察（小叶间）胆管上皮细胞是否出现不典型、排列紊乱、胆管壁破坏等表现[28]。出现胆管病变时通常能看到胆汁淤积，也可伴有肝实质细胞的再生。

VOD 中，中央静脉内皮下可见水肿和纤维化，管腔狭窄甚至闭塞。其周围的肝实质内可见出血及实质细胞的脱落。

病毒感染中概率较高的是巨细胞病毒感染，典型的病毒感染细胞即使在光镜水平也能找到核内包涵体，但有时也要通过免疫组化和 PCR 检查来确定。

C 肝脏肿瘤性病变

在临床中遇到的肝脏原发性肿瘤中，恶性的大多为肝细胞癌、胆管细胞癌，良性的大多为血管瘤。除原发性肿瘤外，肝脏也是转移性肿瘤的好发部位。虽然转移至肝脏的肿瘤多种多样，但适合外科切除的转移灶绝大多数来源于结直肠癌。

在超声引导下对肝内局限性肿块进行穿刺活检时，不论病灶是单发还是多发，首先要考虑的疾病应该是肝细胞肿瘤（异型增生结节～早期肝细胞

---

[25] 在 Banff 移植病理学会议（2016）上，由新发自身免疫性肝炎（de novo autoimmune hepatitis；dnAIH）更名而来。

[26] 需要进行免疫组化染色（C4d）。

[27] 既往区分急性和慢性 GVHD，是根据其是否发生于骨髓移植后约 100 天内。目前不再根据天数，而是逐步采用症状来区分急性和慢性。

[28] 有时也会遇到炎症细胞主要浸润肝实质的病例，需引起注意。

癌，其他的小型肝细胞癌），以及原发灶不明的转移性肝肿瘤。

　　由于肝细胞癌的高危人群是已知的，所以在无症状时就可通过筛查检测到微小病灶，还可进行射频消融治疗及活检。预计未来 NAFLD（非酒精性脂肪性肝病）相关肝癌的发病率将有所升高，如何识别这类病变可能会成为将来的研究课题。虽然同属原发性肝癌，但肝内胆管癌在发现时往往已经长到一定大小，对肿瘤进行穿刺有播散风险，因此多经影像学检查诊断。

1）恶性肿瘤
（1）肝细胞癌　hepatocellular carcinoma；HCC，liver cell carcinoma

　　肝细胞癌是一种在组织、细胞形态上与肝细胞类似的肿瘤，多合并有肝硬化及慢性肝炎等。通常形成富于细胞成分的实性、结节性病变，在标本固定前切开时，常可观察到肿物膨出于切面。肿瘤切面往往可见出血、坏死、绿色的胆汁等表现混杂存在。

*29　参考《临床、病理原发性肝癌诊断处理规约》。

　　大体形态分为 5 种类型[*29]。

> ○**肝细胞癌的大体类型**（图Ⅲ-63）
> 1. 边缘不清小结节型。
> 2. 单纯结节型。
> 3. 单纯结节周围增殖型。
> 4. 多结节融合型。
> 5. 浸润型。

①边缘不清小结节型

*30　随着慢性肝炎长期随访病例的不断累积，以及近年来影像学诊断精度的提高，这类病变的检出率逐步提高。

　　本型相当于早期肝细胞癌的大体形态（图Ⅲ-63a）[*30]。在组织学表现上，大多数进展期肝细胞癌呈肿块明显的膨胀性生长，边缘不清小结节型的肿瘤则呈现取代肝小梁的置换性生长，这个阶段的肿瘤不具有对门静脉等结构的破坏性。早期肝细胞癌常伴随脂肪变，需要注意的是，脂肪变不一定只出现在早期肝细胞癌，肿瘤的范围和脂肪变也不一定一致。另外，在这种边缘不清小结节型病变中，有时会出现典型的肝细胞癌病灶（进展期癌），这种现象被称为结节内结节（"nodule-in-nodule" appearance）（图Ⅲ-63b）。

②单纯结节型

　　表现为呈膨胀性生长的球形肿瘤结节（图Ⅲ-63c）。在进展期癌的肿瘤结节内一般看不到残存的门管区，这种现象不仅限于这一大体类型。结节有时可见出血和胆汁等成分混杂存在，但这些表现往往都局限在结节内部。

③单纯结节周围增殖型

　　在这一大体类型中，大结节周边可见疙瘩状突出的小结节。

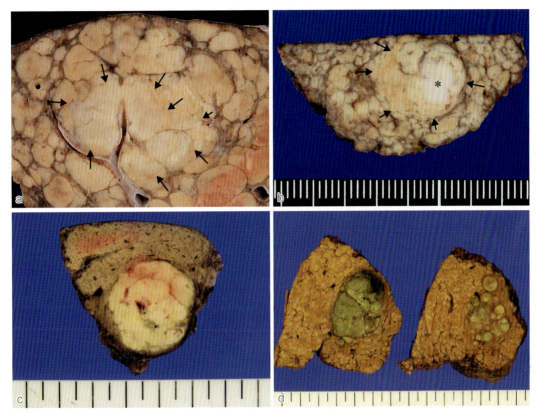

图Ⅲ-63　肝细胞癌的大体形态

a：边缘不清小结节型（早期肝细胞癌）。可见一比周围肝组织颜色稍浅的区域，没有包膜样结构，与周围组织分界不清（→）。周围的肝组织呈结节状，提示处于肝硬化状态。

b：结节内结节型。在与 a 类似的边界不清的区域（→）中，可见一边界相对清晰的白色病变（*）。这是早期肝细胞癌内出现的进展期癌。这种现象称为"结节内结节"。

c：单纯结节型。可见边界清晰的类球形肿瘤结节。

d：多结节融合型。可见若干个结节聚集、融合。本例病变切面呈绿色，提示肿瘤具有产生胆汁的能力。

④多结节融合型

　　本型的大体特点是若干个结节呈融合聚集形态（图Ⅲ-63d），这种结节往往提示多中心性肿瘤、去分化肿瘤、转移结节等混杂存在的可能。

　　这类肝细胞癌中，肿瘤的细胞成分丰富，纤维间质成分较少，但也有部分纤维增生明显的肝细胞癌称为硬化型（scirrhous type）肝细胞癌[*31]。肿瘤细胞与肝细胞有一定相似性，但有时也需要与肝内胆管细胞癌相鉴别。

[*31] 这种类型也属于多结节融合型。

⑤浸润型

　　本型在手术切除标本中虽然很少见，但有时可见于肿瘤的某一部分。

　　在组织学上，高分化肿瘤细胞酷似正常肝细胞是组织学特点（图Ⅲ-64）。肿瘤细胞胞浆常呈嗜酸性，细胞排列成小梁状结构[*32]。这种梁状结构的宽度是评价肝细胞癌分化程度的一个重要指标，高分化癌一般为2、3层结构，随着分化程度降低，其宽度增加。此外，这些梁状结构常出现异

[*32] 行嗜银染色后更容易观察其形态。

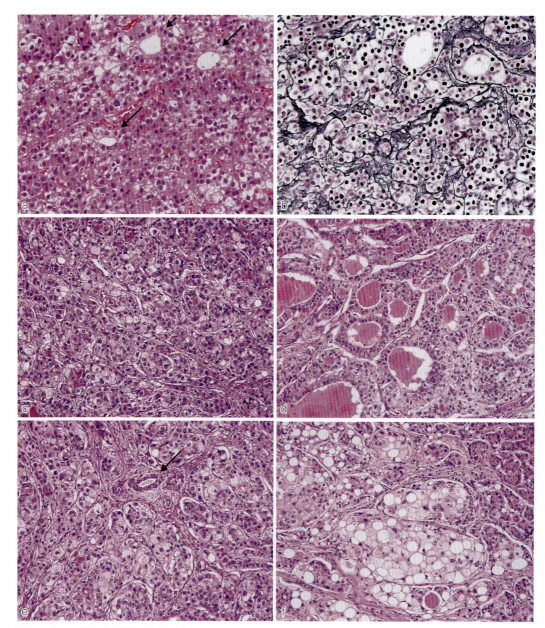

图Ⅲ-64　肝细胞癌的组织学形态

a：高分化肝细胞癌。细胞异型性较低，小梁结构较细。局部呈腺样结构（→）。

b：高分化肝细胞癌（a中标本连续切片后的嗜银染色切片）。嗜银染色下可观察到网状纤维，紊乱的小梁结构也被勾勒得更加明显。

c：中分化肝细胞癌。可见稍粗的小梁结构。

d：中分化肝细胞癌。假性腺管结构明显。腔内的物质并非黏液。

e：中分化肝细胞癌。可见肿瘤血管，这也是进展肝细胞癌的间接证据。

f：低分化肝细胞癌。可见宽大的小梁结构，肿瘤细胞伴脂肪变。脂肪变在高分化肝细胞癌中也很常见。

常吻合、断裂的现象[33]。

与高分化肝细胞癌相比，中分化肝细胞癌的梁状结构稍宽，往往形成假性腺管结构，也可见胆汁形成。

在低分化肝细胞癌中，异型细胞呈实性增殖模式，细胞核浆比（N/C比）高，多形性明显。手术标本中有时可见宽大的梁状结构，但在大多数穿刺活检的 HE 染色切片中很难观察到。有时可见肿瘤中混杂多核巨细胞。

如果肿瘤细胞呈现胞浆稀少的裸核状，结构和排列失去极性，紧密连成一片，则不属于肝细胞癌的范畴，称为未分化癌。

评估肝细胞癌的组织异型度（grade），除了依照分化程度外，还经常使用 Edmondson 分级法（Ⅰ、Ⅱ、Ⅲ、Ⅳ级）。Edmondson 分级法大致上与分化程度（高、中、低、未分化）一致，但略有偏差。例如，Edmondson Ⅱ级中小梁宽度较细的表现相当于高分化型；Ⅲ级的小梁清晰且多形性不明显，相当于中分化型；Ⅳ级小梁结构隐约可见，相当于低分化型。当肿瘤长到一定大小后，这些肝细胞癌的组织形态常可混杂出现在同一个肿瘤内[34]。

肝细胞癌常侵犯门静脉和肝静脉，导致肝内转移。肝细胞癌的肿瘤细胞黏附性强，可在门静脉内、肝静脉内、肝内胆管内形成癌栓并增殖，有时癌栓可延伸至肝外门静脉，甚至可以从肝静脉通过下腔静脉延伸至右心房。

（2）肝内胆管癌（胆管细胞癌）intrahepatic cholangiocarcinoma

左右肝管为一级分支，二级分支以后的称为肝内胆管，肝内胆管癌是指在这个区域发生的癌肿。与肝细胞癌相比，发病率较低（约占原发性肝癌的 5%），最近有上升趋势。

与肝细胞癌多合并肝硬化背景的特点不同，大部分肝内胆管癌发生在正常肝脏，发生于丙型肝炎病毒阳性的肝脏也不少见，约占 25%[35]。病灶多呈结节状生长，有时会沿着胆管上皮向肝门部爬行进展，对于十二指肠侧的胆管切缘需要单独送检[36]。

> ○ 肝内胆管癌的大体形态分类（图Ⅲ-65）
> 1. 肿块形成型：肝实质内形成边界清晰的肿块（图Ⅲ-66）。
> 2. 胆管浸润型：肿瘤沿胆管呈树枝状浸润（该型常见末梢胆管扩张）。
> 3. 胆管内生长型：肿瘤主要在胆管腔内，呈乳头状、颗粒状生长。

当以上大体类型混合存在时，按其主要类型分类。肝切除手术标本中最常见的是肿块形成型（约占 80%）。胆管内生长型也包括肝外胆管病变，目前也有倾向将其中一部分归为胆管内乳头状肿瘤（IPNB）[37]。

肝内胆管癌组织学类型大部分为腺癌，肿块形成型常表现为中分化管状腺癌，胆管浸润型常表现为高分化管状腺癌，胆管内生长型常表现为乳头状腺癌。

在能够确切判断为腺癌时，诊断肝内胆管癌基本没有问题。但在肿块形

[33] 在观察切片时，首先要认识到低倍视野下肿瘤胞质的狭窄导致核密度提高这一特点。即使在活检标本中，找到非肿瘤部位并与肿瘤进行对比观察，这一技巧也很重要。

[34] 最好按照"Edmondson Ⅱ>Ⅲ"这种格式从优势组织学类型开始记录。

[35] 肝细胞癌在切除时会尽可能保留非肿瘤部分。而肝内胆管癌在肝脏储备能力富余的情况下，从根治角度考虑，应尽可能扩大切除。

[36] 进行术中快速病理诊断的情况也不在少数。

[37] 2010 版 WHO 分类将 IPNB 和胆管上皮内瘤变（BilIN）归为胆管癌的癌前病变。详见"热点聚焦"（→ 164 页）。

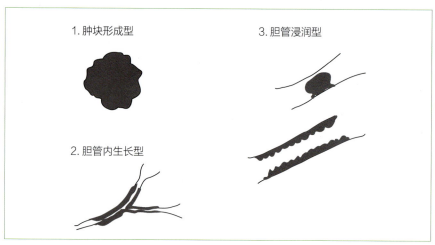

图Ⅲ-65　肝内胆管癌的大体形态分类

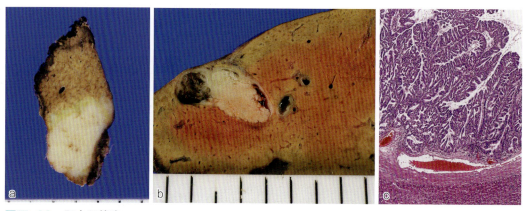

图Ⅲ-66　肝内胆管癌

a：肿块形成型。肝实质内可见边界较清晰的肿块。切面明显发白，提示纤维增生丰富。组织学类型为管状腺癌。

b：胆管内生长型。胆管内充满质软的实性肿瘤。

c：胆管内生长型。可见胆管内肿瘤呈明显乳头状、树枝状生长。

成型中，有时会遇到难以与前文所提及的硬化型肝细胞癌（伴有明显纤维间质增生）相鉴别的情况。

（3）细胆管细胞癌　*cholangiolocellular carcinoma*

可见小型类圆形肿瘤细胞增殖，呈细胆管样的小管腔结构，并伴有丰富的纤维间质增生[38]。

*38　这是在《临床、病理原发性肝癌处理规约（第5版）》中提出的概念。相当于2010版WHO分类中的"混合型肝细胞癌－胆管细胞癌伴干细胞特征，胆管细胞型（Combined hepatocellular-cholangiocarcinoma with stem cell features-cholangiolocellular type)"

（4）混合型肝癌（肝细胞癌及胆管细胞癌的混合型）combined hepatocellular and cholangiocarcinoma

在同一个肿瘤内，肝细胞癌成分和胆管细胞癌成分混杂或并存[39]。既往一直认为这是由于肝细胞癌在其发育过程中形态转变为胆管癌，但最近有研究表明，这可能与具有向二者分化的潜能的肝脏干细胞相关。

*39　在 2010 版 WHO 分类中，这类肿瘤不属于碰撞瘤（collision tumour）的范畴。

（5）肝母细胞瘤 hepatoblastoma

一种罕见的小儿恶性肝肿瘤[40]，多数于 5 岁之前确诊，也有一些先天性病例的报道。男孩发病率高于女孩（男∶女 = 2∶1）。有时会合并先天性半侧肥大、巨舌症、梅克尔憩室（Meckel 憩室）、家族性腺瘤性息肉病等。

与肝细胞癌一样，肝母细胞瘤也被认为起源于肝细胞，但背景肝组织一般正常。肿瘤构成细胞中不仅含有上皮成分，也常混有非上皮成分，髓外造血也很常见。这些都是与肝细胞癌的不同之处。

大体形态上，肿瘤通常表现为单发、边界清晰的巨大（5 ~ 20cm）结节性肿瘤，伴有不同程度的变性、坏死、出血等。

病理组织学上根据恶性上皮成分的形态，大致分为胎儿型（fetal type；高分化型）和胚胎型（embryonal type：低分化型）。WHO 分类将其分为 6 个亚型[41]。

*40　日本国内每年发病人数 40 ~ 60 人。

*41　①胎儿型；②胚胎型；③粗小梁型；④小细胞未分化型；⑤不伴畸胎瘤样特征的上皮间叶混合型；⑥伴畸胎瘤样特征的上皮间叶混合型。

（6）肝黏液性囊性肿瘤 mucinous cystic neoplasms；MCNs

一种比较罕见的肝囊性肿瘤，新版 WHO 分类将其定义为具有上皮下卵巢样间质（ovarian-type stroma）的囊性肿瘤[42]，与胰腺的黏液性囊性肿瘤（MCN）类似。本病在日本极为罕见。

*42　在《临床、病理原发性肝癌处理规约（第 5 版）》中，将黏液性囊腺癌定义为"被覆乳头状增殖的黏液生成上皮（类似胆管上皮）的囊性恶性肿瘤"。

（7）转移性肝癌 metastatic tumors

对于结直肠癌等发生肝转移，在预计外科干预有可能改善预后的情况下，可进手术切除。手术中仅凭大体形态无法判断病灶是转移还是原发时，应制作术中快速病理组织切片，但一般大体形态难以确定的肿瘤制成组织切片时也不容易确诊。

转移性结直肠癌往往具有明显中心性坏死的倾向，切面可见不规则地图状的黄色坏死区域（图Ⅲ-67）。结直肠癌的肝转移灶也可在胆管内呈上皮置换性增殖，有时这种病变实际范围可达切缘处，需要引起注意。

转移性肝癌在诊断时一定要与原发灶标本进行对比，特别是当与预计的肿瘤组织学形态不符时，即使手术在其他医院完成，也要尽量从该医院借阅标本。CK 等免疫组化染色也有助于与其他（肿瘤）病变的鉴别[43]。

*43　请参考前面章节"原发部位不明癌的诊断"（→ 36 页）。

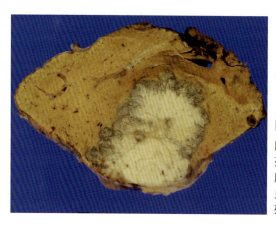

图Ⅲ-67　转移性肝癌（结肠癌）

肿瘤结节内部，可见大片黄白色坏死区域，边缘部隐约可见有活性的肿瘤组织。组织学上，肿瘤内部可见许多碎片状有活性的肿瘤腺管残存。

2）良性肿瘤及肿瘤样病变

（1）肝细胞癌的癌前病变及相关病变

①异型增生结节　dysplastic nodule

异型增生结节是一种肝内结节性病变，是肝细胞癌的癌前病变或者说相关病变。异型增生结节的大体特征类似于早期肝细胞癌，通常表现为 2cm 以下的"边缘不清小结节型"。基本上是一种上皮细胞增殖性病变，大体观察要点和早期肝细胞癌一样，观察固定前的标本切面时，常发现病变部略膨出于周围组织[44]。

病理组织学上，早期肝细胞癌及异型增生结节中会出现细胞密度和核异型性的轻度增高，准确识别这一要点十分重要。

②肝细胞腺瘤　hepatocellular adenoma（HCA），liver cell adenoma

虽然肝细胞腺瘤这一疾病早就被学界所熟知，但 2010 版 WHO 分类利用免疫组化染色结果，根据分子病理学特征的不同将其分为 4 个亚型。

> 1. 肝细胞核因子（Hepatocyte nuclear factor 1α；HNF1α）失活突变型 HCA（H-HCA）。
> 2. β-catenin 活化突变型 HCA（b-HCA）。
> 3. 炎症型 HCA（I-HCA）。
> 4. 未分类型 HCA（u-HCA）。

本病好发于有口服避孕药服用史的育龄女性[45]。停药或绝经后，多数肿瘤会缩小。而男性患者几乎都是服用过蛋白同化激素的健身人士。

多发生于正常肝脏，往往呈单发性。有包膜包裹，呈膨胀性生长，发现时直径常大于 10cm。切面质地较均匀，有时伴淤血、出血和坏死。

组织学上，肿瘤细胞单一增殖，排列成与正常肝实质类似的梁状结构（图Ⅲ-68）。细胞缺乏异型性，一般没有胆汁生成、坏死、出血等现象。肿瘤内没有门管区结构。

*44　视角稍微倾斜一些更容易观察到。这一现象在福尔马林固定后的肝脏标本很难看到。

*45　本病在日本的发病率并不像欧美那么高。

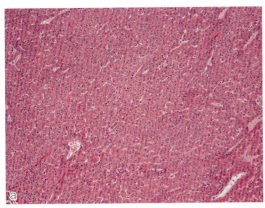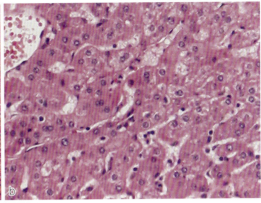

图Ⅲ-68 肝细胞腺瘤

a：乍一眼看酷似正常肝组织，但完全无法辨认出 Glisson 鞘，提示为肿瘤性病变。
b：小梁结构轻度紊乱，细胞异型性不明显。

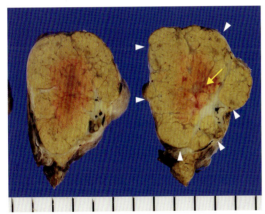

**图Ⅲ-69 局灶性结节状增生
（FNH）**

中央可见瘢痕样结构（→），整体呈
分叶状生长（△）。

（2）局灶性结节状增生　focal nodular hyperplasia；FNH

　　这是一种再生性的肝细胞增生性病变，通常认为是局灶血管异常（畸形）所致。多见于 30~40 岁的人群，女性发病率稍高。是第二常见的肝脏良性结节性病变。

　　局灶性结节状增生大体上表现为从数毫米到 15cm 的分叶状结节，中央可见瘢痕，病灶与周围组织分界清晰，但无包膜形成（图Ⅲ-69）。结节内除了异常的粗大动脉外，有时还可见静脉性血管和胆管，提示可能为异常的门管区结构。

　　病灶组织学表现上除了血管形态外，其余成分异型性不明显，有时甚至与周围肝实质的边界也较模糊。也就是说，肿瘤细胞没有异型性，类似于正常肝细胞。在中央瘢痕区域经常可见内膜肥厚的粗大异常血管，有时还可见多条细血管伴行。

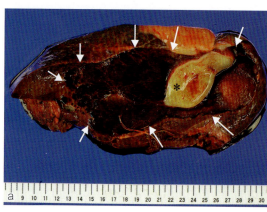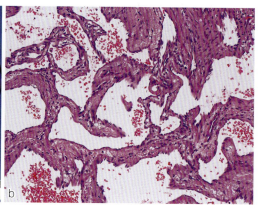

图Ⅲ-70　血管瘤

a：肿瘤内充满血液，呈暗红色（→）。内部可见血栓形成（*）。
b：肿瘤组织呈网格状结构，网眼内有血液潴留。分隔表面被覆一层血管内皮细胞。

*46　虽然称为腺瘤，但是否为真正的肿瘤还存在争议。

*47　需要注意的是，在术中快速病理标本中，有时很难将其与肝内胆管癌和转移性腺癌进行鉴别。

（3）胆管腺瘤　bile duct adenoma[*46]

本病在开腹手术或腹腔镜检查时偶然发现的情况较多。多为肝被膜下方1cm以内的病变[*47]。组织学形态上，肿瘤与周围边界比较清晰，但无包膜结构。病变内可见原有的门管区残留。

（4）血管瘤　hemangioma

一种发病率较高的血管源性良性肿瘤，多表现为海绵状血管瘤（cavernous hemangioma）。小型血管瘤可通过影像学确诊，几乎不会行手术切除。巨大的血管瘤有时会行手术切除。小型血管瘤出现陈旧性改变，如伴有纤维化和钙化的情况下，也可在其他手术时进行活检或部分切除。病变内常可见血栓（图Ⅲ-70）。

组织学上，表现为由纤维间隔形成的网格状结构，内腔面可见平坦的血管内皮细胞。

（5）血管平滑肌脂肪瘤　angiomyolipoma；AML（图Ⅲ-71）

这是一种由脂肪组织、平滑肌组织（梭形，显示上皮样形态）和管壁肥厚的血管组织以不同比例混合生长形成的良性肿瘤（绝大多数为良性，偶见恶性）。

常见于成年人（30～60岁）。有些病例可合并脑的结节性硬化。

根据其组织形态表现、免疫组化 HMB-45 和 Melan A 阳性等特征，认为是一种血管周上皮样细胞（perivascular epithelioid cell；PEC）增殖形成的肿瘤（PEComa）。

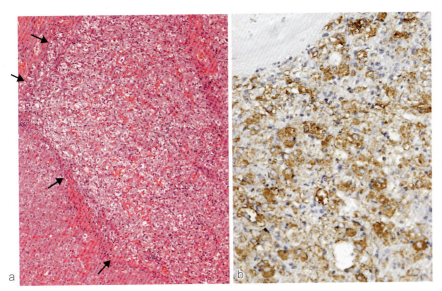

图III-71 血管平滑肌脂肪瘤（AML）

a：缺乏脂肪成分的病例，血管周上皮细胞（perivascular epithelioid cells）呈弱嗜酸性，乍一看与肝细胞类似。图中央（被→包围的区域）是肿瘤部分。

b：免疫组化染色（HMB45）。肿瘤细胞呈阳性。

　　血管造影中可见肿瘤显影，要注意与肝细胞癌（HCC）相鉴别。在组织学上，特别是在脂肪成分少的病例中，胞浆弱嗜酸性的细胞乍一看呈梁状排列，有时很难与肝细胞癌相鉴别，有的病例会被误诊为肝细胞癌[*48]。

*48 如果将某一肿瘤诊断为肝细胞癌时，总有一种莫名的违和感，这时就要考虑血管平滑肌脂肪瘤的可能。"血管平滑肌脂肪瘤有时会让你意想不到！"

🌉 临床 - 病理的联系　2　　临床 - 病理之间良好的协作使工作充满乐趣！

　　本书的主旨之一是加强病理和临床之间的协作。病理诊断是针对某一切面的形态学诊断，而最后需要的又是综合性诊断。患者的主管医生若无法提供相关信息，多数情况下患者难以获得准确诊断。同样，如果没有在各个病例中经过这种综合分析的锤炼，也不利于病理医生的成长，在临床与病理良好协作基础上开展的工作能带给人更纯粹的快乐，这些都是加强双方协作的重要缘由。

　　临床和病理之间的交流其实就在我们身边。如果是在医院内，我们马上就能想到不同学科举办的临床病理交流会：临床医生和病理医生齐聚一堂，一边观看影像学等资料及显微镜下表现，一边针对患者病情和病理表现交换彼此的看法，只要不是那种流于形式的会议，就算得上是充满激情且有实际意义的临床 - 病理协作。交流场所可以选择任何地方，虽然有时会受到影像放映设备以及配备有显微镜的场所的限制，但如果病理标本数字化这一技术得以进一步普及，那么隔着移动终端进行讨论的线上形式也会变得越来越受欢迎。

　　总而言之，从不同的角度对同一对象进行讨论，首先是为了患者，同时也拓宽了参与者自身的眼界，还能从中获得不少乐趣，希望双方能加强协作！

（福嶋）

6　胆道、十二指肠壶腹部

A　胆道、十二指肠壶腹部标本的处理

对于胆道系统肿瘤（特别是肝门部胆管癌）的检查，首先要做到充分理解病变部位的空间立体结构。这一点外科医生深有体会，精通影像学诊断的人也同样擅长。但对于切除后的标本，在处理 Vater 壶腹部以及辨别胆管分支时，有时会遇到比想象中更为棘手的情况，这一点必须清晰认识。

1）胆管镜下活检标本

活检钳活检的标本，其处理方法与消化道黏膜活检标本基本相同。如果对不同活检部位的标本分别送检，可将标本黏附在带有编号的滤纸上，浸泡在福尔马林中。或者将标本（或采集部位）分别放在不同标本容器中。

2）超声内镜下穿刺吸引活检、细胞学诊断标本

关于标本的处理方法请参照"胰腺"章节（→ 165 页）。

3）胆管刷检、胆汁细胞学标本

与胰液标本处理方法一样，在采集之后应尽快将试管放入装有冰块的杯子等容器中，以抑制消化酶的作用从而避免组织自溶。为提高细胞的耐储存性能和回收率，也可采取用加入添加剂[1]的方法。

*1　血清白蛋白液、培养液、醇类添加物等。

4）内镜下 Vater 壶腹部切除标本（图Ⅲ-72）

Vater 壶腹部切除标本的处理建议参考消化道黏膜切除标本的处理方法。标本处理中最重要的是要准确识别胰管和胆管的开口。如果标本的切缘（胰腺侧）紧贴于标本板，可能会造成标本挫伤，有时会给切缘的评估带来干扰，所以在用固定针将标本展开固定时，最好保持标本稍微"悬"于固定板上（即避免标本紧贴于固定板）。

取材时应按 2 ~ 3mm 的间隔将标本全部取材，制成组织切片。如果肿瘤部分较小，可将肿瘤切开后的两面对称排列做成一张切片[2]。

*2　即对开门样排列。

5）胆囊切除标本

对于胆囊切除标本，应避开病变部，沿长轴方向展开胆囊，接着仔细展开胆囊管。如果仅从表面难以辨认病变部位时，可在充分获取临床信息后，用剪刀或手术刀在胆囊底部开一个小孔，然后用探针或手指等一边探查一边剖开。展开后，将病变外观与周围黏膜面比较观察。

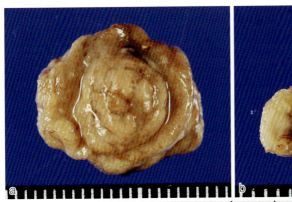
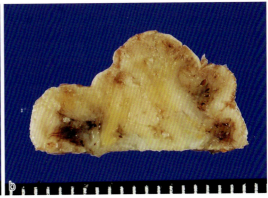
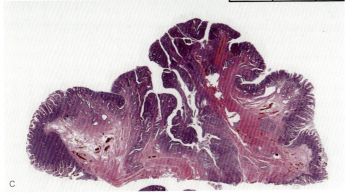

图III-72　内镜下壶腹部切除标本

a：黏膜面俯视图。明显增大的壶腹部即肿瘤所在部位。
b：标本切面图。按照消化道黏膜切除标本的取材规范，垂直方向连续平行切割。
c：b的HE切片病理组织全貌图。可见突出的肿块型肿瘤。必须对标本的胆管、胰管切缘进行评估。

即使在胆囊壁增厚或明显硬化的情况下，原则上也要求沿长轴方向展开胆囊。但在某些情况下，仅按照标本固定的要求割开胆囊，在不展开胆囊的情况下直接固定。

胆囊标本固定基本上也与其他消化道标本一样，将黏膜面朝上，用大头针固定在板上，浸入福尔马林中。将标本钉于固定板上时，要注意避免黏膜过度起伏及移位。

在检查固定后的胆囊标本时，如存在胆囊肿瘤性病变或怀疑为肿瘤性病变时，应按5mm左右的间距将其全部取材，制成组织切片，检查肿瘤（或异型增生）的范围并进行标本复原。

6）胆管、肝门部切除标本

（1）包括术中快速病理诊断在内的固定前标本检查（图III-73）

对于肝门部的胆管癌，胆管切缘有无肿瘤进展在很大程度上会影响手术切除的范围（肝脏切除的范围等），有时甚至会成为中止手术的决定性因

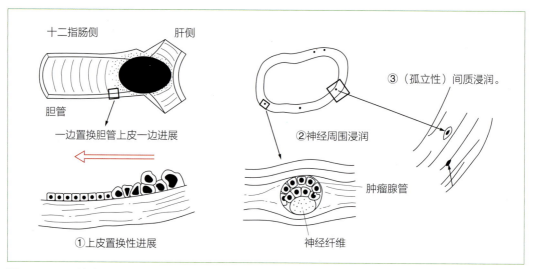

图Ⅲ-73　胆管癌的进展形式

在胆管癌的术中快速病理诊断（主要针对胆管切缘）时，要对以下胆管癌的进展形式了然于心：①上皮置换性进展；②神经周围浸润；③（孤立性）间质浸润。

*3　胆管癌除了上皮内进展，还有间质浸润等进展形式，其中神经周围浸润尤其重要。沿胆管长轴纵切取材时，有可能会遗漏沿胆管壁长轴方向的间质浸润和神经周围浸润等表现。另外，由于胆管上皮脱落，很难做到胆管横切面完整的环周性观察，仅在一处取材无法代表整体病变。

*4　在黏膜面滴少量福尔马林，有时可在几分钟内使癌和非癌区域的边界变得清晰。

素，因此要求对其进行病理组织学判断。

有的胆管癌在浸润性增殖的同时也在上皮内呈置换性（取代正常胆管上皮）生长，导致在对胆管切缘进行快速病理诊断时，往往会遇到难以鉴别增生性上皮还是上皮内瘤变的问题。在这种情况下，要明确标本是取自胆管阻塞部的下游还是上游（即肝侧切缘还是十二指肠侧切缘）、是否插入胆汁引流管和支架等信息。

评估胆管切缘时，要制取胆管的横切标本[*3]。但检查固定前标本时，仍要沿长轴方向展开管腔，观察黏膜面。要从粗的胆管开始（胆总管→肝总管→右肝管主干→…）依次展开。将胆管向长轴方向展开的优势在于，在胆管癌病例中可了解肿瘤引起的狭窄和扩张情况，而且也可在一定程度上掌握肿瘤的黏膜内进展情况。在粗细程度接近胆总管的胆管中，胆管附属腺所形成的小凹陷的消失可作为判断黏膜内癌范围的指标。在快速标本取材后，也可用福尔马林对标本进行"半固定"观察[*4]。即使经过这些尝试，也有不少上皮内病变仍难以判定，但也有一些镜下表现在结合大体所见的基础上变得容易理解。

在检查胆道病变这种需要明确空间方位的标本时，为了日后还能厘清其位置关系和大体表现，每次展开胆管时都要拍照或画图记录下来。拍照时最好连同写有"右肝管"等字样的标签一起拍摄，如此处理对于日后的回顾会有很大帮助。

如果需要在固定后对胆管系统进行仔细检查，在固定前就最好不要对胆管进行过多切割。

纱布等物品的不经意摩擦容易导致胆管上皮的脱落，如果再加上干燥影响和标本挫伤，这些在形态学评估之前出现的问题将使病理诊断变得极为困难（甚至无法诊断），因此需要特别注意[*5]。

(2) 福尔马林固定后标本的检查

对于固定后的标本，连同病变部位在内，尽量沿着垂直于胆管长轴的方向连续切开。与消化道标本类似，胆管标本也要在取材示意图上对上皮内进展范围进行复原。为了能够了解病变在各个分支胆管的进展情况，应进行必要的取材。从立体角度评估肿瘤浸润深度这一点相当重要，虽然对于有些病变来说做到这一点较为困难，但可将标本全部取材逐一评估，以期达到目标[*6]。

B　胆道、十二指肠壶腹部病变：非肿瘤性病变

接下来，将对一些具有外科手术指征的病变以及附带的一些病变进行阐述。以胆管扩张为特征的病变除了先天性胆管扩张症（伴胰胆管合流异常）外，还有胆囊切除后等原因引起的继发性扩张。在炎性病变[*7]中，有原发侵犯胆道系统的特殊炎症性纤维化疾病，也有因结石和手术等原因导致的继发性疾病。

1) 先天性胆管扩张症 congenital biliary dilatation；CBD

CBD 是一种包括胆总管在内的肝外胆管局限性扩张的先天性畸形，并发胰、胆管合流异常[*8]。也有伴肝内胆管扩张的病例。胆管扩张的诊断需根据胆管直径、扩张的部位、扩张的形态特点等因素综合分析。

本病发病年龄范围较广，从小儿到成人都可见到，但青春期以后发病相对少见。与国外相比，日本发病率较高，且女性患者较多。因为有合并胆管癌、胆囊癌的可能性，因此在病理检查中，几乎要将标本全部取材进行镜检。

2) 原发性硬化性胆管炎 primary sclerosing cholangitis；PSC

PSC 是由原因不明的炎症性机制引起肝内外胆管弥漫性纤维性硬化、造成慢性胆汁淤积的病变。年轻患者（20 岁左右）多合并溃疡性结肠炎，40 岁以上患者多合并慢性胰腺炎。越来越多的研究表明，许多高龄发病的 PSC，可能属于后文中的伴自身免疫性胰腺炎（autoimmune pancreatitis；AIP）的 IgG4 相关性胆管炎范畴。

PSC 的病理组织学表现为胆管壁的全周性纤维化和不同程度的炎症细胞浸润，这些表现本身并非 PSC 所特有。胆管术后的狭窄也可能导致类似表现的出现，需引起注意。

[*5]　切缘"没有癌残留"有时不一定能说明全部问题。临床和病理两方在处理胆管标本时都要非常细心。

[*6]　第 8 版（2017）UICC 的 TNM 分期改为"通过管壁浸润深度（mm 单位的厚度）对 pT 分期进行评价"，因此将胆管横切取材进行组织学评估变得更为重要。

[*7]　那些名称带有"硬化性胆管炎"的管壁肥厚及胆管狭窄性病变尤为重要。

[*8]　参照日本胰、胆管合流异常研究会的《先天性胆道扩张症诊断标准 2015》。

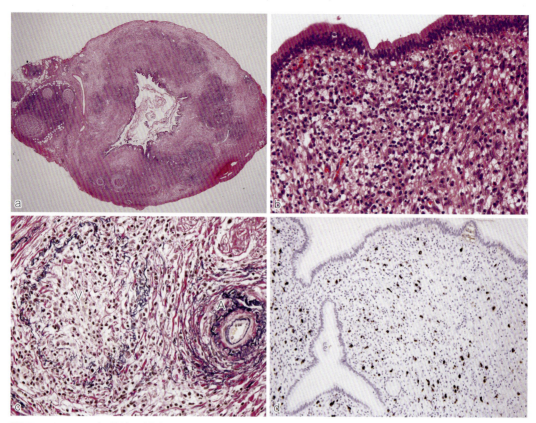

图Ⅲ-74　IgG4 相关性胆管炎

a：病理组织全貌图。从该切面可观察到胆总管狭窄。
b：与自身免疫性胰腺炎类似，上皮相对完整，上皮下可见大量淋巴细胞、浆细胞浸润。
c：弹性纤维染色。闭塞性静脉炎改变（A：动脉；V：静脉）
d：免疫组化染色（IgG4）。浸润的细胞中可见较多 IgG4 阳性细胞。

3）**IgG4 相关性胆管炎**　IgG4 related cholangitis（图Ⅲ-74）

*9　大多数 AIP 被认为是 IgG4 相关性疾病。

　　IgG4 相关性胆管炎多伴有 AIP，但有的病例也仅局限于胆管[*9]。与胰腺病变相同，以明显的淋巴细胞、浆细胞（lymphoplasmacytic）浸润和纤维化（sclerosing）为特征，病变内常可见炎症细胞浸润和纤维化所致的管腔闭塞的静脉（闭塞性静脉炎）。免疫组化染色下，浸润分布的浆细胞中往往可见较多 IgG4 阳性的细胞。

　　PSC 和 IgG4 相关性胆管炎在病理组织学上有以下鉴别要点：病变的分布不同，PSC 往往形成弥漫性病变；而 IgG4 相关性胆管炎往往比较局限，有时可形成肿块性病变。两者均可见淋巴细胞、浆细胞浸润，但 PSC 中的 IgG4 阳性细胞较少。IgG4 相关性胆管炎的胆管上皮多无变化，而 PSC 的胆管上皮糜烂性改变较明显，有时可伴有胆管上皮异型性。

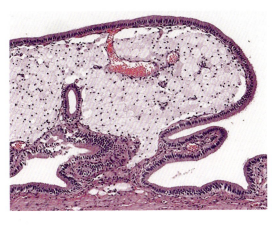

图Ⅲ-75　胆固醇沉着症
上皮下可见泡沫细胞聚集。而上皮无明显异常。

4）胆固醇息肉、胆固醇沉着症　cholesterol polyp, cholesterosis/ cholesterolosis

息肉是泛指各类隆起型病变的术语，胆囊息肉多在以腹部超声检查为首的影像学检查中被发现。胆囊切除标本中发现的息肉性病变多为良性，约半数为胆固醇息肉[*10]。在组织学上，上皮下间质中可见富含脂质的组织细胞（foamyhistiocytes，xanthocytes）聚集分布（图Ⅲ-75）。上皮通常未见异型性。

[*10] 其他常见的还有增生性息肉、肉芽组织性息肉等。

5）急性胆囊炎　acute cholecystitis

急性胆囊炎多伴有结石，结石嵌顿于胆囊管引起急性胆囊炎。嵌顿导致的血管压迫、闭塞将引起循环障碍，出现淤血、水肿、出血、纤维蛋白渗出等表现，如果继发感染，会出现以中性粒细胞为主的急性炎症细胞显著浸润（化脓性胆囊炎）。在坏疽性胆囊炎中，因胆囊壁全层坏死，层次结构会变得模糊不清。

6）慢性胆囊炎　chronic cholecystitis

慢性胆囊炎是胆囊切除标本中最常见的病变，通常伴有胆结石。胆囊壁整体肥厚，黏膜皱襞多短缩平坦化。胆囊壁的肥厚主要由不同程度的纤维增生和肌层肥厚造成。罗 - 阿氏（Rokitansky-Aschoff）窦发达，多向肌层深处扩张。可见再生性上皮，有时伴有一定异型性，也常可见到幽门腺化生的上皮。浸润的炎症细胞以淋巴细胞、浆细胞为主，位于黏膜表层。有时胆囊壁全层均可见淋巴滤泡形成[*11]。

[*11] 称为淋巴滤泡性胆囊炎（lymph follicular cholecystitis）。

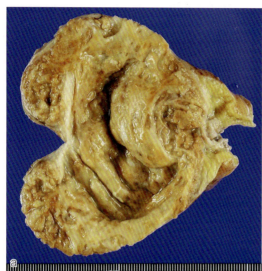
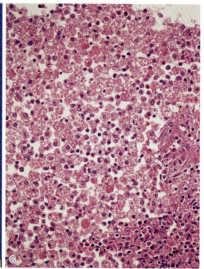
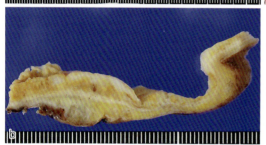

图Ⅲ-76　黄色肉芽肿性胆囊炎

a：胆囊展开图。胆囊壁明显增厚，无法充分展开。黏膜面可见糜烂，局部因纤维性改变而平坦化。整体色调偏黄。

b：切面图。增厚的胆囊壁内可见带状、斑状分布的黄色区域。

c：组织学表现。泡沫状的组织细胞聚集，根据部位不同，可见显著的中性粒细胞等其他炎症细胞浸润。

7）黄色肉芽肿性胆囊炎　xanthogranulomatous cholecystitis

这是一种肉芽肿性胆囊炎，肉芽肿由富含脂质、胞浆泡沫状的组织细胞（xanthocytes）相互聚集，加上淋巴细胞、浆细胞、中性粒细胞等成分构成（图Ⅲ-76）。由于病灶内有大量富含脂质的细胞聚集分布，因此胆囊壁的切面大体呈黄色，且明显增厚。

黄色肉芽肿也可见于乳腺炎和肾盂肾炎，据推测，黄色肉芽肿性胆囊炎可能是一种针对胆汁刺激的组织反应。目前认为可能是由某种原因导致胆囊内压上升，胆汁从罗-阿氏窦中漏出进入周围胆囊壁的结果。

黄色肉芽肿性胆囊炎除了引起胆囊壁明显增厚外，炎症还可波及周围组织，影像学上看起来与癌的浸润表现相似，因而所以有时很难与胆囊癌相鉴别。

8）胆囊腺肌症　adenomyomatosis/adenomyomatous hyperplasia（图Ⅲ-77）

这是一种以罗-阿氏窦发达、周围平滑肌束和纤维组织增生为特征的病变，病变分为局限性和弥漫性。弥漫性改变在临床（影像学）上有时与癌难以鉴别。本病好发于男性。

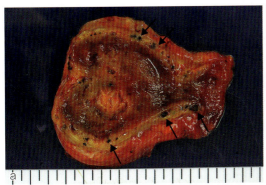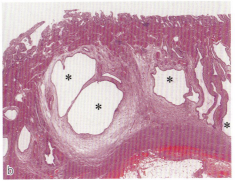

图Ⅲ-77　胆囊腺肌症

胆囊壁弥漫肥厚，肥厚的囊壁内散在分布深绿色的斑点（→）。这是浓缩（泥状）胆汁在扩张的罗－阿氏窦内潴留的表现（*）。

9）十二指肠乳头炎　papillitis

多与胰胆管系统疾病相关，也有非特异性病例。在 IgG4 相关性疾病中，有时也会出现伴有 IgG4 阳性浆细胞浸润的乳头炎。

C　胆道、十二指肠壶腹部病变：肿瘤性病变

1）远端肝外胆管癌及肝门区胆管癌　distal extrahepatic bile duct cancer and perihilar bile duct cancer（图Ⅲ-78，79）[*12]

本组疾病发病率较胆囊癌低，好发于男性，多不合并结石，发病年龄高峰在 70 多岁。已知的肝外胆管癌的危险因素有原发性硬化性胆管炎（PSC）、溃疡性结肠炎（UC）、胆管囊肿、胰胆管合流异常等。一般认为胆管结石与肝外胆管癌的发生关系不大。

大体可表现为乳头状隆起、狭窄、胆管壁弥漫性肥厚等。大体分类多为乳头状、结节状、平坦状与膨胀、浸润之间的相互组合[*13]。

组织学类型中，管状腺癌和乳头状腺癌占绝大多数[*14]。但在浸润癌中，分化程度不等的成分混杂存在相当常见，因此，不要仅记录主要的组织学类型，同一病变内发现的不同组织学类型也要做好相应记录。

虽然胆管内乳头状生长的胆管癌与后文中"胆管内乳头状肿瘤（IPNB）"之间的鉴别要点、两者的重叠之处至今仍存在争议，但病理学上已达成大致的共识[*15]。

胆管癌的上皮内进展与伴有炎症等情况的再生异型上皮、上皮内肿瘤性病变等有时会难以鉴别。总的来说，细胞异型性特别是核的异型性是非常重要的鉴别要点，有时免疫组化染色（p53，IMP3 等）也有助于诊断。

*12　以 UICC/AJCC 分类为基准，《日本胆道癌处理规约》也将三管合流区域分为这两部分。在实际病例中，有时确实很难将它们明确区分。

*13　临床中在对病变进行大体形态分类时，经常会犹豫将病变归为哪一类。这是由于胆管直径小且胆管壁菲薄，不易从黏膜面观察病变。而且癌组织浸润至胆管周围间质、胆管腔高度狭窄的情况极其常见，也就意味着相比乳头型、结节型或平坦型等从黏膜面就可判断的形态特征，胆管癌更多见的是浸润型的形态特征。

*14　在 WHO 的分类中，肝外胆管癌及胆囊癌的组织学类型分为胆管型腺癌、肠型腺癌、胃型腺癌、黏液癌、透明细胞腺癌、印戒细胞癌、腺鳞癌、鳞状细胞癌、未分化癌等。

*15　参见"热点聚焦"（→164 页）。

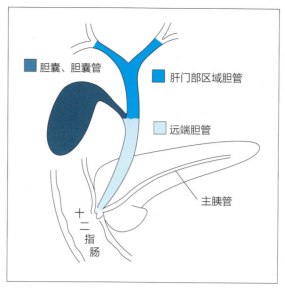

图Ⅲ-78　胆道的解剖学分类

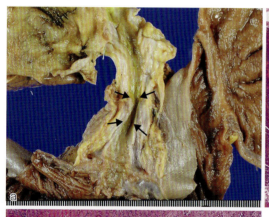

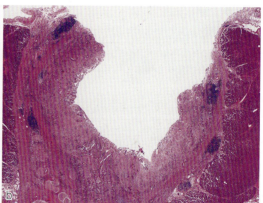

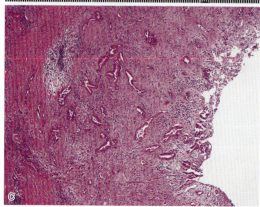

图Ⅲ-79　肝外胆管癌（平坦浸润型）

a：肝外胆管可见一段约 2cm 的高度狭窄区域（→）。

b：狭窄部切面的低倍镜下所见。可见胆管壁弥漫肥厚。

c：b 的高倍镜下所见。组织类型为管状腺癌，虽然腺管分化较明显，但癌周围间质增生（desmoplasia）也极其醒目。

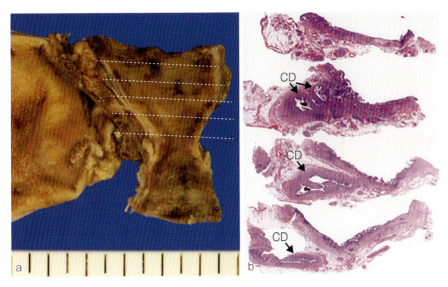

图III-80　胆囊管癌

在疑似胆囊管癌的病例中，事先要仔细考虑是垂直于胆囊管剖开，还是沿长轴方向剖开。图中所示为垂直于胆囊管长轴方向剖开检查。多数情况下，由于胆囊管走行迂曲，在多个切面上都能看到胆囊管的横截面（胆囊管，cystic duct）。

2）胆囊癌　gallbladder cancer

　　胆囊癌多表现为弥漫性囊壁增厚，隆起型病变比较少见。除了进展期癌，大多无明显症状。在诊断为胆石症后进行胆囊切除的标本中偶然发现癌的情况并不少见。

　　本病发病的年龄高峰在 70 岁左右，男女比例为 1:2～1:5，80%～90% 的胆囊癌伴有结石。胆囊 / 胆管炎、溃疡性结肠炎、克罗恩病、原发性硬化性胆管炎（PSC）、胰胆管合流异常症等胆道系统疾病既往病史，都被认为是罹患胆囊癌的危险因素。

　　组织学类型中管状腺癌占胆囊癌的 70%～80%。腺鳞癌或纯粹的鳞状细胞癌合起来占 5% 左右。

　　当进展期胆囊癌侵犯肝十二指肠韧带时，需要进行上下胆管切缘的评估，同时评估有无淋巴结转移、有无肝内进展及进展程度、有无腹膜浸润等。

　　早期胆囊癌是指组织学上癌组织浸润深度在黏膜（m）内或固有肌层（mp）内，无论有无淋巴结转移。而发生于罗 – 阿氏窦内的上皮内癌，无论罗 – 阿氏窦位于胆囊壁的哪一层，都被定义为黏膜内癌（m 癌）。

　　发生于胆囊管的癌也被归为胆囊癌[16]。临床上往往遇到的情况是，除了局限于胆管内的超高分化肿瘤外，多数浸润性很强的病变无法确定原发灶，或者仅推测为胆管原发可能，缺乏明确的证据[17]。在考虑为肝外胆管癌而进行手术切除的病例中，若胆管周围浸润灶比胆管上皮病变本身更明

[16] 著名的 Farrar DA（Br J Surg，1951）胆囊管癌分类中提出，确诊胆囊管癌需满足以下 3 个条件：①肿瘤局限于胆囊管；②胆囊、肝管、胆总管未见浸润；③组织学检查明确癌组织的存在。

[17] 目前学界有将主体位于胆囊管的肿瘤称为"胆囊管癌"的倾向。

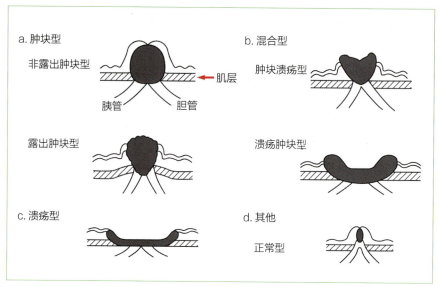

a. 肿块型

非露出肿块型

胰管   胆管

← 肌层

b. 混合型

肿块溃疡型

露出肿块型

溃疡肿块型

c. 溃疡型

d. 其他

正常型

图Ⅲ-81   壶腹部癌的大体分型

显，检查时就有必要考虑胆囊管原发癌的可能（图Ⅲ-80）。

3）壶腹部癌   cancer of the ampulla of Vater

壶腹部癌多在上消化道内镜检查时被发现，或在较早期时因造成肝功能异常和黄疸等情况而被发现，切除率较高。由于许多壶腹部癌分化较好，手术预后比一般的胰腺导管癌和胆管癌良好。在内镜技术不断发展的背景下，部分肿块型的壶腹部癌已逐步成为微创手术的适应证。

关于壶腹部癌的定义有几种说法，《胆道癌处理规约》中将 Oddi（奥狄）括约肌包围的部分称为壶腹部，将发生于壶腹部或病变主要位于壶腹部的癌作为壶腹部癌处理。壶腹部有十二指肠黏膜、壶腹部胆管、壶腹部胰管，以及胆胰管交汇处的上皮，均可成为癌组织的生发地[18]。

从壶腹部癌的大体类型（图Ⅲ-81）和组织学类型之间的相关性来看，无论是否露出于十二指肠乳头，肿块型多为高分化腺癌，溃疡型多为低分化腺癌。在肿块型中，癌组织浸润深度大多局限在 Oddi 括约肌内（约占35%），而在溃疡型中几乎所有病例都伴有十二指肠侵犯。

早期壶腹部癌被定义为：组织学上癌组织浸润深度局限于黏膜内（m）或 Oddi 括约肌内（od），无论有无淋巴结转移——《胆道癌处理规约》。

4）胆道、壶腹部神经内分泌肿瘤   Neuroendocrine neoplasms（NEN）of the bile tracts/ampulla of Vater

胆道 NEN 的发病率相当低，有时也在壶腹部外生性高分化腺癌（也有腺瘤）的深部发现 NEC（后文详述）[19]的病例，或节细胞性副神经节瘤

*18　为了探查肿瘤的主体位置，需要在不破坏肿瘤的前提下，在胰管和胆管中插入纤细的探针来确认各自的开口。

*19　这也意味着，这类神经内分泌肿瘤可能潜藏在壶腹部腺瘤和腺癌深部，尽管几率较低。

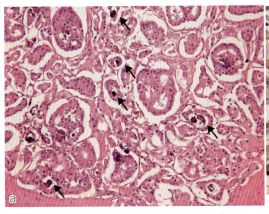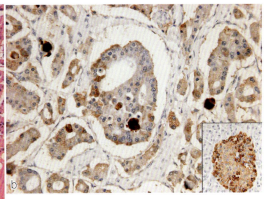

图Ⅲ-82　产生生长抑素的肿瘤（生长抑素瘤）

a：肿瘤具有腺管样结构，多数管腔内可见砂粒体（→）。
b：免疫组化染色（生长抑素）。胰岛（右下角插图）。

（gangliocytic paraganglioma）等，甚至还有产生生长抑素的神经内分泌肿瘤。在这些壶腹部的神经内分泌肿瘤中，约 20% 与神经纤维瘤病（1 型）（von Recklinghausen 综合征）有关。

　　2010 版 WHO 分类已将多个脏器神经内分泌肿瘤的组织异型度和相关术语标准进行了统一，将其分为神经内分泌瘤（neuroendocrine tumor；NET）和神经内分泌癌（neuroendocrine carcinoma；NEC），将 NET 分为 G1（核分裂象＜ 2/10HPF，Ki-67 index 2%）（carcinoid）和 G2（核分裂象 2～20/10HPF，Ki-67 index 3%～20%）。将 NEC（Ki-67 index ＞ 20%）按细胞形态分为小细胞型神经内分泌癌和大细胞型神经内分泌癌[20]。[译者注：2019 版 WHO 分类中，NET G1 的 Ki-67 index ＜ 3%；核分裂象＜ 2/2mm^2]

（1）神经内分泌瘤　NET G1/G2

　　多表现为胆囊和十二指肠壶腹部等处 1～2cm 大小的黏膜下肿瘤。发生于十二指肠壶腹部的多为产生生长抑素的肿瘤，典型的组织形态具有腺管样结构，且 1/3 的病变腺管内可见砂粒体（图Ⅲ-82）。

（2）神经内分泌癌　NEC

　　多在十二指肠黏膜面形成溃疡（2～3cm）。多见于老年男性。肿瘤的组织学形态与肺的小细胞型或大细胞型神经内分泌癌类似。

（3）混合性腺神经内分泌癌　mixed adenoneuroendocrine carcinoma；MANEC
　　黏膜表层有腺癌成分（多为高分化的情况，有时甚至只可见腺瘤），与

[20] 在胰腺中，部分病例可表现出器官样排列的高分化组织形态，同时又具有极高的增殖能力。在 2017 年修订的胰腺神经内分泌肿瘤分类中，将这类病例称为 PanNET G3，而胆道、Vater 壶腹原本就不属于内分泌器官，所以无须考虑这一问题。

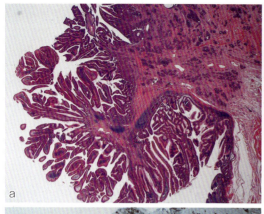 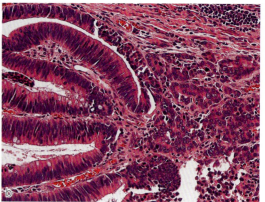

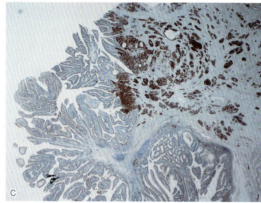

图Ⅲ-83　壶腹部神经内分泌癌

a：可见向管腔侧隆起的乳头状肿瘤（中~高异型性腺瘤及腺癌），伴深部间质浸润。

b：腺瘤（上部）与神经内分泌癌（下部）交界区的放大所见。

c：免疫组化染色（Synaptophysin）。标本 a 的连续切片。只有深部的肿瘤成分显示神经内分泌细胞分化。

之相连的深部可见 NEC 成分（图Ⅲ-83）。〔译者注：2019 版 WHO 分类已将其更名为混合性神经内分泌 – 非神经内分泌肿瘤（MiNEN）〕

（4）节细胞性副神经节瘤　gangliocytic paraganglioma

从壶腹部到十二指肠腔内均可发生，多呈息肉状（平均 1.5cm）凸起。组织学上由神经内分泌细胞、梭形的 Schwann（施万）细胞样细胞以及节细胞样细胞构成。

5）良性肿瘤及癌前病变

以往认为，胆管上皮增殖性病变中异型性不足以称为癌的隆起型病变包括腺瘤（adenoma）和乳头状瘤病（papillomatosis），而黏膜相对平坦的病变则为异型增生（dysplasia）。2010 版 WHO 分类将前者归为胆管内乳头状肿瘤范畴（intraductal papillary neoplasm of the bile duct；IPNB）[*21]，将后者归为胆管上皮内瘤变（biliary intraepithelial neoplasia；BilIN）范畴，二者均有发展为浸润性癌的可能。

虽然学界提出将胆囊和壶腹部也按照胆管的标准，整理并提出了以下术语和概念：囊内乳头状肿瘤（intracystic papillary neoplasm），非浸润性胰胆管乳头状肿瘤（noninvasive pancreatobiliary papillary neoplasm）和胆管上皮内

*21　参见"热点聚焦"（→ 164 页）。

瘤变（biliary intraepithelial neoplasia），平坦型上皮内瘤变（flat intraepithelial neoplasia），但这些概念在日本还尚未取得共识。对于胆囊和壶腹部，此处仅介绍腺瘤。

（1）胆囊腺瘤　adenoma of the gallbladder

胆囊腺瘤是胆囊上皮来源的良性肿瘤。多为隆起型病变，边界较清晰。多合并胆囊结石。根据组织学增殖模式，可分为管状、乳头状、管状乳头状。从细胞分化角度可将其分为幽门腺型、肠型、小凹上皮型、固有上皮型。管状腺瘤多为幽门腺型。虽然胆囊腺瘤多为轻度异型性病变，但也有高度异型甚至癌变、浸润的病例，故常可见腺瘤局部伴有癌的成分。癌变率与肿瘤整体的大小成正比。有报告指出，约 90% 的直径 15mm 以上的腺瘤中可观察到癌性成分。

（2）壶腹部腺瘤　adenoma of the Vater papilla[22]

在壶腹部腺癌的边缘区域常可见腺瘤成分，提示该此肿瘤与结肠癌等肿瘤一样，遵循腺瘤 – 腺癌的发展途径（adenoma–carcinoma sequence）。壶腹部腺瘤也可表现为管状 ~ 绒毛状腺瘤。与结直肠病变类似，绒毛状肿瘤被认为具有较强的癌变倾向。

（3）胆管内乳头状肿瘤　intraductal papillary neoplasm of the bile duct；IPNB

IPNB 是一种大体上呈乳头状或者绒毛状病变的胆管上皮内肿瘤，具有明显的管腔内生长倾向，很少伴有浸润性癌。过去被称为“胆管乳头状瘤病（biliary papillomatosis）”的多发性胆管病变也包含在这个范畴之内。也有与胰腺导管内乳头状黏液性肿瘤（intraductal papillarymucinous neoplasm of the pancreas；IPMN）类似的病例，表现为黏液分泌伴胆管扩张，但发病率相当低[23]。

组织学上，IPNB 表现为不同程度乳头状生长的肿瘤，间质狭窄，许多病例由异型性较高（与癌相当）的上皮构成[24]。与胰腺的 IPMN 类似，IPNB 的增殖上皮根据形态及黏液表型可分为肠型、胃型、胆胰型、嗜酸细胞型等。但相比于胰腺 IPMN，IPNB 中胆胰型、嗜酸细胞型更为常见[25]。

*23　更准确地说，肝内病变中较多，而在肝外胆管中却相当少见。因此将其称为 IPNB，而不包含 IPMN 中 M 所表示的“mucinous”（B 是 bile duct 的首字母）。

*24　肝内病变中有时可能混有低异型性病变。

（4）胆管上皮内瘤变　biliary intraepithelial neoplasia；BilIN

BilIN 是平坦型病变，肉眼下很难发现。也就是说，BilIN 是在组织学（显微镜）水平，通过辨认细胞的异型性而得以诊断的病变。BilIN 表现为较短的乳头状，有时也会出现核的假复层化。从组织结构异型性和细胞异型性角度，分为 3 个等级，即 BilIN–1 ~ BilIN–3。BilIN–1、BilIN–2 相当于轻中度异型增生（低级别上皮内瘤变），BilIN–3 相当于包括原位癌在内的重度异型增生病变（高级别上皮内瘤变）。

*25　同一病变内有多种细胞类型混杂存在的几率比胰腺高。

热点聚焦 3　胆管内乳头状肿瘤（IPNB）的未来

从产黏液胰腺肿瘤到胰腺导管内乳头状黏液性肿瘤（IPMN）的概念转变，历经了大约 20 年的历史变迁，其中的艰难坎坷一言难尽。可以想象，近年来在学界被广泛提及的胆管内乳头状肿瘤（IPNB），即使在 2010 年被国际权威的 WHO 分类采用，这一概念将来的发展道路上肯定也少不了争论之声。WHO 收录 IPNB 这一概念或许就会成为引发下一波争论的导火索。

围绕 IPNB 的争论主要有以下方面：

❶ 虽然 IPNB 看似为 IPMN 相对应的概念，但两者有很多不同之处。

❷ 在肝内胆管形成的"IPNB"与在肝外胆管形成的"IPNB"具有不同特征。

❸ 由于 IPBN 与胆管内生长型胆管癌（肝外胆管中为乳头状胆管癌）的区别尚不明确，使人对这个分类 / 名称的必要性产生疑虑。

因此，日本胆道协会和胆管肿瘤病例数较多的韩国合作，启动日韩合作项目，旨在解决这些问题，目前这个项目仍在进行中（截至 2018 年 5 月），且在病理上已达成大致共识。

这些共识中特别强调的内容包括：胆道系统中也存在与胰腺导管内乳头状黏液性肿瘤（IPMN）具有类似特征的肿瘤（图①），有必要将其与普通胆管癌区别开；发生于肝外胆管的几率比肝内胆管的要低很多；呈乳头状生长的肿瘤在形态上与呈现乳头样外观胆管癌（图②）有一定程度的区别。但是，究竟将图②这样的病变视作与 IPNB 同源的肿瘤，还是将其当作胆管上皮内瘤变（BillN）发育进展而来的普通胆管癌（图③）的一种变异比较妥当？这些问题可能还需等日韩合作项目公布临床病理学结果和分子病理学检查结果后再行讨论。我殷切希望这次能从 IPMN 的发展历史中吸取教训，以妥善解决 IPNB 的问题。

（福嶋）

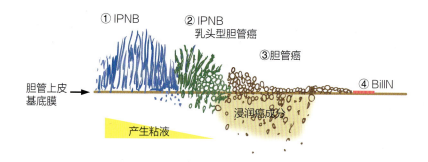

图　胆管肿瘤的示意图

7　胰腺

A　胰腺标本的处理

1）穿刺活检或穿刺抽吸细胞学诊断标本

以往需要进行活检的一般都是临床（含影像学检查）上怀疑为胰腺导管腺癌的病例。自从开展超声内镜下行穿刺细胞学检查和穿刺活检以来，各种类型的病变都可以成为检查对象。

实际上，在采集胰腺穿刺活检/细胞病理学标本时难以获取一条完整组织，大多都是小型、破碎的标本。为了避免标本损耗，必须采取措施使标本能充分用于诊断。

首先，在处理细胞学标本时，通过针芯将采集的标本从穿刺针内推入培养皿中，避开凝血块等杂质，仅挑出具有透明感的白色微小组织片[*1]。细胞学诊断标本类型有压片标本和细胞蜡块标本，需要提前确定制备哪种类型的标本。细胞蜡块标本是将用于细胞学诊断的液体标本离心，然后置于福尔马林中固定并用石蜡包埋，随后切片制得的标本。类似于常规的组织学标本，优点是可后续追加免疫组化染色等后处理，标本体积微小且用量较少，在常规包埋（制备组织蜡块）工作难以完成时可成为有效的替代选择。

无论是普通的组织标本还是细胞蜡块标本，不足之处均在于标本较小且含量有限。在病理工作中，若预计难以制备多张切片（特别是对某一处进行重复切片）时，预先制备连续数张用于特殊染色的未染色标本（白片），可减少组织标本的损耗。

2）胰液/胰管刷检的细胞学标本

对于胰管扩张和不规则的胰管狭窄性病变的诊断，可利用胰液或胰管刷检获得的细胞学标本进行形态学诊断，代替胰组织的活检。虽然仅通过细胞学检查往往难以明确诊断，但对于某些病例还是具有一定的优势。

对于胰液标本和胰管刷检标本，在采集之后应尽量将试管放入装有冰块的杯子中，以抑制消化酶的作用从而避免组织自溶。由于胰液标本常含有黏液，将标本放入SPITZ试管中，加入冷的生理盐水[*2]，并用滴管抽吸，去除黏液成分。然后放入离心机（2000~2500r/min，5min）离心，用滴液吸管吸出沉淀在试管底部的所有沉淀物，置于玻片上，涂抹开后用95%酒精湿固定。

*1　有些机构同时有细胞检验员在现场协助处理标本。这种情况下多采用Diff-Quik染色以确认标本是否合格。

*2　有些机构为了防止细胞变性以及提高细胞的回收率，还会添加培养液和明胶等。

3）术中快速病理标本

胰腺切除时的术中快速病理标本有：肿瘤主体；用于评估胰腺切缘的标本；用于确认有无淋巴结转移及肝脏转移的标本；用于确认是否为肿瘤播散所致的腹膜结节标本等。送检标本中尤其以胰腺切缘标本和淋巴结标本居多，在慢性胰腺炎这类富含纤维组织的背景中，有时难以判断少量分散的异型上皮细胞是否为癌的浸润[*3]。在这种情况下，同时制做肿瘤主体的冰冻切片标本进行对比，对准确评估切缘更有帮助。

*3 胰腺癌的切缘诊断是所有术中快速病理诊断中最具挑战性的诊断之一。

（1）胰腺切缘标本

将切缘标本的哪个切面作为组织标本的观察面有时会成为问题。虽然改刀后切出的切面较为均匀，且容易切片，做出来的标本质量也比较好，但有时临床也会要求评估实际的手术切缘[*4]。不过，实际的手术切缘凹凸感较强，再加上切除时的组织破碎和电刀所造成的热变性，不仅影响标本的制作，还影响标本观察[*5]。因此，在没有特殊要求的情况下，最好选择修剪后的切面（大概距离实际切缘 1~3mm）作为观察面进行评价。实际上，如果在离实际切缘 1~3mm 的部位观察到胰腺癌的浸润，则胰腺癌浸润至切缘的可能性也极高。

*4 也有标本还系着缝线就被送检的情况。站在外科医生的立场来看，是为了保证最大限度地切除病灶，所以这样的处理也无可厚非。

*5 这会造成许多假阴性结果。

（2）肿瘤主体

在手术中有时会碰到难以明确病灶是慢性胰腺炎还是胰腺癌的情况。在这种情况下，如果最初的切面上有可能是肿瘤的地方，按常规流程制作标本即可。如果大体上或组织学上无法明确癌的存在，必须制备若干个平行切面分别进行检查。无论如何，在制备多个切面时，为了尽量不影响固定后的详细检查，应充分考虑并设计切割的方向和部位。

（3）其他，淋巴结，肝内结节，腹膜结节

这些标本的处理，与其他术中快速病理诊断标本的处理类似。

4）手术切除标本
（1）胰头十二指肠切除标本
①福尔马林固定前

处理胰头十二指肠切除标本的难点之一是，胰腺被十二指肠、胃、门静脉、胆管等结构包围，要从三维角度理解病变和这些结构的关系。

当面对标本时，首先要构想出它们在身体中的位置毗邻关系，然后尽量尝试将标本按这种毗邻关系摆放，这样就能知道病变部位与主要结构及切缘之间的空间关系。完成摆放后，在关注病变部位的同时展开周围的管腔结构[*6]（图Ⅲ-84）。在常规检查中，不应该立刻在病变部位进行取材，而应该从病变的周围开始逐步靠近，这样效率更高，也不容易迷失方位。另外，在取材前还要从外表面观察肿瘤的进展情况，尤其注意腹膜面的挛缩、浑浊，肿瘤切面色调、硬度异常的部分。

切除标本内的淋巴结通常由外科医生进行处理。会遇到如下问题：淋巴结应采集到哪个部位为止？是否需要分开送检？由于淋巴结即使附着于胰腺病理标本主体上也不影响其评估（有无转移），因而至少将邻近主病灶或与主病灶粘连的淋巴结应连同胰腺主体一并处理[*7]。

需要切除的囊性病变大多是胰腺导管内乳头状黏液性肿瘤（IPMN）。若遇到这种病变，首先应展开扩张的胰管，这样容易掌握病变的范围及其与主胰管之间的关系等。如果要优先对固定后的标本进行解剖结构的重建，则最好在不切开胰管的状态下注入福尔马林并直接固定。将囊内容物送去细胞学检查时，需要提前准备好注射器，在囊壁上打开小孔的时候抽吸囊内容物，并尽量避免血液的污染。

主体位于主胰管的胰腺导管内肿瘤，往往表现为明显扩张的主胰管内充满柔软的乳头状、绒毛状结构。即使病变位于胰管分支，主胰管也比平时稍显扩张，意味着病灶处与主胰管之间有交通。即使囊状的胰腺导管内肿瘤发生于分支胰管内，也常可在主胰管上皮内观察到连续或不连续的上皮病变。

评估完成后，将标本用福尔马林固定。固定方法有多种，最常用的方法是使展开的胆管朝上固定。优点如下：可使胆管上皮充分固定，且胰腺背侧切缘不易受到人为因素干扰，但要按胰腺在体内的形状和朝向复原则有些困难，也难以与影像学进行对比。若将胰腺腹侧朝上固定，之后的改刀操作下意识地按近似 CT 横断位的朝向切割，就容易与影像学进行对比。但要注意最好不要先剪开胆管[*8]，等固定后再行探查。当胰腺腹侧朝上固定时，很容易造成胰腺背侧切面挤压于固定板上，导致组织标本后续难以评估浸润情况，因此钉针时应使标本和固定板之间的贴合稍微松弛一些。

对于大型囊性病变，如果直接剖开，其内容物会外流，病灶会塌陷。若将处于这种塌陷状态的病灶放入福尔马林固定，很难还原最初的病灶形态。对大型囊性病变中体积相对较小的，可将含有福尔马林的纱布等放入囊腔内防止塌陷，相对较大的则要注意不要使囊壁处于蜷曲状态下固定。

*6　联合切除的十二指肠、胆管、门静脉等结构。

*7　这是因为胰腺癌大多直接浸润周围的淋巴结。

*8　胆管腔内应尽早灌入福尔马林。

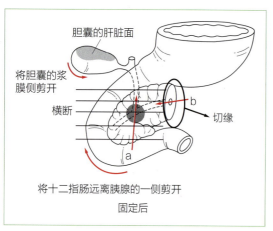

图Ⅲ-84   胰头十二指肠切除标本的取材

· 为了明确病变（包括快速病理诊断）进行改刀时，固定后的取材可按预设方向和垂直方向进行切割（红色箭头）。
· 如果打算在固定后通过水平方向切割标本，则沿 a 的方向进行切割。
· 对于胰腺导管内肿瘤，从主胰管开始一边探查一边切开胰管，这样病变与主胰管之间的连续性便一目了然（b），但有时也会为了保持其原有的立体结构而直接进行固定。

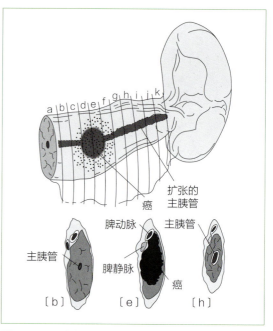

图Ⅲ-85   胰体尾切除标本的取材

选择与主胰管垂直的方向，按 4～5mm 的间隔进行平行切割。如果脾脏已经与胰体尾分离，则胰腺的腹侧及背侧会难以辨认，为了不迷失方位，可将脾动静脉作为标记。

②福尔马林固定后

固定后的胰腺标本的取材方向有两种，一种是垂直于主胰管，另一种沿水平方向对胰腺切缘以外的部分进行取材。固定后标本的取材最重要的是在胰腺标本上做连续切割（间隔 4～5mm），在各个切片的切面上使用细径探针确认胰腺管和胆管的行走，并记录在取材草图上。如果条件允许，推荐一边看标本造影的图片一边确认胰管和胆管的狭窄程度。对于组织标本上涉及的一些解剖信息，如哪一处是切缘？哪一处是门静脉（压迹）？也最好事先在取材草图上注明[9]。完成这些步骤后，强烈建议再次在头脑中将这些表现进行立体重构[10]。最后，显微镜检查补充了病变的组织学表现，从而完善了病变病理层面的解释。

组织标本应制作到什么程度（多少个），根据病变的种类不同、所在的机构不同，其标准也会有所差异。若条件允许，最好将胰腺部分全部取材（包括没有肿瘤的胰腺组织），即最好将所有的切开面都做成蜡块。

（2） 胰体尾切除标本

切除后的胰体尾部结构的位置关系比较简单，但需注意，若切除并分离掉脾脏，则后续可能会混淆胰腺标本的方向（上下侧、背腹侧）。应将脾动静脉作为定位标记。

[9] 若已制成组织切片，则为时已晚。

[10] 若条件允许，最好每次都画出病变的立体重构图。

在固定前对病变进行切割时，沿水平方向切割更容易判断病变与周边胰腺的关系，固定后沿垂直主胰管的方向进行切割也比较容易（图Ⅲ-85）。

⑥ 值得一听 7　基于活检标本的胰腺肿瘤诊断——显微镜下观察要点

很多病理医生似乎不喜欢胰腺活检标本的诊断，因为诊断压力很大。虽然我也不喜欢，但却无法逃避，只能一方面收集各种信息，一方面下定决心把它做好。在这里，我将根据自身的经验将活检标本的观察要点作如下总结（图）。

如果没有发现异型细胞，可能是遇到取样错误、取到其他不合适的标本、自身免疫性胰腺炎（AIP）、肿瘤坏死等情况，需要与临床医生进行沟通。

如果发现异型细胞，首先要大致区分是来源于胰腺导管上皮还是非胰腺导管上皮。大多数情况下，送检标本都会附有临床诊断，如果不是普通的胰腺癌，就需要运用发散性思维考虑多种可能。在活检标本中，仅凭形态学特点难以对非胰腺导管上皮来源的肿瘤进行鉴别，必须借助免疫组化染色（相关标记物可参照 37 页）。

如果无法排除胰腺癌，或者说怀疑胰腺癌时，可遵照 ❶ ~ ❻ 点进行观察。

当采集的标本内含有间质组织时，要判断间质纤维分布和腺管走行是否杂乱无章，以及所见的纤维化是否为肿瘤性的促纤维间质反应（desmoplasia）等。腺管上皮多呈游离状态，要在观察的同时判断腺管是否具有腺腔、腺腔形状是否不规则、管腔内是否存在坏死等情况。高倍视野下应注意细胞内有无黏液、小腺管内的细胞核是否大小不一、核仁是否增大及不规则，这些观察要点相当重要。如果是游离上皮碎片，通常很难做出明确的诊断，如果有足够的样本量，建议加做免疫组化染色（p53、IMP3 等），有时可能会给诊断带来意想不到的帮助。

顺便一提，在对切除标本的切缘等进行评估时，除上述情况外，胰管异常的分布造成小叶结构紊乱、腺管紧邻动脉（肌性血管）、神经周围浸润、脉管侵犯表现，也有助于诊断浸润癌。　　　　（福嶋）

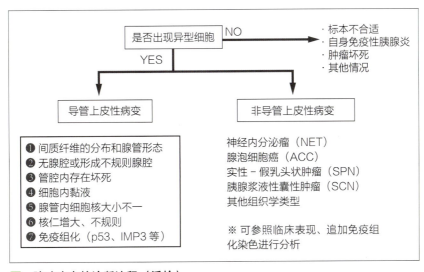

图　胰腺病变的诊断流程（活检）

当评价癌是否向后腹膜进展时，最好不要用标本针将标本钉在固定板上，而要像前文所述，使其较为松弛地"贴合"于固定板。固定时不要让标本紧贴固定板，而应将标本置于含有福尔马林的容器进行浸泡固定。如果用标本针将标本紧紧钉于固定板，固定时后腹膜面会紧贴于固定板，导致固定不充分进而影响后续的评估。固定后的胰体尾部切除标本的取材原则是垂直于主胰管方向进行切割（图Ⅲ-85）。

（3）其他标本

若为胰腺全切、胰腺部分切除等标本，应根据胰头十二指肠切除标本或胰体尾切除标本的处理方式，明确好标本方位，部分切除的标本要重视切缘的评估，除此之外无特殊之处。

B　胰腺结节性病变

90% 以上的胰腺肿瘤为胰腺导管腺癌、胰腺导管内肿瘤等胰腺导管上皮来源的肿瘤，其余为内分泌肿瘤和腺泡细胞癌等。为了更好地与影像学所见相联系，本文将分别对结节性病变和囊性病变进行阐述，包括非肿瘤性病变（图Ⅲ-86）。

1）浸润性导管癌　invasive ductal carcinoma[11]

浸润性导管癌（以下称为胰腺导管腺癌）在胰腺肿瘤中约占 60%。其中 60% ~ 70% 发生在胰头部，肿瘤直径多为 3 ~ 5cm。相比胰头部，胰体尾更容易见到进展期病灶。也有少数出现多发病灶或弥漫浸润整个胰腺的病例。

胰腺导管腺癌的大体切面通常呈白色，较硬，与周围非肿瘤处胰腺组织的边界不清（图Ⅲ-87a）。边界清晰的病灶相对少见，多为肿瘤切面具有多发囊泡（小孔）（图Ⅲ-87b）或者是具有髓样增殖倾向的低分化癌。

胰腺导管腺癌的组织学表现大部分为中 ~ 高分化管状腺癌，主要表现为中型 ~ 小型的腺管结构增生、浸润。

对于分化较好的胰腺导管腺癌，在癌的浸润灶内经常可以看到导管内原位癌成分。胰腺导管腺癌有时可形成大型腺管，内腔出现乳头状结构；或由体积较小、异型性较低的癌细胞构成腺管；或缺乏腺管形态，类似于孤立性浸润灶等。这些表现也可混合存在于同一标本内。

癌浸润区域伴有不同程度的促纤维间质反应（desmoplasia），这也是胰腺导管腺癌组织的主要特征之一（图Ⅲ-88）[12]。胰腺癌周围常伴有因胰腺癌引起的阻塞性慢性胰腺炎，这可能造成腺泡细胞纤维化、萎缩及导管上皮化生，从而难以与胰腺癌的浸润相区分[13]。常可见淋巴管侵犯和静脉侵犯。绝大多数病例均可见神经周围浸润（perineural invasion），即肿瘤腺管侵犯包绕神经周围间隙（图Ⅲ-88a）。

*11　这是基于《胰腺癌处理规约》中的分类而沿用的术语。WHO 分类多将其称为胰腺导管腺癌（pancreatic ductal adenocarcinoma; PDAC）。

*12　胰腺癌的大体切面发白且坚硬是因为纤维增生所致。

*13　请参照"值得一听"（→ 169 页）。

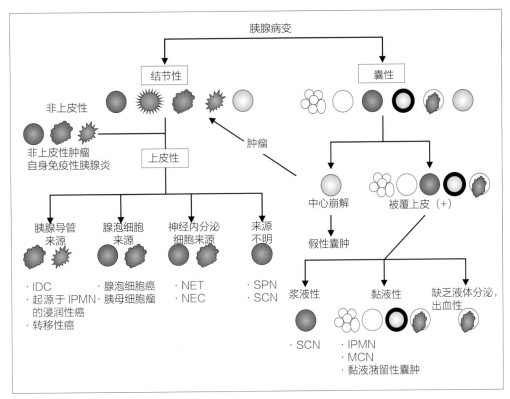

图Ⅲ-86　胰腺病变鉴别诊断的思维体系

浸润性导管癌（IDC）；导管内乳头状黏液性肿瘤（IPMN）；腺泡细胞癌（ACC）；神经内分泌瘤（NET）；神经内分泌癌（NEC）；实性 - 假乳头状肿瘤（SPN）；胰腺浆液性囊性肿瘤（SCN）；胰腺黏液性囊性肿瘤（MCN）。

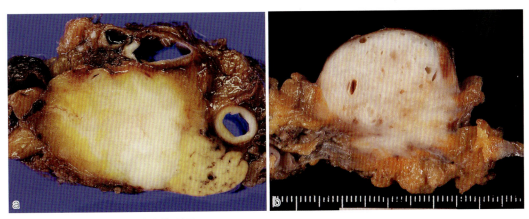

图Ⅲ-87　浸润性导管癌的大体所见

a：肿瘤色调灰白，边界不清晰。浸润周边的脂肪组织，与周边黄色的脂肪组织交织混杂。
b：肿瘤周边的一部分与脂肪组织混杂，与 a 类似，但肿瘤整体边界相对清晰。结节内部可见较多小孔状结构。

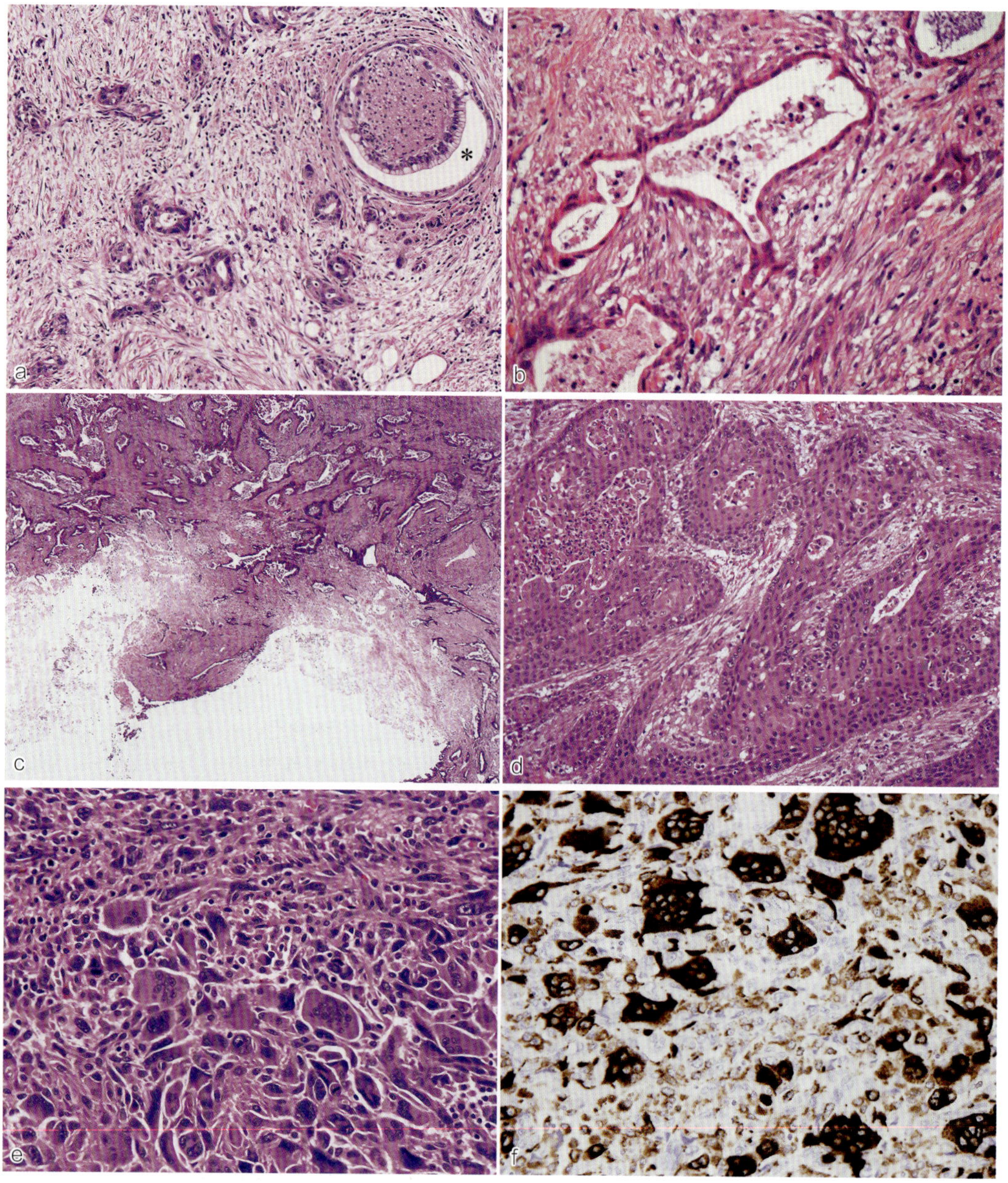

图III-88　浸润性导管癌的组织学所见

a：腺癌。可见神经周围浸润（*）。

b：腺癌。癌周围有可见显著的纤维组织增生（desmoplasia）。

c：表现为囊状坏死的管状腺癌。

d：腺鳞癌。病灶呈巢状，可见层状分化。肿瘤内随处可见腺样结构（部分黏液染色阳性）。

e：伴有破骨细胞样巨细胞的间变癌。在分化方向不明的未分化肿瘤（部分上皮标记物呈阳性）中，可见多核巨细胞混杂存在。

f：免疫组化染色（CD68）。多核巨细胞 CD68 阳性，提示来源于组织细胞（与 e 为同一病例）。

表III-14　胰腺神经内分泌肿瘤的 WHO 分类（2010 年版与 2017 年版的对比）

2010	2017
神经内分泌瘤（NET）G1 (carcinoid) 　< 2 mitoses/10 HPF, ≤ 2% Ki-67	Well-differentiated PanNENs*: PanNETs** 　PanNET G1 　　< 2 mitoses/10 HPF, < 3% Ki-67
神经内分泌瘤（NET）G2 　2-20 mitoses/10 HPF, 3-20% Ki-67	PanNET G2 　2-20 mitoses/10 HPF, 3-20% Ki-67 PanNET G3 　> 20 mitoses/10 HPF, > 20% Ki-67
神经内分泌癌（NEC） 　≥ 20 mitoses/10 HPF, > 20% Ki-67 positive cells ·小细胞型神经内分泌癌 ·大细胞型神经内分泌癌	Poorly differentiated PanNENs: PanNECs 　> 20 mitoses/10 HPF, > 20% Ki-67 小细胞型 大细胞型
混合型腺神经内分泌癌（MANEC）	混合性神经内分泌 – 非神经内分泌肿瘤（MiNEN）

*: PanNEN，胰腺神经内分泌肿瘤　**: PanNET，胰腺神经内分泌瘤

　　胰腺导管腺癌若只根据分化程度分型，可分为高分化、中分化和低分化 3 型。若从腺癌的亚型角度进行分型，《胰腺癌处理规约》仅将其分为腺鳞癌、黏液癌、间变癌[*14]。WHO 分类中规定，混合分化癌（carcinomas with mixed differentiation）、肝样癌（hepatoid carcinoma）、髓样癌（medullary carcinoma）等也属于胰腺导管腺癌的亚型。

　　对于胰腺切除标本的病理学评估，当病变为胰腺癌时，需评估肿瘤大小，以及肿瘤有无侵犯胰腺内胆管、十二指肠、胰腺周围组织、大血管、胰腺外神经丛及其他脏器（下腔静脉、肾脏、肾静脉、肾上腺、胃、大肠、脾脏等）。在评估的基础上再综合有无淋巴结转移、有无远处转移进行分析，从而明确胰腺癌的分期（stage）[*15]。

2）胰腺神经内分泌肿瘤　pancreatic neuroendocrine neoplasms；PanNENs

　　首先，胰腺的神经内分泌肿瘤根据有无器官样（organoid）结构等组织学特征可分为高分化型和低分化型，前者为胰腺神经内分泌瘤（pancreatic neuroendocrine tumor；PanNET），后者为胰腺神经内分泌癌（pancreatic neuroendocrine carcinoma；PanNEC）（表III-14）。然后，将 PanNET 按核分裂象及 Ki-67 的阳性率分为 G1（核分裂象 < 2/10HPF，Ki-67 index < 3%）、G2（核分裂象 2-20/10HPF，Ki-67 index 3-20%）、G3（核分裂象 > 2/10HPF，Ki-67 index > 20%）。PanNEC 从细胞形态上可分为小细胞和大细胞型神经内分泌癌。外分泌成分（腺上皮）和神经内分泌成分分别超过 30% 时，称为混合性神经内分泌 – 非神经内分泌肿瘤（mixedocrine-non-neuroendocrine neoplasm；MiNEN）。

*14　与未分化癌意思相同。间变癌的亚型包括多形细胞型、梭形细胞型和伴破骨细胞样巨细胞型。

*15　第 8 版 UICC/AJCC 仅根据肿瘤直径进行评估。由此可以想象，如果无法做到如同日本病理学检查那样细致的评估，也就只能采用尺寸作为评估指标。

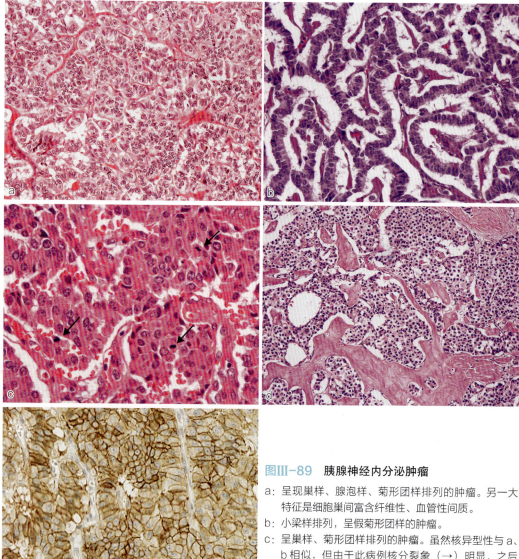

图III-89　胰腺神经内分泌肿瘤

a：呈现巢样、腺泡样、菊形团样排列的肿瘤。另一大
　　特征是细胞巢间富含纤维性、血管性间质。

b：小梁样排列，呈假菊形团样的肿瘤。

c：呈巢样、菊形团样排列的肿瘤。虽然核异型性与a、
　　b相似，但由于此病例核分裂象（→）明显，之后
　　反复出现肝脏转移复发。

d：呈巢样排列的肿瘤，伴有广泛的玻璃样变的间质。

e：免疫组化染色（SSTR2）。细胞膜呈阳性染色。

（1）胰腺神经内分泌瘤　pancreatic neuroendocrine tumor；PanNET

　　胰腺神经内分泌瘤，过去也被称为胰岛细胞瘤（islet cell tumor），有时
也分为症状性肿瘤和无症状性肿瘤。症状性肿瘤可引起血浆中激素水平上
升，同时伴有相应的临床症状[16]。

　　肿瘤大体上呈结节状，淡褐色，边界多清晰。有时肿瘤内部会坏死崩解
呈囊样形态。

　　在组织学上，可以看到神经内分泌系统肿瘤特征性结构，即以小梁样、
绸带样排列和菊形团样排列为代表的器官样结构（图III-89）。Grimelius染

[16]　有症状的Pan-
NETs包括胰岛
素瘤（约45%）、
胃泌素瘤（约
20%）、胰高血糖素
瘤（约15%）和生长
抑素瘤（约5%）。

色可显示肿瘤细胞内的颗粒（黑褐色），且嗜铬粒蛋白 A、突触素等神经内分泌标志物阳性。另外，不同类型的肿瘤，可表达一些特定激素（胰岛素、胰高血糖素、生长抑素等）。临床上即使出现胰岛素瘤（insulinoma）症状以及血清胰岛素升高，在组织学上也不能得到阳性结果[17]。

肿瘤有时由透亮且较大的胞体组成（透明细胞型），多见于 von Hippel-Lindau（VHL）综合征[18]。

胰岛素瘤有时可见间质纤维明显增生，有时也可伴有淀粉样物质沉积。还有一些病例因纤维化导致胰管狭窄以及末梢胰管扩张，多见于产生 5- 羟色胺的肿瘤。

高分化型胰腺神经内分泌肿瘤相比胰腺导管腺癌，预后明显较好。无症状病例的 5 年生存率为 65%，10 年生存率为 45%。预后因素除了 2010 版 WHO 分类组织分级所采用的核分裂象和 Ki-67 指数以外，肿瘤的大小（> 2cm）、存在坏死灶、存在脉管侵犯、胰腺外浸润、淋巴结转移和远程转移等也与不良预后有关[19]。若免疫组化染色提示组织生长抑素受体 type 2（SSTR 2）阳性（图III-89e）时，应用生长抑素类似物可能有一定疗效。

（2）神经内分泌癌（小细胞型 / 大细胞型神经内分泌癌）neuroendocrine carcinoma；NEC

原发于胰腺的小细胞型 / 大细胞型神经内分泌癌极为罕见。组织学表现类似于肺的小细胞型 / 大细胞型神经内分泌癌。恶性度极高。

[17] 不能仅根据在免疫组化上看到胰岛素阳性的表现就诊断胰岛素瘤。说到底，症状性肿瘤的诊断必须基于临床表现。

[18] 当看到这种组织学类型时就要反过来考虑 VHL 综合征的可能，同时临床上要排查是否存在其他肿瘤。

[19] 在免疫组化方面，CK19、c-kit 被认为是预后不良的标记物。也有报道表明 CD99、CD44、P27、EGF、HGFR 等几个标记物与预后有关，但尚未形成明确共识。

值得一听 8 PanIN 问世之后

胰腺上皮内瘤变（Pancreatic intraepithelial neoplasia；PanIN）分类是为了对胰腺导管上皮内病变的术语及定义之间的差异进行规范，而由 Hruban 教授等在 1999 年提出的，最近也被临床医生所熟知。自 2001 年原著论文发表后，又经过 2004 年和 2015 年的修订，由当初的 3 级分类变成了现在的 2 级分类。现简单归纳如下。

low grade PanIN：扁平状～乳头状。由轻～中度细胞异型性的黏液性细胞构成的胰腺上皮内病变（即过往的 PanIN-1 和 PanIN-2）。
high grade PanIN：具有高度细胞异型性的胰腺上皮内病变。扁平状病变很少见，大部分呈乳头状（即过往的 PanIN-3，相当于上皮内癌）。

虽然日本的研究人员对于 high grade PanIN = CIS（carcinoma in situ）的说法有些不习惯，但迄今为止的研究已经反映了 low grade PanIN 的临床意义非常有限。最初，PanIN 是为了推动胰腺癌前病变的研究而提出的统一标准，但由于 PanIN 在临床应用的普及程度超出了预想，反而导致了 PanIN 分类的反复修订。

虽然 PanIN 确实推动了与胰腺癌发育进展相关的研究的发展，不过到现在为止，屡次被提及的 high grade PanIN 和通常的浸润性癌之间还存在不小的差异，如何填补这道鸿沟？还是说存在其他更为接近浸润性癌的癌前病变？诸如这类有关胰腺癌的癌前病变 / 早期病变的研究，会成为未来的研究热点。

（福嶋）

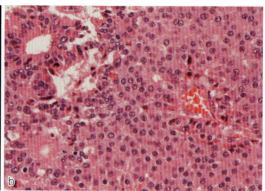

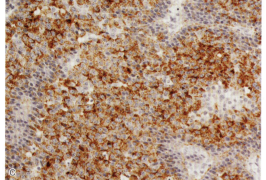

图Ⅲ-90　胰腺腺泡细胞癌

a：大体所见。边界清晰，病灶柔软。

b：具有巢状、腺泡状、腺样组织结构。胞浆不仅呈淡
嗜酸性，有些胞浆还略微发蓝。

c：免疫组化染色（胰蛋白酶）。

3）实性 – 假乳头状肿瘤　Solid–pseudopapillary neoplasm；SPN

实性 – 假乳头状肿瘤往往为囊性病变，有时也可呈实性病变。大小不足 20mm 的肿瘤往往不具有被膜，且多为实性肿瘤，坏死灶少见。肿瘤与周围的边界清晰，但边界线不规则，与周边的胰腺实质（腺泡组织）呈地图镶嵌般相接[20]。

有关病变的特征会在囊性病变部分（→第 186 页）进行阐述。

4）腺泡细胞癌　acinar cell carcinoma；ACC

ACC 是一种具有向胰腺腺泡细胞分化倾向的恶性肿瘤。虽然构成胰腺组织的大部分细胞是腺泡细胞，但形态学上表现出向腺泡细胞分化倾向的恶性肿瘤非常少，仅占外分泌肿瘤的 1% ~ 2%。ACC 多见于成年男性，但也有报道指出幼年人群及年轻人也可发生 ACC。

切除病灶的平均大小约为 10cm[21]，边界清晰，肿瘤柔软（图Ⅲ-90a）。切面呈多结节状（分叶状），浅褐色，常伴有坏死和囊性变。另有报道指出，部分 ACC 可在胰腺导管内进展而呈现乳头状增生。

组织学上，ACC 由于纤维成分相对较少，从而表现出髓样增殖。肿瘤细胞通常呈腺样或者腺泡样排列，但往往混有实性成分（图Ⅲ-90b）。另一大特点是具有单个明显的核仁。虽然根据这些形态学特征可怀疑腺泡细

[20]　是否应该将这种表现视为浸润目前仍存在许多争论。

[21]　最近发现越来越多体积较小的病灶。

胞癌，但最终的组织学诊断仍需借助免疫组化染色。常用标记物有胰蛋白酶[*22]、BCL-10、脂肪酶等（图Ⅲ-90c）。在免疫组化染色中应注意，即使在腺癌中也经常可见神经内分泌标记物阳性的细胞[*23]，不应仅根据某些神经内分泌标志物的阳性结果而误诊为神经内分泌肿瘤。

5）胰母细胞瘤　pancreatoblastoma

胰母细胞瘤是表现出各种分化倾向（除腺泡细胞、鳞状上皮细胞外，还可分化为胰腺导管上皮细胞、内分泌细胞、间叶细胞）的恶性肿瘤，多见于儿童。也有极少数胰母细胞瘤发生在成人，男性略多。肿瘤的恶性程度很高，1/3 的病例在发现时已经出现其他脏器的转移。

肿瘤直径多在 10cm 左右，与非肿瘤部的边界清晰，形态呈分叶状。部分病灶有时可见被膜。

组织学上，肿瘤的主体多为显示腺泡细胞分化的细胞成分，其中混杂鳞状上皮分化的细胞成分（鳞状小体），还存在由小型未分化肿瘤细胞构成的成分。

⚠ 热点聚焦 4　癌症化疗、放疗后的病理组织学评估

最近，越来越多的癌症病例都可在经过药物疗法或放疗法后（即新辅助治疗）再行外科手术切除。由于肿瘤对治疗的反应性各不相同，以及从治疗开始到接受手术这期间病灶的动态变化，切除的标本内可观察到各种各样的组织学变化。针对这种情况的病理组织学评估，在各个脏器的癌症处理规约都有涉及，但我以《胰腺癌处理规约》为例（《胰腺癌处理规约》被多个机构广泛使用，且以临床意义及循证学依据确切的 Evans 评估系统及 CAP 评估系统为基础，在兼顾两个评估系统相容性的同时，也对其中叙述含糊的部分加以阐明，具有一定权威性，因而此处以它为例），列出实际工作中，辅助治疗后病理评估需要注意的要点。这些要点不仅适用于胰腺，还适用于很多脏器，但也要注意，不同脏器的评估方法和判定标准可能存在一定差异。

- 评估时尽量选用全切标本，不推荐活检标本。
- 仅针对浸润灶进行评估。
- 估计肿瘤残留率是指"判断为有活性的肿瘤细胞（未出现核固缩、核碎裂、核溶解、核消失的细胞）"与治疗前估计的肿瘤载量的比值。
- "间质反应"也可作为病理组织学的评估对象，从黄色肉芽肿样的表现、没有癌细胞的黏液湖、不同程度的炎症细胞浸润、纤维化等可推测肿瘤的残留率。
- 对于难以进行评估的病例，原则上评估治疗效果较差的部分。

（福嶋）

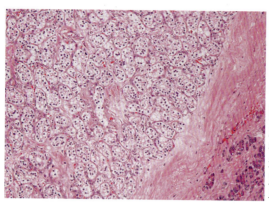

图Ⅲ-91　胰腺实性浆液性腺瘤
肿瘤细胞胞浆透亮～淡嗜酸性，具有小圆形细胞核，呈腺泡/腺管状增生。与周围的边界清晰（右下可见残存的胰腺腺泡组织）。有时需要与肾癌的转移灶相鉴别。

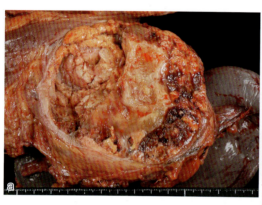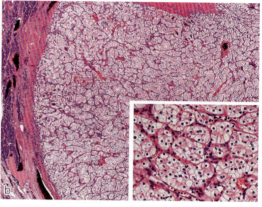

图Ⅲ-92　肾细胞癌的胰腺转移
胰尾部可见伴有出血坏死的黄色肿瘤。即使在 10 年前有过肾癌的既往史（手术史），也可出现孤立性的转移复发，所以必须充分完善病史问诊。

6）**实性浆液性腺瘤**　solid serous adenoma

　　实性浆液性腺瘤是胰腺浆液性囊性肿瘤的一种亚型。组成肿瘤的细胞具有明亮且富含糖原的胞浆和小球形核，呈腺泡样排列（图Ⅲ-91）[24]。该型与普通型（微囊型）及其他亚型（大囊型）之间的的生物学差异尚不清楚。

*24　如果在穿刺活检标本中看到这样的表现，应注意与肾癌的转移灶相鉴别。

7）**转移性肿瘤**　metastatic neoplasms

　　虽然多种肿瘤均可转移至胰腺，但胰腺的孤立性转移灶几乎都来源于肾癌。

　　肾癌是一种边界清晰的淡黄色实性结节，通常伴有出血和变性（图Ⅲ-92）。组织学上，需要与实性浆液性腺瘤相鉴别[25]。

*25　如果将图Ⅲ-91和图Ⅲ-92进行对比，可以发现它们极其相似。

　　大肠癌、肺癌、子宫内膜癌等在极少数情况下也可出现胰腺的孤立性转移。

　　虽然仅从组织学表现和原发病灶就可提示转移性肿瘤，但实际诊断中仍需结合临床病史和相关检查进行综合分析。

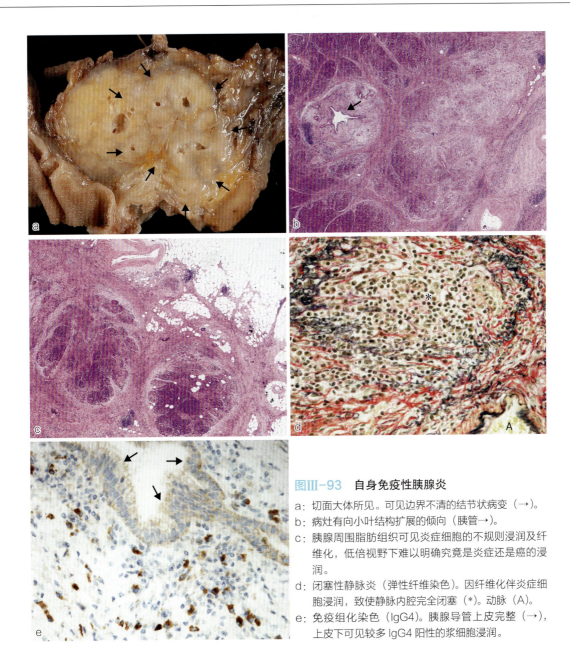

图III-93　自身免疫性胰腺炎

a：切面大体所见。可见边界不清的结节状病变（→）。

b：病灶有向小叶结构扩展的倾向（胰管→）。

c：胰腺周围脂肪组织可见炎症细胞的不规则浸润及纤维化，低倍视野下难以明确竟是炎症还是癌的浸润。

d：闭塞性静脉炎（弹性纤维染色）。因纤维化伴炎症细胞浸润，致使静脉内腔完全闭塞（*）。动脉（A）。

e：免疫组化染色（IgG4）。胰腺导管上皮完整（→），上皮下可见较多IgG4阳性的浆细胞浸润。

8）自身免疫性胰腺炎　autoimmune pancreatitis；AIP（图III-93）

　　AIP有时可表现为结节性（肿块性）病变[*26]。部分中老年男性也可以梗阻性黄疸为首发临床表现，影像学上可见胰腺肿大，胰管变得细小狭窄。

　　从组织学角度看，胰管分支周围可见明显的淋巴细胞、浆细胞浸润，且纤维化明显，但胰腺导管上皮的改变（破坏、黏液细胞化生等）相对不明显，而且周围经常可见散在的闭塞性静脉炎的表现。可见明显的淋巴滤泡形成，神经周围也可见明显的炎症细胞浸润[*27]。

　　虽然AIP中胰腺内外均可出现显著的炎症细胞浸润和纤维化，但与

[*26]　有时称为"肿块形成性胰腺炎"。

[*27]　本病为IgG4相关性疾病的一种病变。IgG4相关性疾病是一种慢性、进行性炎症伴纤维化的全身性疾病，伴有泪腺炎、唾液腺炎、肺门淋巴结肿大、硬化性胆管炎、腹膜后纤维化、间质性肾炎等表现。

*28　换句话说，影像
学上也可能呈现这样的
表现。

慢性阻塞性胰腺炎以及一般的酒精性慢性胰腺炎略有不同，病灶不规则生长，导致边缘部的小叶结构剥落，且病灶往往波及胰腺周围脂肪组织（图Ⅲ-93b，c）。病变也可直接累及到胰腺外的淋巴结等结构，根据大体切面所见和病理组织全貌所见，AIP 有时呈现类似癌向胰腺周围浸润的表现[*28]。由于胰管狭窄，还可见到小叶单位（小叶间、小叶内）实质萎缩、脱落及纤维增生等改变，类似于慢性阻塞性胰腺炎的表现（图Ⅲ-93b）。Kawaguchi 等（1991）将这种组织学表现描述为淋巴浆细胞性硬化性胰腺炎（lymphoplasmacytic sclerosing pancreatitis；LPSP），并沿用至今。

自身免疫性胰腺炎目前分为两种：具有 LPSP 表现的为 1 型 AIP；以胰腺导管上皮为靶组织，胰管上皮或胰管内腔出现中性粒细胞浸润（granulocytic epithelial lesion；GEL）的为 2 型 AIP。以往的特发性导管中心性胰腺炎（idiopathic duct-centric pancreatitis；IDCP）基本相当于 2 型 AIP。与 LPSP 相比，IDCP 特征是纤维灶中有明显的成纤维细胞，细胞浸润一般不明显，有时可见胰腺导管上皮破坏伴中性粒细胞浸润。LPSP 中几乎都能见到的闭塞性静脉炎和胰腺周围脂肪组织浸润等表现在 IDCP 中却很少见到。另有报道指出，IDCP 的患者年龄分布较广，无明显性别差异，可合并有炎症性肠疾病等疾病，与 LPSP 患者的背景不同。

咖啡时间 10　臆测性诊断

众所周知，在消化道的黏膜内癌和上皮内癌领域，日本的诊断标准和欧美的诊断标准存在差异。欧美的理念是"如果没有出现基底膜或黏膜下层浸润的表现，就不构成癌"，而日本的病理学家却有着"仅凭外貌（异型性）就可判断是否是癌症"这样的豪言壮语，因而在实际的病理诊断报告中就可见到许多诊断为癌的病例。

跟日本标准"稍稍类似"的还有"胶样癌"的诊断。在导管内乳头状黏液性肿瘤（IPMN）之中，特别是分支胰管型病变，其末梢胰管外的间质中经常可以看到漏出的黏液积聚的现象。因为有时在低异型性的 IPMN 中也能看到这种现象，所以一般认为这并非是具有侵袭性的细胞破坏管壁所致，而是压力过大导致黏液从微小裂隙或破口渗入间质所造成的。但是，有个别病理医生看到这种黏液积聚现象就诊断为"胶样癌"。虽然前文提及的日本诊断标准及"胶样癌"的诊断看似都是基于某一征象得出癌的推断，但实际上两者却大不相同。因为前者实实在在看到"面目狰狞"的腺管（癌性腺管），从而判断为恶性，也没有因此推测"一定在某处存在着浸润性癌"。而后者没有见到任何具有恶性依据的直接征象，反而做出了浸润癌的推断。被这种想法缠身的病理医生，大概是基于过往某次工作中偶然遭遇到的一些痛苦的经历，才会做出臆测性诊断吧。病理诊断是在客观所见的基础上进行的一种演绎，对于缺乏客观表现的事物加以牵强附会的解释，进而妄下诊断，这种做法绝对大错特错。

（福嶋）

C 胰腺囊性病变

与结节性病变相比，囊性病变在影像学上更容易识别，有许多病灶是在检查过程中偶然发现的。囊性病变包括潴留性囊肿、淋巴上皮性囊肿等非肿瘤性病变和肿瘤性病变。表现为囊性形态的胰腺肿瘤通常分为两类：①囊性生长的肿瘤（黏液性囊性肿瘤、浆液性囊性肿瘤、胰腺导管内肿瘤等）；②组织变性、崩解导致继发囊性改变的肿瘤（实性假乳头状肿瘤、一部分神经内分泌肿瘤、一部分转移性肿瘤）。

本节将从临床中较为常见的肿瘤说起。

1）胰腺导管内肿瘤 intraductal neoplasms

胰腺导管内肿瘤分为两类：导管内乳头状黏液性肿瘤（IPMN）和导管内管状乳头状肿瘤（ITPN）（表III-15）[*29]。

（1）导管内乳头状黏液性肿瘤 intraductal papillary mucinous neoplasm; IPMN

IPMN 的特征是肿瘤在导管内呈乳头状（papillary）生长，产生丰富的黏液（mucin）。根据细胞、组织异型性又分为腺瘤（IPMA）和腺癌（IPMC）[*30]。部分病变进展至导管外形成浸润性癌。

IPMN 好发于高龄男性的胰头部。可发生于胰管的任意部位，好发于相对粗大的（主胰管及一、二级分支胰管）胰管。发生于主胰管（主胰管型）的典型表现为圆筒状病灶，发生于分支胰管（分支胰管型）的表现为囊状或葡萄串状病灶。

*29 第5版WHO分类中做了修订：将嗜酸细胞型IPMN作为导管内嗜酸性乳头状肿瘤（intraductal oncocytic papillary neoplasm; IOPN）从IPMN中独立出来。

*30 根据国际共识，将其分为导管内乳头状黏液性肿瘤伴低级别异型增生、导管内乳头状黏液性肿瘤伴高级别异型增生。

表III-15 胰腺导管内肿瘤的特征

	IPMN			IOPN	ITPN
	肠型	胃型	胆胰型	嗜酸细胞型	
组织学形态	绒毛状含有黏液的柱状上皮低异型性~高异型性可见到	相对较低矮的乳头状形似胃小凹上皮分支胰管型为主低异型性多见	树枝状结构高异型性多见	树枝状结构胞浆丰富呈嗜酸性高异型性相对多见	管状、乳头状肿瘤坏死（+），黏液（−）高异型性
MUC1	−	−	+	− / +	+
MUC2	+	−	−	−	−
MUC5AC	+	+	+	+	−
MUC6	−	− / +	+	+	+

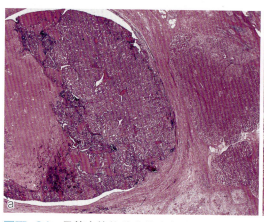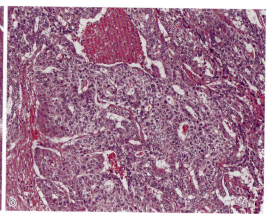

图Ⅲ-94　导管内管状乳头状肿瘤（ITPN）

a：胰腺导管内充满伴有巢状坏死的结节状肿瘤。
b：呈管状、乳头状，细胞异型性通常较大。

*31　但这并不意味着诸如"高级别（中~重度异型增生）"这类表述会被否定。

*32　还包括小凹型以及幽门腺型。

*33　肠型多可见粗大的胰管，浸润癌多呈现胶样癌的形态。胆胰型、嗜酸细胞型多呈管状腺癌浸润的倾向，也可混有不同类型。胃型多为分支型 IPMN，如果发展为浸润性癌，则预后较差。

*34　《胰腺炎处理规约》到第 6 版为止有"微小浸润（minimally invasive）"这一范畴，但国际上原本没有此概念，从第 7 版开始也不再提及。

组织学诊断是依增生上皮的异型性最高部位进行判定的。也就是说，如果某一部分从上皮的结构异型性和细胞异型性角度明确为上皮内癌，《规约》就将其称为导管内乳头状黏液腺癌，非浸润性[31]。

由于增殖的上皮细胞结构形态 / 细胞分化丰富多样，根据现有 MUC（mucin core 蛋白）的种类和组合，可将其分为胃型（gastric）[32]、肠型（intestinal）、胆胰型（pancreatobiliary）、嗜酸细胞型（oncocytic）、[29]（表Ⅲ-15）。各组织学亚型与浸润形态及恶性程度有一定的相关性，在一个病例中同时混杂着不同组织类型的情况也并不少见[33]。

还可见导管内乳头状黏液性肿瘤相关浸润性癌，程度不一。有报道指出，即使符合管状腺癌的表现，小于 5mm 的浸润性病例的临床预后也非常良好[34]。对于大体水平就能明确存在浸润的病例，临床症状（全身不适、体重减轻、黄疸）与普通的浸润性导管腺癌相似，且病变体积比普通浸润性导管腺癌和其他胰腺导管内肿瘤更大，更容易侵犯邻近组织（十二指肠、胆总管），并发生淋巴结转移。导管内乳头状黏液性肿瘤相关浸润性癌的组织学表现通常符合胶样癌或管状腺癌的表现。

（2）导管内管状乳头状肿瘤　intraductal tubulopapillary neoplasms；ITPN

ITPN 是不产生明显黏液的胰腺导管内肿瘤，主要表现为由异型性明显的细胞构成的增生性腺管。与 IPMN 有明显的临床病理学差异（图Ⅲ-94）。

虽然 ITPN 报道较少，且确切的发病率尚不明确，但从报道的案例以及笔者的经验来看，约占胰腺导管内肿瘤的 2% ~ 5%。报道病例中，男女发病率无差异，年龄分布为 35 ~ 84 岁（平均年龄 56 岁）。

大体上可见实性结节性病变充满胰管，且肉眼水平上难见明显的黏液。根据各类报道统计，肿瘤平均直径约 6cm。

组织学上，病灶的主体是密集增生的小管状肿瘤腺管，混有不同比例的乳头状结构。组织学上也几乎难以见到黏液生成。肿瘤细胞的异型性在整个区域都比较高，且分布均一，未见与低异型性成分的混杂和移行。肿瘤的另一个特征是经常可以看到巢状的肿瘤坏死。40% 的病例伴有浸润性癌。

在免疫组织化学上，与胰管上皮一样表达 CK7（阳性）、CK19（阳性），不表达腺泡细胞标记（阴性）也不表达肠型标记物（MUC2）（阴性）。胃型标记物中，MUC5AC 阴性，MUC1 阳性。另外，胰腺导管上皮肿瘤中经常出现的 K-ras、Braf 基因突变在 ITPN 中也难以见到。

2）胰腺黏液性囊性肿瘤　mucinous cystic neoplasm；MCN

MCN 是一种囊性发育、产生黏液的肿瘤。具有特征性的卵巢样（型）间质（ovarian-type stroma）。与 IPMN 一样，也有向囊外进展并伴有浸润性癌的情况。

好发于中年女性，好发部位为胰体尾部，也有少数病例发生于男性（＜5%）。与浆液性囊性肿瘤一样，多无症状，常在影像学诊断中偶然发现。手术切除时的肿瘤直径多为 7 ~ 10cm，近期手术切除标本中常可发现大小在 3 ~ 4cm 的病变。

多数情况下 MCN 与胰管系统不连通，但对部分切除标本进行胰管造影也可以确认与胰管有所连通。

肿瘤的大体特征是被覆较厚的被膜（囊壁）大型囊性病变，大型囊肿内有时可见若干个小型囊肿（cyst-in-cyst pattern）（图Ⅲ-95a）。在多房性囊肿的情况下，有的囊腔内积有黏液，有的囊腔内伴有出血等，有的囊腔内则为各种性质的混合物。在囊壁厚度方面，很多相对较小的病变也具有厚实的囊壁，可能与卵巢样间质有关。

ⓘ 热点聚焦 5　　PL（神经丛浸润）是什么？

没有任何一个术语能像《胰腺癌处理规约》中的"PL（神经丛浸润）"那样，能让外科医生和病理医生产生巨大的分歧，我最近才注意到双方对这个术语存在截然不同的理解。可能病理医生彼此之间对此术语也存在很大的理解偏差。较多病理医生所认同的 PL 定义大概是"胰腺背面的粗大神经束或周围被癌所浸润的表现"。而外科医生的理解则是"肠系膜上动脉切除部相连接的纤维束"。这个术语如果到了国外，可能语义又会出现一些偏差。

我在各种场合都提及过医学术语的重要性，由于日语中的汉字本身就有含义，可在一定程度上达成共识，但其含义出现偏差时，就易让人对同一事物的理解产生分歧。因此对于规约等指南中的通用术语，有必要在单词和文字方面进行有效选择。

（福嶋）

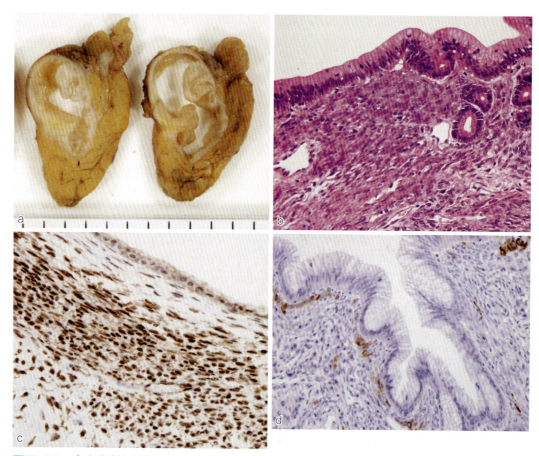

图Ⅲ-95　胰腺黏液性囊性肿瘤

a：切面大体所见（固定后）。病灶大小 2.4cm×2cm，相对较小。但囊壁纤维化明显，相对较厚。囊内可见一些
　　小囊肿形成（cyst-in-cyst 表现）。
b：卵巢样间质（ovarian-type stroma）。上皮下可见密度较高的由梭形细胞形成的间质组织。
c：免疫组化染色（ER）。可见细胞核呈阳性染色。
d：免疫组化染色（α-inhibin）。卵巢样间质内可见阳性的细胞（黄素化细胞）形成小型细胞巢散在分布。

*35　肠型 IPMN 和嗜
酸细胞型 IPMN 中经常
看到的乳头状表现，在
MCN 中很少见。

*36　IPMN 中黏液会
从扩张的管壁中流出，
多伴有由此引起的组织
反应（肉芽组织、炎症
细胞浸润等）。这种情
况可能会形成卵巢样间
质，需多加注意。

　　组织学上，上皮成分与 IPMN 类似，从异型性较低的（相当于腺瘤）
的成分到高异型性成分（相当于上皮内癌）都可见到，甚至还可伴有浸润
性癌成分[*35]。上皮下间质多为卵巢样间质。若未明确卵巢样间质，则难以
与分支型 IPMN 鉴别（图Ⅲ-95b）[*36]。典型的卵巢样间质可见梭形细胞密
集增生。有时在梭形细胞中也可见到具有类圆形细胞核的 luteinized cell（黄
素化细胞）集簇分布。

　　卵巢样间质中梭形细胞的肌源性标记物（αSMA，Desmin）呈弥漫阳
性，而且很多病例中细胞核孕酮受体（progesteron receptor；PgR/PR）和
雌激素受体（estrogen receptor；ER）（图Ⅲ-95c）呈阳性。黄素化细胞可

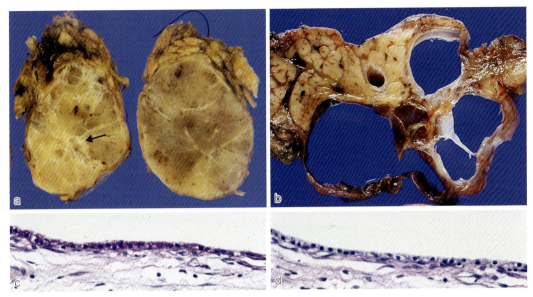

图III-96　胰腺浆液性囊性肿瘤

a：普通型（microcystic type）的切面大体所见。病灶整体形似海绵，中央可见星形的瘢痕样结构（→）。

b：大囊型（macrocystic type）的切面大体所见。可见数个 1cm 左右的囊样结构，病灶整体向外凸起。

c：囊肿内腔面被覆的肿瘤细胞胞浆明亮，PAS 染色阳性。

d：由于这种 PAS 阳性反应经酶（淀粉酶）消化后呈阴性，所以为糖原而并非黏液。

见 α-inhibin（图III-95d）、calretinin、StAR（steroidogenic acute regulatory protein）等标记物阳性[37]。

3）胰腺浆液性囊性肿瘤　serous cystic neoplasm；SCN

　　SCN 是腔内富含浆液的多房性囊性肿瘤。

　　好发于 40 ~ 60 岁女性的胰体尾部。虽然多数情况下没有症状，但如果囊肿变大会引起相关症状。发生恶变的情况极其罕见[38]。由于 SCN 可见于 von hippell-lindau（VHL）综合征，故有时两者可互为发现彼此的线索[39]。

　　囊肿通常表现为微囊型（microcystic），多由直径为 2 ~ 5mm 的小囊肿簇构成（图III-96a）。浆液性囊性肿瘤的亚型包括：大体上可以看到直径 1cm 以上囊肿的大囊型（macrocystic）SCN（图III-96b），以及大体上可以看到的实性病变——实性浆液性腺瘤（solid serous adenoma）[40]。囊内容物几乎都是无色透明的浆液。

　　无论哪种类型，其与非肿瘤部的边界都很清晰，微囊型的中心多可见瘢痕样结构（有时伴有钙化）（图III-96a）。通常情况下，囊肿和胰腺导管系统没有连通[41]。

　　在组织学上，囊内腔面的被覆细胞是由富含糖原的单层立方上皮构成，细胞胞浆明亮，PAS 染色呈强阳性（图III-96c，d）。也有少数病例具有嗜

*37　提示了卵巢样间质可能有产生类固醇的能力，卵巢样间质或许能对阐明这种肿瘤的发生机制有一定的线索作用。

*38　明确存在其他脏器转移时，可诊断为浆液性囊腺癌。

*39　SCN 合并 VHL 或没有合并 VHL 的病例都可出现 VHL 基因的两个等位基因的失活。

*40　参照 178 页。

*41　macrocystic type 有时可以看到囊肿上皮和胰腺导管上皮的移行。

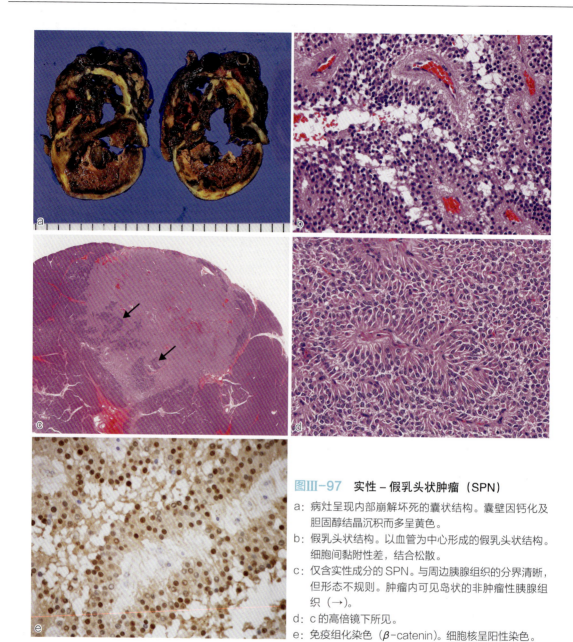

图Ⅲ-97   实性－假乳头状肿瘤（SPN）

a：病灶呈现内部崩解坏死的囊状结构。囊壁因钙化及胆固醇结晶沉积而多呈黄色。

b：假乳头状结构。以血管为中心形成的假乳头状结构。细胞间黏附性差，结合松散。

c：仅含实性成分的 SPN。与周边胰腺组织的分界清晰，但形态不规则。肿瘤内可见岛状的非肿瘤性胰腺组织（→）。

d：c 的高倍镜下所见。

e：免疫组化染色（β-catenin）。细胞核呈阳性染色。

酸性胞浆。细胞核体积小，类圆形且大小一致，几乎未见异型性。免疫组化染色可见 α-inhibin、MUC6 呈阳性。

4）实性－假乳头状肿瘤　Solid-pseudopapillary neoplasm；SPN

　　SPN 的特征性表现是黏附性差的肿瘤细胞在小血管周围增生（形成假乳头状结构）[*42]，被认为具有恶性潜能。肿瘤细胞的来源和分化方向至今不明。

　　SPN 好发于年轻（20～30 岁）女性（90%）[*43]。在胰腺并没有明确的好发部位。由于肿瘤一般不引起特别的症状，发现时多为 10cm 左右的大

[*42]　肿瘤多继发性囊样变，故以前称为实性－囊性肿瘤（solid and cystic tumor）。

[*43]　男性的 SPN 比女性的小，直径 2cm 以下者多为无被膜，且坏死不明显的实性肿瘤。

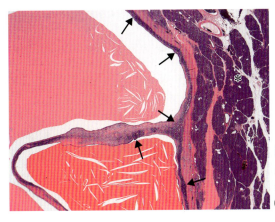

图Ⅲ-98　副脾伴皮样囊肿
看起来像胰腺组织的病变（＊胰腺组织）一样，囊壁上可见脾组织（→）形成的边界。

型病变，但最近小型病变（3～5cm）被偶然发现的情况也越来越多（图Ⅲ-97）。如果病灶经外科手术完整切除则很少复发，否则会在腹腔内反复复发。

　　肿瘤富含小血管，肿瘤细胞以小血管为中心排列（图Ⅲ-97b）。随着肿瘤的增大，血管和血管的间隙扩张，肿瘤只出现在血管周围。如前所述，这种有别于真正的乳头状增生的组织学表现称为假乳头状（pseudopapillary）。每个细胞的胞浆呈淡嗜酸性，细胞核体积小，类圆形，比较单一，有时会在细胞核上看到轻度的凹陷或核沟，还可见嗜酸性小球（hyaline globules）、泡沫细胞簇、胆固醇结晶、钙化等表现。肿瘤也可见神经周围浸润和静脉侵犯等表现。

　　神经内分泌标记物阴性（局部有时显示阳性）、β-catenin（核内）阳性（图Ⅲ-97e）、CD10阳性对SPN的诊断有一定价值。

5）副脾伴皮样囊肿

　　部分胰尾部的囊性病变在手术切除后，发现病灶并非位于胰腺内，而是发生在副脾的成熟性畸胎瘤（Dermoid囊肿）。囊腔内多混有角化物和黄色脂肪样物质等。

　　在组织学上，病变内可见来自内胚层、外胚层、中胚层的细胞成分以各种比例混合在一起。囊性病变的被覆上皮为复层鳞状上皮和纤毛柱状上皮。诊断要点是，在囊肿周围找到副脾的红髓组织（图Ⅲ-98）。

6）实性肿瘤的囊性改变

　　通常实性（结节性）肿瘤可发生各种程度的变性坏死，外观上也可出现囊性病变的表现。

　　神经内分泌肿瘤有时表现为内腔面平滑的囊性病变，在影像学诊断和大体诊断时需要多加注意。胰腺导管腺癌内部有时也会出现囊性变，但这种内部变性崩解不太容易与囊性肿瘤相混淆。

🔸 热点聚焦 6 ADM 与 AFL

说到胰腺癌的癌前病变，本书所提到的 PanIN 和 IPMN 可以说是众所周知的"候选者"。但对于发现时多已成为进展期癌的胰腺癌来说，"浸润性癌真的是由胰腺导管上皮经多步骤生长、进展所致的吗？"这一问题让许多涉足此领域的临床工作者及研究人员深感困惑。

实际上，胰腺癌的癌前病变还有其他候补选项。过去认为内分泌细胞、泡心细胞与癌前病变相关，而最近逐渐得到学界关注的病变是 ADM 和 AFL。

ADM 是 acinar-to-ductal metaplasia 的缩写，指腺泡细胞因胰腺炎等原因脱落后，从泡心细胞附近重新生成的再生性腺管状组织（图 1）。形态上类似于肝脏中可见的细胆管。AFL 是 atypical flat lesion 的缩写，可以理解为具有异型性 ADM 细胞及环绕于其周围增生的纤维所形成的结构（图 2）。有些假说认为这些病变可能与胰管分支的 PanIN 相关，也可能直接发展成浸润性癌。此外，有推测认为这些病变在发生发展过程有着与 PanIN 不同的分子机制。

我期待这些"候补"的癌前病变，今后能对胰腺癌的早期诊断以及阐明胰腺癌的发生发展过程有所帮助。但遗憾的是，这些研究大多还只停留于动物实验水平。在人体上验证"胰腺癌由 ADM、AFL 发展而来"这一假说相当困难，这也是今后需进一步研究的课题。

（福嶋）

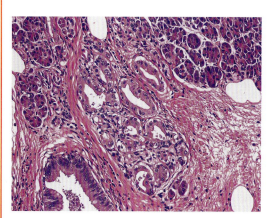

图 1 ADM

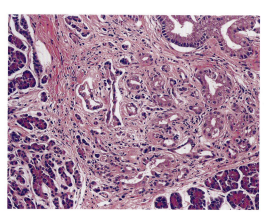

图 2 AFL

8 淋巴组织增殖性疾病

A 消化系统淋巴瘤

1）怀疑淋巴组织增殖性病变时的基本检查流程 [*1]

> ◉ **怀疑淋巴组织增殖性病变时的检查流程**
>
> 1. 是否为淋巴瘤？
> 2. 如果是淋巴瘤，是霍奇金淋巴瘤还是非霍奇金淋巴瘤？
> 3. 如果是非霍奇金淋巴瘤，是惰性还是侵袭性？
> 4. 如果是非霍奇金淋巴瘤，是 B 细胞淋巴瘤还是 T/NK 细胞淋巴瘤？
> 5. 如果是非霍奇金淋巴瘤，具体是哪种类型？

上述流程中的步骤 1 所进行的区分最为重要，同时也最为困难。这是因为存在不少组织学表现易与淋巴瘤混淆的恶性肿瘤和反应性淋巴组织增生性病变（后述）。

2）活检组织诊断的注意事项

活检组织只是构成病灶的一部分，故可能会出现临床诊断和活检组织诊断不一致的情况。如果两者之间存在分歧，为了获得明确诊断，需要科室间交换各种信息综合判断。

3）消化道淋巴瘤的概念

日本人罹患的淋巴瘤中，约 50% 的病例原发部位在结外器官（即结外淋巴瘤）。而消化道淋巴瘤又占结外淋巴瘤的 30%，其中绝大多数发生于胃和肠道，且大多数为非霍奇金淋巴瘤。按部位划分，胃是最常见的发病器官，其次是小肠和大肠。原发于食管的淋巴瘤或消化道原发的霍奇金淋巴瘤在临床上相当罕见。临床上最好能将初发于消化道的淋巴瘤（称为消化道原发淋巴瘤），以及原发于其他器官的淋巴瘤或白血病继发侵犯消化道的情况进行鉴别，但进展期病例（尤其分期较晚时）往往难以区分 [*2]。

[*1] 现在仍有部分临床医生认为淋巴瘤的诊断主要依靠免疫组化，其实这是个很大的误区。正确的思路应该是先在 HE 染色标本上进行形态学诊断，将诊断范围缩小到一定程度（大致分型），在此基础上再进行免疫组化染色。

[*2] 明确造血系统肿瘤的原发器官往往比实体瘤要来得困难。

4）消化道淋巴瘤的类型

*3　在临床实践中，非霍奇金淋巴瘤可大致分为惰性淋巴瘤和侵袭性淋巴瘤。可将前者视为进展缓慢的亚组（可进行随访），而将后者视为进展较快的亚组（应尽早开始治疗）。在此分组基础上引入高度侵袭性淋巴瘤（生物学行为上极具侵袭性，需要立即治疗的亚组），则可将非霍奇金淋巴瘤按照临床发展的不同分为3个亚组。这个分类方式至今仍因其较高的实用性而被广泛使用。

与白血病类似，对淋巴瘤进行病理学诊断时，必须明确此类型是否有必要立即开始治疗，这一点至关重要[*3]。事实上，有些类型的淋巴瘤进展迅速，或形成肿块导致肠腔狭窄和肠套叠，或形成溃疡造成穿孔（腹膜炎）。而另一些类型则进展极其缓慢，往往无临床症状。尽管淋巴瘤种类繁多，但经常遇到的类型较为有限。因此，掌握这些常见类型的特征就显得极为重要。

迄今为止，B 细胞淋巴瘤中最常见的类型为弥漫大 B 细胞淋巴瘤，其次是 MALT 淋巴瘤、滤泡性淋巴瘤、套细胞淋巴瘤和 Burkitt 淋巴瘤。

另一方面，T 细胞淋巴瘤中，除了非 NK 细胞性且 HTLV-1 阴性的外周 T 细胞淋巴瘤，还有成人 T 细胞白血病/淋巴瘤以及肠病相关性 T 细胞淋巴瘤。

这些类型中，Burkitt 淋巴瘤、肠病相关性 T 细胞淋巴瘤和成人 T 细胞白血病/淋巴瘤（急性型或淋巴瘤型）相比其他类型进展更快，必须尽快开始治疗。因此，病理诊断申请单上往往可以见到红色字体书写的"十万火急"等字眼。病理部门的工作人员也会理解这是真正意义上的紧急情况，并会迅速开展工作。另一方面，MALT 淋巴瘤、滤泡性淋巴瘤和套细胞淋巴瘤进展相对缓慢，因此治疗的急迫性相对较低。前两者根据具体的病情分期可选择随访而不治疗，但套细胞淋巴瘤由于恶性程度并不低，故原则上需要进行化疗。因此，如果遇到难以对这 3 类淋巴瘤进行鉴别的情况，也可借助分子生物学技术（如检查染色体易位等）明确疾病类型。另外，染色体易位检查对于消化科医生来说较为陌生，所以笔者强烈建议提前与自己所在医院的肿瘤科医生、病理医生或临床检验部门的技术员相互协商以确定标本的送检方法和接收时间。表Ⅲ-16 总结了各种检查技术对组织标本处理方法的要求，可供参考。

> **○ 消化道淋巴瘤的主要类型（2017 年 WHO 分类·第 4 版 补充版）**
> 1. 成熟 B 细胞性肿瘤
>   - 弥漫大 B 细胞淋巴瘤，非特殊类型
>   - MALT（黏膜相关淋巴组织结外边缘区）淋巴瘤
>   - 滤泡性淋巴瘤
>   - 套细胞淋巴瘤
>   - Burkitt 淋巴瘤
> 2. 成熟 T 细胞性肿瘤
>   - 肠病相关性 T 细胞淋巴瘤
>   - 成人 T 细胞白血病/淋巴瘤
>   - 外周 T 细胞淋巴瘤，非特殊类型

表Ⅲ-16　各种检查技术所需组织标本的处理方法

	标本的保存状态		
	新鲜标本	冻存标本	福尔马林固定·石蜡包埋标本*
细胞形态的观察	△	△	○
针对细胞质和部分膜抗原的免疫组化	×	○	○
针对细胞膜上免疫球蛋白的免疫组化	×	○	×
流式细胞检测分析	○	×	×
Southern Blot（DNA 印迹法）	○	○	×
PCR 法	○	○	△
染色体分析：G-banding	○	×	×
染色体分析：FISH	○	○	△

○：可以；△：一定条件下可以；×：不可以。

PCR：polymerase chain reaction。

FISH：fluorescence in situ hybridization。

*：黏膜活检组织只有 1 块时，优先进行福尔马林固定。如果采集到充足的组织，则可将部分没有坏死的病变处新鲜组织保留下来，以供流式细胞检测进行性质分析。

B　淋巴瘤与反应性淋巴组织增生性病变的鉴别

　　通常病理医生对消化道淋巴组织增殖性病变属于反应性还是肿瘤性进行鉴别诊断有一定难度。原本人类淋巴细胞就可因各种抗原刺激而变大（母细胞化）。并不是所有的大淋巴细胞都是肿瘤性淋巴细胞，因此仅凭淋巴细胞的大小难以判断它们属于肿瘤性还是反应性。事实上，也有不少反应性病变内混有大量大型异型淋巴细胞，或存在一些由核异型度较低的淋巴细胞构成的淋巴瘤（如 MALT 淋巴瘤和滤泡性淋巴瘤）。在 HE 染色标本中，首先应观察有无巨细胞，其次观察有无结节性结构，最后观察细胞的大小和形态并据此进行鉴别，这样的诊断思路是基本中的基本（图Ⅲ-99）[*4]。

*4　先进行形态学观察，缩小鉴别范围后再进行免疫组化染色的诊断思路极为重要。

1）鉴别诊断的线索

（1）有无巨细胞

　　首先明确间质组织中出现的各种细胞的种类［淋巴细胞、浆细胞、粒细胞、组织细胞、成纤维细胞、血管内皮细胞、原本不存在于间质的细胞（如巨细胞、印戒样细胞、含有色素的细胞等）］及其数量。如果间质中出现醒目的大型细胞或形态异常的单核～巨细胞，除了要考虑成人 T 细胞白血病/淋巴瘤、弥漫大细胞淋巴瘤、恶性黑色素瘤、转移性肺癌等恶性肿瘤外，还需考虑病毒感染的细胞（巨细胞病毒等）、母细胞化的淋巴细胞（活化的淋巴细胞）以及组织细胞的可能性，并开展进一步检查。

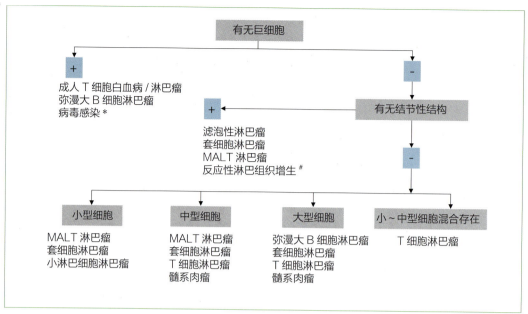

图Ⅲ-99   淋巴组织增殖性病变的病理学鉴别诊断流程

*：巨细胞病毒感染的细胞往往会巨细胞化

\#：反应性淋巴组织增生可见于 *Hp* 感染性胃炎、耶尔森小肠炎 / 回肠末端炎、衣原体直肠炎。

（2）有无结节性结构

当结节性结构清晰时，可区分是原来的次级淋巴小结（又称为淋巴滤泡）还是由肿瘤细胞构成的结节。大多数具有生发中心且能维持细胞分布极性的结节性病变是反应性病变，包括胃部的幽门螺杆菌（*Hp*）感染性胃炎、肠道的耶尔森菌小肠炎和衣原体直肠炎。生发中心经常可见到名为中心母细胞（centroblast）的大型 B 细胞，不应将其误认为是肿瘤细胞。此外，在反应性淋巴组织增生中，滤泡的边缘区（marginal zone）扩大易与 MALT 淋巴瘤相混淆。

另一方面，对于生发中心部分或完全消失的结节性病变，需考虑滤泡性淋巴瘤和套细胞淋巴瘤的可能并进行针对性检查。即使是结节性结构，其轮廓也有从"清晰"到"模糊"不等的表现。前者容易让人联想到滤泡性淋巴瘤，后者则让人联想到套细胞淋巴瘤，尽管有些主观，但仍然是诊断价值较高的形态学表现。因此，尽量培养在低倍视野下仔细寻找有无结节性结构的习惯（图Ⅲ-100）。

如果没有结节性结构，必须要鉴别是非特异性的炎症细胞浸润灶，还是肿瘤细胞的弥漫性浸润。这里应该关注的是细胞组成。当细胞组成极为单一时，仍要考虑肿瘤性病变的可能性。另外，尽管缺乏生发中心结构，但若出

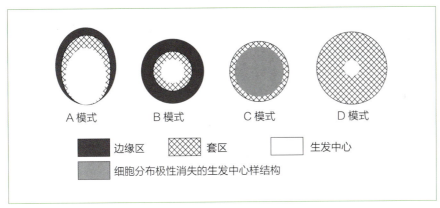

图Ⅲ-100 低倍视野下观察到的结节性结构

*：A、B 模式呈现 3 层结构，C、D 模式呈现双层结构。A 模式是淋巴组织增生的基本表现模式。B 模式又可称为边缘区模式，除了见于淋巴组织增生之外，也可见于 MALT 淋巴瘤。C 模式见于滤泡性淋巴瘤，D 模式又称之为套区模式，是套细胞淋巴瘤的基本表现模式。

现吞噬胞核 / 胞质碎片的组织细胞（tingible body macrophage[*5]）和核分裂象明显的情况，也有肿瘤性病变的可能性。

[*5] 也译为"易染体巨噬细胞"

（3）组成细胞的大小与形态

淋巴细胞的大小用大型、中型、小型来表示，习惯上通过与组织细胞、成熟淋巴细胞及血管内皮细胞的核相比较来判断。在非肿瘤性淋巴细胞中，B 细胞的体积大小不等，但浆细胞和 T 细胞的体积总体偏小。肿瘤淋巴细胞的核大小则因疾病类型而异（图Ⅲ-101）。大型的异型淋巴细胞弥漫性增殖可考虑为大细胞淋巴瘤。在以中型异型淋巴细胞为主的增殖性病变中，细胞组成极其单一时需考虑套细胞淋巴瘤。存在较多吞噬核和胞浆碎片的组织细胞时需考虑 Burkitt 淋巴瘤，并据此开展针对性检查。另外，淋巴瘤组织的间质中通常存在一些淋巴细胞。如果间质中没有可辨认的淋巴细胞，要考虑恶性黑色素瘤和低分化癌等其他系统的恶性肿瘤的可能。

最后，应着眼于组成细胞的细胞核及细胞形态。如果见到有一侧有明显裂沟的细胞核，应考虑滤泡性淋巴瘤等 B 细胞性肿瘤；如果见到核桃（脑回）样复杂的立体裂沟的细胞核，则应考虑 T 细胞性肿瘤。另外，核内包涵体和细胞质内包涵体等嗜酸性球状结构物可作为浆细胞分化的形态学依据[*6]。像这样对从 HE 染色标本中获取的信息按一定条理顺序进行斟酌分析，是病理诊断中不可或缺的一个环节。

[*6] 由浆细胞产生的免疫球蛋白聚集形成的球形结构中，存在于细胞核中的称为 Dutcher 小体，存在于细胞质的称为 Russell 小体。两者都是在 HE 染色标本中就可以观察到的结构。

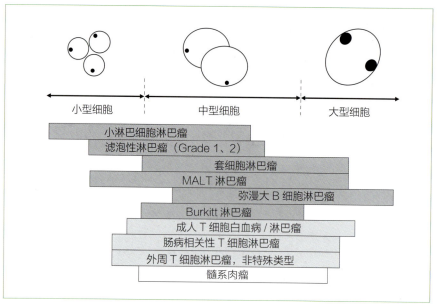

图Ⅲ-101　淋巴系统肿瘤的细胞核尺寸的多样性

　代表 B 细胞淋巴瘤，　　代表 T 细胞淋巴瘤。

2）MALT 淋巴瘤的病理表现

　　MALT 淋巴瘤又名黏膜相关淋巴组织结外边缘区淋巴瘤。因为名称过于冗长，也称为边缘区淋巴瘤。目前，MALT 淋巴瘤是国际上公认的发生于结外器官的惰性（预后良好）且异型性较小（细胞形态为小型~中型）的 B 细胞淋巴瘤。本类型背景往往伴有慢性持续性炎症病变，病理组织学上往往难以与淋巴组织增生（lymphoid tissue hyperplasia）相鉴别。尤其在小型活检组织中，淋巴组织增生和 MALT 淋巴瘤两者的鉴别很难，给临床医生和病理医生带来很大压力。

　　日常诊疗中遇到的胃 MALT 淋巴瘤大致分为 3 个亚群：对 *Hp* 根除治疗有反应的亚群、向弥漫大 B 细胞淋巴瘤发生组织学转化的亚群和对 *Hp* 根除治疗抵抗的亚群。目前，胃部局限型 MALT 淋巴瘤大多首选 *Hp* 的根除治疗。如果在除菌治疗后病灶仍难以缩小（如形成大型肿块或出现多脏器病变），则需追加放射治疗或化疗。发生于肠道的 MALT 淋巴瘤绝大多数为隆起型病变，较大的病灶可导致肠套叠等急腹症而不得不接受开腹手术甚至肠切除。

　　下面对胃肠道 MALT 淋巴瘤的病理组织学特征进行梳理。教科书中对 MALT 淋巴瘤的特点记载如下：①主要位于滤泡的边缘区（套区外侧的区域）；②小型~中型的淋巴瘤细胞弥漫性增殖；③经常可见浆细胞和胞浆淡

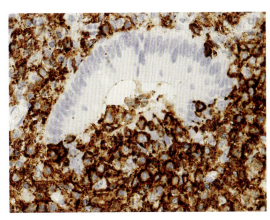

图Ⅲ-102　MALT 淋巴瘤中的淋巴上皮病变

免疫组化染色（CD20 抗体）。黏膜固有层增殖的肿瘤性 B 细胞（褐色细胞）从腺管的基底膜侧开始浸润并破坏部分腺体结构。这种现象称为淋巴上皮病变（lymphoepithelial lesion）。

染的中型淋巴细胞（单核样 B 细胞）混杂存在；④这些淋巴瘤细胞浸润腺上皮，造成腺体不同程度的结构破坏（图Ⅲ-102）。

与其他 B 细胞淋巴瘤相比，MALT 淋巴瘤的组成细胞（淋巴瘤细胞）的核异型性通常较低，因此难以与淋巴组织增生的形态相鉴别，这个问题在活检组织中尤为突出。在这种情况下，检查免疫球蛋白轻链（κ 链和 λ 链）的阳性率可作为鉴别诊断的线索。

通过对福尔马林固定的组织切片进行免疫组化染色，可鉴定免疫球蛋白轻链的表达状态（仅限于细胞质内的免疫球蛋白），有助于诊断伴明显浆细胞分化的 MALT 淋巴瘤。流式细胞检测可检查细胞膜上的免疫球蛋白，相比于福尔马林固定的组织切片上进行的免疫组化染色精确度更高。如果可通过内镜下黏膜切除术（endoscopic mucosal resection；EMR）或息肉切除术获取足量的组织，建议将部分新鲜标本用于流式细胞检测[7]。若病灶处淋巴细胞中免疫球蛋白的轻链阳性率相近，可判断为反应性（非肿瘤性）；若任一轻链的阳性率异乎寻常地增高，则倾向考虑肿瘤性病变，即 B 细胞淋巴瘤的可能性极高（图Ⅲ-103）[8]。在此基础上结合细胞 / 组织形态学表现综合考虑，可获得更为准确的病理诊断。

3）反应性淋巴组织增生性病变的病理表现

病变在大体上表现为乳白色的半球状 ~ 多结节性隆起，有时顶部可伴有浅溃疡。病变有时可多发。过去将发生于胃的病变称为反应性淋巴网状组织增生（reactive lymphoreticular hyperplasia；RLH），将发生于直肠的病例称为直肠扁桃体（rectal tonsil）[9]。虽然目前也有不少学者认为这些病变大多应该被归类到现在的 MALT 淋巴瘤中，但实际上也不是那么容易就能下定论的。

病理组织学的基本表现为黏膜内及黏膜下组织的淋巴组织增生（图

[7] 切忌将用于流式细胞检测的标本浸泡在福尔马林中，可用生理盐水润湿的纱布包好后送往检验室。

[8] 免疫球蛋白轻链的表达呈现显著偏向性的现象称为免疫球蛋白轻链限制性（light chain restriction），是诊断 B 细胞淋巴瘤强有力的依据。

[9] 淋巴网状系统这个术语已经很久没被使用。正因如此，最近 RLH 被当作 reactire lymphoid tissue hyperplasia（反应性淋巴组织增生）的缩写形式。

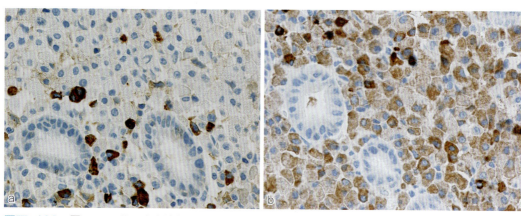

图Ⅲ-103　胃 MALT 淋巴瘤中的免疫球蛋白轻链限制

a：免疫组化染色（免疫球蛋白 κ 链抗体）。细胞质中表达 κ 链的浆细胞样淋巴细胞（褐色细胞）数量极少。

b：免疫组化染色（免疫球蛋白 λ 链抗体）。几乎所有的浆细胞样淋巴细胞都有 λ 链的表达。与 a 相比，免疫球蛋白轻链的表达具有明显的偏向性，这是判断淋巴细胞呈克隆性（clonal）增殖的有力依据。根据这个染色结果诊断为 B 细胞淋巴瘤。

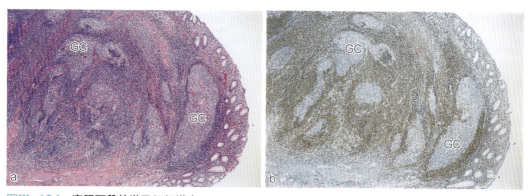

图Ⅲ-104　直肠下段的淋巴组织增生

a：黏膜深部到黏膜下组织可见淋巴组织增生。生发中心（germinal center；GC）存在不同程度的扩大，套区周围的边缘区也扩大。本病例利用新鲜组织进行流式细胞检测，未发现免疫球蛋白轻链限制性表达，故诊断为淋巴组织增生。

b：免疫组化染色（BCL-2 抗体）。BCL-2 阳性细胞主要分布在套区和边缘区，极少数位于生发中心（GC）内部。这种染色结果也可较明确排除滤泡性淋巴瘤的诊断。

Ⅲ-104）。具体表现为生发中心扩大，套区和边缘区（marginal zone）增宽。在扩大的生发中心内部往往可见明显的易染体巨噬细胞。另外，生发中心的淋巴细胞的分布极性基本存在。与 MALT 淋巴瘤进行鉴别时，评估边缘区 B 细胞的形态极为重要。如果该区域中核轻度凹陷的 B 细胞，即中心细胞样细胞（centrocyte-like cell）或淡染胞浆的 B 细胞（单核样 B 细胞）明显增加，需考虑 MALT 淋巴瘤的可能（图Ⅲ-105）。排除其他类型的 B 细胞淋巴瘤后，仍无法确诊 MALT 淋巴瘤时，可选择严密的随访观察。小型活检

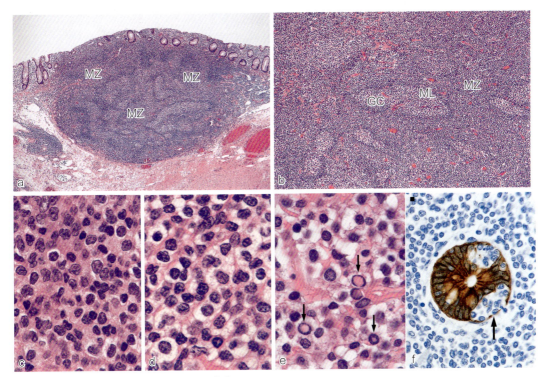

图Ⅲ-105　直肠 MALT 淋巴瘤的组织学表现

a：直肠黏膜固有层到黏膜下层可见边缘区（marginal zone；MZ）扩大的结节性病变。病变部位正上方的隐窝
　密度低于周边黏膜。本病例利用新鲜组织进行流式细胞检测，可见免疫球蛋白轻链限制性表达。

b：在围绕生发中心（GC）的套区（mantle layer；ML）外侧（MZ），可见淋巴细胞增殖。这种增殖模式称为边
　缘区模式（参考图Ⅲ-100）。

c：可见具有轻度凹陷细胞核、形似生发中心细胞的小型~中型异型淋巴细胞（centrocytelike cell）。

d：细胞质淡染的单核细胞样异型淋巴细胞集簇分布。

e：可见反映浆细胞分化的粉红色的核内包涵体（Dutcher 小体：↓）。

f：免疫组化染色（细胞角蛋白抗体）。表达细胞角蛋白的隐窝上皮内可见淋巴细胞浸润，形成淋巴上皮病变（↑）。

组织往往不易诊断，若条件允许，最好选择内镜下切除病灶以获取较大的标
本，并结合上述的流式细胞检测的检查结果进行诊断。

　　通过免疫组化染色，一定能在生发中心内观察到 BCL-2 蛋白阴性且
CD10 阳性的 B 细胞（生发中心细胞）。如果大多数生发中心的淋巴细胞表
达 BCL-2，则应高度怀疑滤泡性淋巴瘤，并重新审视 HE 染色标本。

　　表Ⅲ-17 中总结了淋巴组织增殖性病变的病理诊断中免疫组织化学染
色的应用方法，表Ⅲ-18 中总结了发生于胃肠道、具有代表性的 B 细胞淋
巴瘤的鉴别要点，以供参考。

表Ⅲ-17　淋巴组织增殖性病变的病理诊断中免疫组化染色的应用方法

应用目的及必要的染色	备注
◎ 判断是否为淋巴组织增殖性疾病 CD45 (leukocyte common antigen；LCA)， Cytokeratin (AE1/AE3 及 CAM5.2 等)	EMA 在浆细胞肿瘤和间变性大细胞淋巴瘤中经常呈阳性反应
◎ 判断是 B 细胞、T/NK 细胞还是浆细胞来源时 CD3，CD20，CD79a，免疫球蛋白轻链（κ，λ）	T/NK 细胞性：CD3，CD4，CD8，CD56 B 细胞性：CD20，CD79a 浆细胞性：CD79a，免疫球蛋白轻链（κ，λ） 为了确定 T/NK 细胞性淋巴瘤的亚型分类，有时会检查 granzyme-B、TIA-1 等细胞毒性蛋白和 EBER 的表达
◎ MALT 淋巴瘤与反应性淋巴组织增生性病变的鉴别	目前用于鉴别的标记物较为有限
◎ 滤泡性淋巴瘤与反应性淋巴组织增生性病变的鉴别 BCL-2	滤泡性淋巴瘤 BCL-2 阳性区域与结节一致，反应性淋巴组织增生性病变的生发中心 BCL-2 阴性，套区 BCL-2 阳性 滤泡性淋巴瘤：CD10 (+)，CD20 (+)，BCL-2 (+) 少数情况下，BCL-2 的表达也较弱。
◎ 判断是否为套细胞淋巴瘤 CD5，CD20，Cyclin-D1	套细胞淋巴瘤：CD5 (+)，CD20 (+)，cyclin-D1 (+)
◎ 小型~中型淋巴细胞构成的弥漫性淋巴瘤的鉴别 CD3，CD4，CD5，CD8，CD10，CD56，BCL-，Ki-67	Burkitt 淋巴瘤：CD10 (+)，BCL-2 (-)，Ki-67 标记率＞99% T 细胞淋巴瘤：CD3，CD4，CD8，CD56
◎ 明确有无淋巴上皮病变 (lymphoepithelial lesion；LEL) Cytokeratin (AE1/AE3 及 CAM5.2 等)	只有在腺上皮内浸润的肿瘤细胞为 B 细胞来源时，才能称为 LEL

表Ⅲ-18　由小型、中型淋巴细胞构成的 B 细胞淋巴瘤间的主要鉴别点

	Burkitt 淋巴瘤	MALT 淋巴瘤	套细胞淋巴瘤	滤泡性淋巴瘤
有无结节结构	－	±	±	+
有无淋巴上皮病变	±	+	±	±
肿瘤细胞的大小、形态	中型细胞 核无凹陷	小型~中型细胞 形似中心细胞	中型细胞 形似中心细胞	小型~中型~大型细胞 形似中心细胞或中心 母细胞
肿瘤细胞的免疫表型（经福尔马林固定的石蜡切片的检查结果）				
CD5	－	－/+*	+	－
CD10	+	－	－	+
CD23**	－	－	－	－
BCL-2‡	－	+	+	+
Cyclin-D1	－	－	+	－

*：极少数的 MALT 淋巴瘤可表达 CD5。

**：CD23 表达于慢性淋巴性白血病 / 小淋巴细胞淋巴瘤。此类型的进展期病例也可出现胃肠道的浸润。

‡：BCL-2 蛋白的表达情况对于上述各类型之间的鉴别帮助不大。

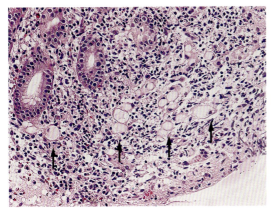

图III-106　胃 MALT 淋巴瘤中观察到的印戒细胞样上皮细胞

浅表型胃 MALT 淋巴瘤的活检组织所见。充满间质的小型淋巴细胞就是淋巴瘤细胞。乍一看与印戒细胞类似的细胞（↑）均为小凹上皮（表面黏液细胞）。高倍视野仔细观察上皮细胞的细胞核，明确其细胞核的异型性没有达到判断为癌的程度，这一点相当重要。

C　消化道淋巴瘤与其他恶性肿瘤的鉴别

如果通过 HE 染色标本的形态学观察怀疑淋巴瘤，应仔细鉴别并排除其他系统的恶性肿瘤。由于涉及的治疗策略完全不同，此过程极其重要。尤其是印戒细胞癌、淋巴细胞浸润性癌（淋巴上皮瘤样癌）、恶性黑色素瘤和内分泌细胞癌，一定要明确鉴别开。如果这些肿瘤组织学表现难以与淋巴瘤相鉴别，则需要结合临床表现、影像学检查结果、血液 / 生化检查结果进行综合分析[*10]，更需要注意在多个方面存在的难以预料的陷阱。

[*10]　有时需记得回归初心（从病理回归临床）。

1）MALT 淋巴瘤与印戒细胞癌的鉴别

胃内 MALT 淋巴瘤的黏膜内病变中，肿瘤性异型淋巴细胞的浸润会破坏原有的腺体结构，甚至会使腺上皮细胞处于单个细胞的离散状态。特别是胃小凹上皮细胞和颈黏液细胞出现分离、变性时，乍一看与印戒细胞（signet-ring cell）极其类似。这些单个分散的细胞有被误认为是印戒细胞癌的风险（图III-106）。但这些孤立细胞的没有明显核异型性，与真正的印戒细胞癌相比差异性较强。注意勿将细胞内黏液丰富的孤立性上皮细胞误认为是印戒细胞癌。即使临床诊断已经怀疑胃癌，但只要在病理组织学检查上发现差异，就需考虑 MALT 淋巴瘤的可能性。

2）MALT 淋巴瘤与淋巴细胞浸润性癌（淋巴上皮瘤样癌）的鉴别

胃淋巴细胞浸润性癌（间质内存在高度淋巴细胞浸润的胃癌）除了深部浸润处，在黏膜内癌处也有大量的非肿瘤性淋巴细胞（主要是 T 细胞）侵入癌腺管内。黏膜内癌处的组织表现看起来就像 MALT 淋巴瘤的淋巴上皮病变（lymphoepithelial lesion）一样（图III-107a）。若据此表现就直接判断

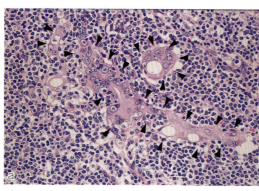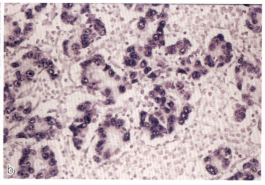

图Ⅲ-107　易与 MALT 淋巴瘤混淆的淋巴细胞浸润性胃癌

a：伴有淋巴细胞浸润的肿瘤性腺管（▲）容易与 MALT 淋巴瘤所见的淋巴上皮病变相混淆。此时不应将注意力
　放在间质中的淋巴细胞上，而应着眼于腺管的结构异型性和上皮细胞的核异型性，这是淋巴细胞浸润性胃癌的
　病理诊断中至关重要的一点。

b：构成肿瘤性腺管的上皮细胞核被 EBER 标记为藏青色。

为 MALT 淋巴瘤是极其危险的。诊断胃癌的正确做法是，着眼于"躲藏"在淋巴细胞浸润灶中、形成腺管的上皮细胞的核异型性，仔细寻找黏膜内残存的管状腺癌。原位杂交检测大多可见与癌细胞核分布一致的 EBER（Epstein-Barr virus-encoded small nuclear early region）阳性信号（图Ⅲ-107b）。

☕ 咖啡时间　11　出色的临床医生同样擅长自我管理

　　笔者在以前工作的医院时，有次接到一个进修医生的电话："病理诊断结果好像还是无法在诊疗终端上查看到……"

　　在没有搞清楚状况时，人们往往不理解哪里出了问题。笔者一开始也不理解这个进修医生想说什么，差点想回一句"……所以呢？"虽然话没讲完整，但这位进修医生言下之意似乎是想问："明明自己主管的患者的血液检查和其他检查结果都已经出现在诊疗终端上，为什么还看不到病理诊断结果？"。笔者认为这位进修医生可能潜意识将自己当作是能开具必要的检查项目、对检查结果进行核对以及筹备会议的"超级进修医生"吧。

　　当然，各个医疗机构都在进行多方面尝试以缩短周转时间（turn-around time；TAT），但病理标本数量却在不断增加，加上某些病例必须补充免疫组化染色等检查，使得病理检查无法像血液学检查那样在短时间内就可完成。

　　笔者认为，除去上述因素，出色的临床医生，对于申请书的书写方式（如明确注明待检病例的问题所在和希望获取的信息等），以及对于问题的询问方式（提问的技巧，或亲自进行镜检等）也与普通医生有着微妙的区别，因而总能在恰当的时机收获满意的成果。对于有志成为一名优秀的消化科医生的各位来说，在这些方面也务必要花心思多加琢磨。
　　　　　　　　　　　　　　　　　　　（福嶋）

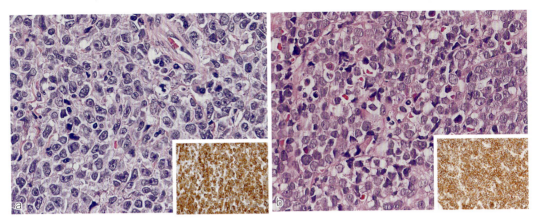

图Ⅲ-108　易与淋巴瘤混淆的其他系统的恶性肿瘤

a：直肠肛管移行部的恶性黑色素瘤。细胞核较大且核仁明显、细胞质丰富的肿瘤细胞弥漫性增生，乍一看酷似弥漫性大细胞淋巴瘤。HE 染色下无法辨认黑色素，但可通过 Melan A 抗体标记的免疫组化染色证明黑色素的存在（见插图）。

b：回肠末端的髓系肉瘤。可见染色质细腻、呈母细胞样形态的肿瘤细胞弥漫性增殖，乍一看酷似淋巴母细胞性淋巴瘤。肿瘤细胞间可见少数嗜酸性粒细胞。肿瘤细胞的胞质可用髓过氧化物酶抗体标记（见插图）。

3）其他

　　黑色素含量少的恶性黑色素瘤（图Ⅲ-108a）以及神经内分泌癌往往具有类似于大细胞性淋巴瘤或淋巴母细胞性淋巴瘤的细胞形态。由原粒细胞和原单核细胞样的肿瘤细胞构成的髓系肉瘤（myeloid sarcoma）（图Ⅲ-108b），其细胞形态类似于大细胞性淋巴瘤或淋巴母细胞性淋巴瘤，也需引起注意[11]。由于这些疾病发病率较低故较为陌生，因而在 HE 染色标本上往往难以鉴别。需通过免疫组化染色检查肿瘤细胞的类型，同时结合细胞形态进行诊断。

*11　肿瘤性原粒细胞和原单核细胞在髓外浸润处形成肿块的称为髓系肉瘤，过去称为"绿色瘤"，可在齿龈和胃肠道内形成大小不等的结节和肿块。这些病变有时首发于消化道，也可先于或伴随急性髓系白血病出现。

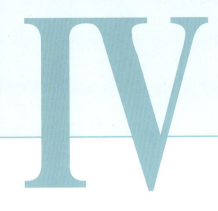

应用篇

将病理活用于疾病研究

在进行有关人类疾病的研究时，往往少不了病理形态学知识的支持。在起始阶段，最好先学习相关疾病／病变的病理学知识。由于近年来分析仪器性能不断提高，当讨论研究结果时，往往会综合多方面因素分析，近来甚至连病理标本本身（标本处理及固定方法、时间等）的分析都备受关注。

此外，研究内容的评估有时也会因相关图片（照片）呈现方式的不同而有很大的差异。

1   将病理活用于疾病研究的 15 个要点

本节主旨是将病理形态和病理诊断方面的知识最大限度地活用于研究工作中。掌握了这些要领，今后的工作及研究可能会得心应手。

病理科将活检与手术过程中采集的组织 / 细胞标本进行汇总，用于病理学及细胞病理学诊断。大多数标本是经福尔马林固定、石蜡包埋的组织，但也有部分是在福尔马林固定之前冷冻保存的组织。针对从这类病理标本中提取核酸等物质进行分析、明确标本上分子的表达以及开展临床病理研究时的注意事项，本章将进行重点阐述。

A   组织冻存的要点

1）迅速冻结

为了避免组织自溶，需使用洁净的器材，并尽可能快速地完成组织采集及冷冻操作。每次都要尽可能按相同的步骤和时间采集组织，并置于相同环境条件的冰箱中。

2）按用途分装保存样品

将组织冷冻保存时，就应考虑到将其融化后使用的情况。为避免反复冻融，应尽量将组织按必要的数量进行分装保存，这样可提高一些珍贵的标本的使用效率。

3）培养眼力

对于新鲜（未固定）组织中的肿瘤和非肿瘤部分的取样，有一定经验的病理医生应该不太容易出现差错。但即便如此，工作中有时也会遇到对于某个怀疑是肿瘤的坚硬部位进行取材时，却发现几乎都是纤维灶，而实际的肿瘤主体就在其周边的情况 [*1]。因此，为了能准确地完成组织取材，首先必须得重视肉眼观察力的培养。为确保万无一失，在分析时最好先试做一张组织切片以确定肿瘤的含量和位置等信息。

[*1]   如果缺乏这些经验，许多研究人员就不会进一步考证所得到的组织到底是真正的肿瘤组织（T）还是正常组织（N），从而进行毫无价值的实验。

B 蜡块标本的活用要点

1）勿将标本长时间浸泡于福尔马林固定液

并非所有石蜡封闭的组织标本都是相同的。如果在福尔马林中固定时间过长，核酸会发生裂解，即使通过 PCR 技术也无法扩增长链的 DNA 片段。考虑到伴随诊断等需求，日本病理学会推荐将组织标本（手术标本、内镜切除标本、活检标本）用 10% 磷酸盐缓冲福尔马林固定 6 ~ 48h[2]。

*2 《基因组诊疗用病理组织标本处理规约》（日本病理学会，2018年）。

2）一定要根据切片的要求选择组织蜡块

从某个组织中提取核酸等物质进行分析时，要明确该组织蜡块中是否包含用于制作 HE 染色切片及后续分析的靶组织[3]。如果只在组织蜡块的一侧发现待检组织，只要避开其他部位，即使其含量很少，也可以仅针对待检组织进行采集。

*3 按这样的流程操作，即使遇到不同肿瘤组织学类型混杂存在等复杂的情况，也能做好相应处理。

3）使用切片机制作蜡块切片

从某个组织中提取核酸等物质进行分析时，通常需制成 $10 \sim 20\mu m$ 厚度的薄片，这种厚度切片的制作必须依靠切片机。有部分人会用刻刀等工具削割组织蜡块，殊不知这样会严重破坏蜡块，使之后续无法用于切片制作，最终无法对诊断结果进行验证，所得关键数据的可靠性也可能受到质疑。

◎ 咖啡时间 12 在日常的病理诊断中不断学习

病理医生每天都需借助显微镜观察病理切片，经常一边参考各种教科书和图谱，一边书写病理诊断报告，这些工作占据了绝大部分时间。在旁人看来，这似乎是一份极其无聊且缺乏激情的工作，但事实并非如此。在此笔者将围绕报告这点做简单叙述。

虽然我经常一边和进修医生一起检查他们书写的"诊断初稿"，一边会在报告末尾进行批注修改，但还是一有机会就不厌其烦地对他们重复："不要写出让人产生歧义的报告""为什么只否定 B 就能得出结论？""是复制粘贴之前的报告吧！"等等。虽然这些苦口婆心的唠叨肯定会遭到嫌弃，但把组织学所见和依照组织学所见联想到的疾病，用恰当的语言表达出来，原本就是病理诊断学的基本要求，因此，表述能力必须要达到一定的水平。一旦驾驭了这种感觉和技巧，不仅有助于书写病理诊断报告，对会议上的病例报告、学会论文发表、论文执笔等方面都大有裨益。

在这个专栏的标题中加入"日常的"是有一定道理的。这是因为日常的业务工作中就包含许许多多值得学习的要点，并不存在某些特别的捷径。换句话说，就是"不积跬步，无以至千里"。 （福嶋）

C   特殊（含免疫组化）染色的活用要点

1）必须设置对照

无论什么类型的实验，都要设置阳性对照（positive control）或阴性对照（negative control）。由于免疫组化染色已广泛用于常规诊断且为人所熟知，因此有些人对设置对照的操作就比较敷衍。应尽可能在同一标本内或至少在同一个实验流程中设置一个对照样本。

2）制成的切片应尽可能囊括周边组织

*4 参照"免疫组化染色"部分的内容（→34页）。

在进行免疫组化染色时，首先要在 HE 染色切片中明确组织构成，然后观察所用的抗体与组织上的哪些细胞和结构发生反应。明确染色定位到细胞质、细胞膜还是细胞核这一点尤为重要 *4。如果制备的同一张切片中含有可作为内部对照（internal control）的组织 / 细胞，可与之对比来评估染色结果，进一步提高评估的客观性。

◎ 咖啡时间 13   数字化病理会带来什么变化？

我们现在处于一个高度数字化的时代。由于"万物皆可数字化"，病理学也不可避免地被卷入数字化的浪潮之中。就像担心电子书的出现会使纸质书消失而杞人忧天那样，数字化病理是否也不像想象中的那般普及？当然，书籍和病理诊断两者的认可问题存在极大差异，其前景还不得而知。

病理标本数字化带来的好处相当多。首先，病理医生对于显微镜的依赖性会大幅度下降，只要把数据保存在硬盘里，不必去仓库取切片，就可直接在 PC 上查看。另外，可将标本的 HE 切片和免疫组化切片同时放大，免疫组化中的阳性细胞与 HE 下形态的对比变得极其容易。而且只要借助互联网，就能实现远程诊断。

但如同纸质书一样，显微镜也有其难以替代的优点，如可以快速设置参数并快速浏览，而数字病理的浏览器还没有达到这种便捷性，这多少让人有些沮丧。此外，使用显微镜，即使稍微厚一点的切片也可通过改变焦距得到良好的观察。有些人可能认为这些都是微不足道的事情。但在日常繁重的工作量面前，这些"不足挂齿"的小麻烦很快就会堆积如山。

所以，对于未来的病理发展，到底是完全被数字化病理取代，还是如同纸质书和电子书那样实现共存，相信不到 5 年就会出现一个大致明确的发展态势。

（福嶋）

3）明确染色结果是否具有可重复性

免疫组化染色说到底也是一种染色技术，最终只是看待检组织有没有着色。虽然机制是只有发生抗原抗体反应的部位才会显色，但实际上有时许多成分都可非特异性显色（或该显色的成分反而不显色），有时又会遇到一些"似阴似阳"的染色结果。为了明确这些假阳性/假阴性，必须设置对照，也可再行几次相同的实验，以明确结果具有可重复性。

4）实验的初始条件设置极为重要

染色结果通常通过染色强度（强/弱）和染色模式（弥漫/局灶等）进行评估，原则上应在相同的染色条件下进行相同的实验，否则病例之间很难进行客观对比。因此，如果在实验过程中摸索到了最佳条件，有必要从头开始，将所有标本置于该条件下重新染色。

5）阳性部分的定位很重要，但应避免先入为主

在免疫组化染色中，首先要对靶蛋白的定位（细胞质、细胞膜、细胞核等）充分了解，在此基础上进行观察，这一点相当重要。若能避免这种先入为主的观念进行观察，有时会遇到意想不到的新发现[5]。

*5 许多人事后读到包含这些新发现的论文时都会心有不甘（后悔自己没能发现）。

6）必须回归到 HE 标本

经常将染色切片与 HE 标本进行比较来评估染色结果（包括染色的定位）非常重要。由于 HE 染色切片的表现是病理诊断学的基本框架，若以 HE 染色切片作为诊断基石，那么会加强结果评价的客观性，更易得到其他同道的认可。

D　病理信息的活用要点

1）不被诊断名称牵着鼻子走

提炼总结病例时必须要注意的一点是，疾病分类、组织学分类等不是一成不变的，疾病的概念和名称可能随着时间的推移而逐渐改变[6]。因此，在翻阅病理诊断报告或在数据库中检索时，如果对某一诊断名称有疑问，应将病理诊断报告的内容重新阅读一遍，有时还可能需要查看组织切片。

*6 如同"导管产黏液肿瘤"更名为"导管内乳头状黏液性肿瘤"一样。

数据从统计到最终发表需要花费大量时间，为了使这些数据具有更高的说服力和可信度，应极力避免从一开始就投机取巧。

2）不建议将报告内容直接作为结果用于数据分析

在恶性肿瘤的病理诊断报告上，脉管侵犯的程度等因素被分级评估。不少研究报告将这些因素直接按照报告上的数值（v1、v2、v3 等）加以分类，从而进行数据分析。其实在这种情况下，根据研究目的对目标病例组的某些因素进行评估时，应该使用在同一标准下、由相同评估人员[7]评估所得的结果。分级评估看似客观，但由于评估标准在不同的病理医生之间存在很大差异（除了"无"或"有"这种程度的评估外），因而我不认为将病理诊断报告原封不动地用于预后比较等统计分析是一件有意义的事情[8]。

3）Group 分类、Class 分类并非反映病变的级别

在实际诊疗工作中，将信息准确无误地传达给临床医生相当重要。因此不少病理医生在消化道活检中使用 Group 分类、在细胞学诊断中使用 Class 分类等[9]，将病理信息简便高效地传达给临床。但这些分类后面的数字仅仅是一种"记号"，并非真正的"数值"，也并非反映病变的级别，至少学术价值有限。因此，将这些"数字"作为数值进行统计学分析也是毫无意义的[10]。

[7]　为确保客观性，通常需 2 人以上。

[8]　如果这些结果以数值形式呈现，会让人产生"这些就是客观数据"的错觉，需引起注意。

[9]　如今 Class 分类的应用越来越少，可参见"细胞学诊断"（→ 21 页）和巴氏分类法的术语解说（→ 223 页）。

[10]　我也看过一个将 Class 分类结果绘制成时间序列图进而发表的荒诞研究。

☕ 咖啡时间 14　关于消化系统 WHO 分类的杂谈

2010 年 WHO 修订了消化系统肿瘤分类，虽然已经过去很长时间了，但当时对几个重大分类及名称的变更还是让人记忆犹新。在那之后，有些术语已经沿用下来，有部分仍然存在争议。一提到"WHO 分类"和"癌症处理规约"，让人感觉是不是有点像宪法之类的"权威宝典"般的存在？因此，大家掀起了一股先睹为快的风潮。对修订版相关要点进行解说的综述也会很快出版发行。我曾在本书第 2 版的前言中提过，我有幸参加了 2010 年的 WHO 分类共识 / 编辑会议。在这里，写一点当时参会的感受。

首先想说的是，WHO 分类说到底还是人类制订的标准，不可能百分之百正确，在进行编辑 / 校对时也难免存在一些纰漏之处。再者，从参编的成员来看，存在明显的国际偏向性（亚洲代表中只有日本学者，且上下消化道、肝胆、胰各部分内容均仅安排 1 人）。但那次会议也有令人钦佩的地方，会议持续时间很长，从早到晚，历时 3 天，所达成的共识具有一定的价值。其中会议当中最重要的一点就是，参会讨论的前提是已发表相关国际论文，否则无法参与讨论。反过来说也体现了成果预先论文化的重要性。当我看到会议中讨论的 IPNB 是以 Nakanuma 和 Zen 的论文为基础、ITPN 是以 Yamaguchi 等人的论文为基础时，让我重新认识到 WHO 也不容小觑。

（福嶋）

2 有助于会议报告、论文投稿的病理照片展示技巧

　　无论是会议报告还是论文投稿，照片展示环节都至关重要。尤其在进行病例报道时，若不能在照片中清晰展现病变特征，那么即使在口头或书面上进行大篇幅说明，也难以传达真正的含义。此外，由于学术性会议通常有时间限制，不可能分配出充足的时间专门用于大量病理照片的介绍。在此，我介绍一些实用技巧，借助精简的病理照片将想要传达的信息高效地传达给对方。虽然病理照片与其他照片之间没有太大区别，但如果能为不熟悉病理照片（尤其是组织学照片）的临床医生提供些许帮助，我将不胜荣幸。展示照片要做好以下两点：①立足于读者角度（即设身处地）；②保持一颗平常心。

A 展示病理照片的大原则

　　为了在有限的照片内更高效呈现想要展示的内容，必须设身处地地考虑受众需求（会议论文报告时是听众，论文投稿时是审稿人和一般读者）。绝不可抱着"这些照片只要一看就会明白了吧"这样傲慢的态度随意选择照片。

> ○ 做好"立足于读者角度"的建议
> 1. 适当选择具有代表性的照片，使想传达的内容能得以充分体现。
> 2. 添加适当说明，凸显照片特征。
> 3. 尽量选择外观精美的照片加以展示。

　　换言之，以上 3 点可以这样理解，即自己所表述的内容不至于引起听众、读者的不适，这是底线所在[*1]。其次，如果附有适当的说明（注解），阅读舒适度会进一步提高。再者，展示的病理照片务必做到精致美观，切忌展示低质量的照片。如果所呈现的照片能带来良好的视觉体验，那么观众在听取报告（或阅读）时确实会心情舒畅地接纳你的观点[*2]，对此我深有感触。面对"挑剔"的观众及读者，我们要付诸实践，一点点地积累经验，没有捷径可走。

B 大体照片拍摄的基础

　　为了能够一览（俯视）经新鲜或福尔马林固定后的消化器官系统器官（病变），需拍摄大体照片，即将它们展开或改刀后进行拍摄所得到的照片。可分为整体照（图Ⅳ-1a）和近距离照。在消化道还可拍摄中倍放大照和

[*1] 相信谁都有遇到过那种不考虑读者感受的文献，并对其感到厌烦。可以尝试将其作为反面教材，作为自己的写作过程中的一面警钟。

[*2] 能做到这一步再好不过了。

*3　平坦、隆起、凹陷、溃疡、狭窄、囊性、实性、出血等。

*4　单发还是多发？

侧面照（图Ⅳ-1b）。侧面照也叫斜俯视照，对于呈现隆起型病变的隆起部分极具价值。对于肝脏和胰腺等实质性脏器，必须拍摄切面 / 断面的照片（图Ⅳ-1c）。像病变的定位、性状 *3、数量 *4 等一目了然的内容都要滴水不漏地拍摄下来。此外，为了凸显小型病变表面或切面的性状，还需要将镜头逐渐贴近标本进行拍摄，即所谓的特写（close-up）。一般情况下，标本取材并进行石蜡包埋后无法拍摄大体照片。因此，为了不留遗憾，在这一步就要做好拍摄工作，并积累经验。

接下来，了解一下福尔马林固定前后标本的一般特征。

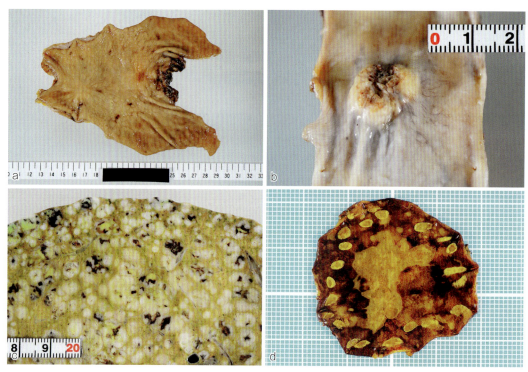

图Ⅳ-1　大体照片的拍摄要点

a：整体照（沿大弯侧展开的远端胃切除标本）。仅凭这 1 张照片就足以说明胃角小弯处的浅褐色病变和幽门胃窦小弯侧的溃疡瘢痕所处的位置。照片还能体现胃小区纹理的性状。这是 1 例 *Hp* 除菌治疗成功后发现的早期胃癌。

b：侧面照（食管浅表癌）。仅凭这张照片就能体现肿块主要位于黏膜~黏膜下组织。照片很好地展现了病灶极具张力的特点（饱满感）。隆起的顶部和隆起部分表面性状的差异也一目了然。肿瘤的组织学类型为基底细胞样鳞状细胞癌。

c：切面的近距离照片（肝切除标本）。仅凭这张照片就能观察到多发、大小 10mm 左右的结节，且这些结节与背景肝组织相比呈明显的褪色调。由于病灶几乎未产生胆汁，提示可能是一种特殊组织学类型的肿瘤。最终肿瘤的组织类型为肝原发未分化癌。本照片另一个值得注意的细节是，尽可能地减少背景留白，让被拍摄的病灶充满画面。

d：早期食管癌整体照（碘染后的状态）。由于碘不染区周边黏膜呈深褐色，所以推荐使用蓝色系（选用与褐色系呈反色 / 补色关系的颜色）背景板。这样一来，色彩对比就极其鲜明。此图是为了与内镜照片进行对比所必须留取的照片。

○ **新鲜标本和固定后标本的特征**

1. 新鲜（福尔马林固定前）标本
   1）对比性不佳，难以显示脏器和病变的位置关系。
   2）由于血液附着，照片整体色调泛红。
   3）可反映病变（切面）的真实性状和色调。
   4）只能拍摄有限的切面。
2. 固定后的标本
   1）色调有所改变。
   2）如果固定不当，容易产生变形。
   3）可从多个切面中选出最佳切面。

　　在了解上述优缺点的基础上拍摄大体照片，并从中选取用于展示的照片。摄影通常要求拍摄者具有一定的美感、技术及技巧，一般人通过努力后可以达到。虽然不同的摄影者有各自熟悉的拍摄手法，但要遵守最基本的规范。以下将列举展示大体照片的展示技巧，并按顺序进行解说。

○ **大体照片的展示技巧**

1. 充分考虑标本与背景的对比度。
2. 充分考虑标本与背景空间分配的平衡性。
3. 按照整体⇒细节的原则进行展示。
4. 果断删除价值不高的照片。

▶ 1：容易辨认的照片以及精美的照片一般都具有合适的对比度。脏器照片与其背景之间的对比度需引起重视。如果条件允许，可准备不同颜色（黑色、蓝色、绿色）的背景板。如果被拍摄的主体（标本）为白色～黄色，可选择蓝色～黑色的背景板。对于明显发红的新鲜标本或黑色～褐色的标本，则可选择白色～淡蓝色或绿色的背景板（图Ⅳ-1d）。对于固定后的标本，最好将其置于黑色～蓝色的背景板上进行大体拍照。

▶ 2：背景太大的话照片会显得很呆板，应尽可能使标本占据照片的大部分空间[*5]。

▶ 3：向别人说明或展示某一事物时，原则上按照从整体（粗略）到细节（详细）的顺序进行。照片展示中也遵循同样的规则。从细节到整体进行逆向说明的情况不是没有，但仅限于非常特殊的场合。因此，远景⇒近景（即整体照⇒近距离照）是照片展示中最基本的原则。

▶ 4：在照片数量有限制的情况下，可省略标本全貌。例如，在解说直径不足 10mm 早期胃癌的表面性状时，没有必要特意展示新鲜标本的全貌。当然，多发性胃癌和超预计进展的表层扩大型胃癌不在此要求内[*6]。

[*5] 对于数字化图像，可使用截图功能对其裁剪，非常方便。

[*6] 如果为了留作记录，有必要对全貌进行拍摄。另外，有些临床病理会议也希望报告者能提供更多的信息。因此需要学会随机应变。

☑范例展示 1 拍摄大体照片时标尺放置的位置

正常情况下，被切除的消化器官的大体标本旁会配备一个标尺进行拍照。这时，应该将标尺放在何处比较适宜呢？是根据当天的心情决定摆放的位置，还是有一个固定摆放位置？虽然没有规定要求一定要将其置于某处，但大家都知道应尽量避免将其放在让人感到突兀的地方。因为拍摄大体图片的主要对象是脏器和病变部位，所以不能让标尺成为碍眼的东西。

在拍摄标本整体图像时，习惯上将标尺置于"画面的下方"（**a，b**）。在拍摄标本近距离照片时，标尺置于右下方最为理想（**c**）。但是，因为标本的

种类、病变的形状和厚度的关系，有时也不方便将标尺置于右下方。这时可放在右上方（**d**）或左下方（**e**）。另外，像内镜切除后比较小的标本也可放在印有方格的测量板上进行拍摄（**f**）。需注意的是，无论哪种摆放方式，都不应干扰到拍摄主体。

虽然标尺的规格由拍摄人员的喜好而决定，但通常在拍摄脏器整体照时，往往选用以厘米为单位的刻度尺。在近距离拍摄病变时，选用以毫米为单位的刻度尺。然后试着拍摄手术标本和标尺刻度均充分对焦的照片，也可尝试从书籍或学会杂志上刊登的大体照片中寻找优质的范本。

（二村）

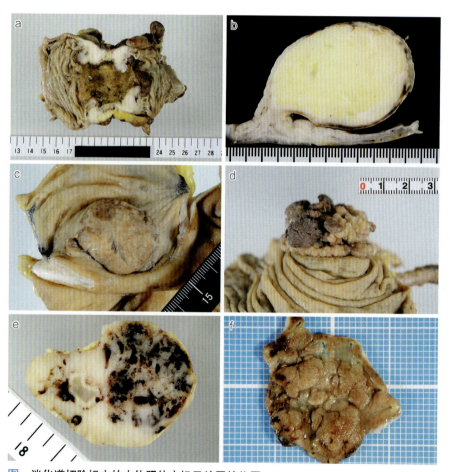

图 消化道切除标本的大体照片中标尺放置的位置

a、b 的标尺放置最为标准，可以说是范例。c、d、e 的标尺分别置于右下、右上、左下，没有任何不协调感。f 的内镜切除标本置于印有方格的测量板上进行拍摄。a. 乙状结肠 2 型进展期癌；b. 升结肠脂肪瘤；c. 回肠末端的 MALT 淋巴瘤；d. 盲肠腺瘤合并腺癌；e.GIST 的腹膜播散灶；f. 直肠腺瘤。

C　显微镜下照片（组织学照片）拍摄的基础

在实际工作中，委托病理医生拍摄组织学照片的临床医生并不在少数，但组织学照片与大体照片不同，即使拍摄不满意也可重复拍摄[*7]，建议临床医生至少也应尝试自己拍摄一次，可选择相应的组织学图谱刊登的图片作为良好的参照范本。以下列举了拍摄时的注意事项和展示照片的方法，并按顺序进行解说。

> **○ 显微镜下照片的展示技巧**
>
> 1. 将所想展示的内容置于画面中央。
> 2. 低倍放大视野下可囊括部分正常的组织。
> 3. 巧妙利用组织结构的基准线。
> 4. 将物镜的放大倍率调高后拍摄。
> 5. 不用拘泥于高倍放大，要合理利用中倍放大所见。
> 6. 合理应用箭头符号或插图。

▶ 1. 把想要展现的内容置于画面中央，即所谓的"日本国旗式构图"。这是极具代表性的摄影构图法，建议掌握。

▶ 2. 尽可能使照片囊括能辨认出某脏器正常结构的部分。例如，肝脏组织学照片要囊括门管区和中央静脉，消化道组织学照片要包含黏膜肌层（图IV-2a，b）或肠系膜，胰腺组织学照片要包括胰腺导管分支和腺泡组织，这样就能推测出该病变的来源，大致估计照片的放大倍率及病变的浸润深度。在消化系统领域，将病变部分和非病变部分的交界处囊括于一张照片之内也是常见的拍摄方式。

▶ 3. 当包含正常组织结构时，可使该结构的基准线与照片框架的基准线对齐，有时也会有意使两者形成一定角度的倾斜。

▶ 4. 有时候在显微镜下观察时感觉良好，一旦按下快门后，再回过头想想，还是在更高倍率拍摄的照片更容易辨认细节（图IV-2c，d）。看着已经生成的照片，会后悔没能再将倍率放大一点后拍摄，诸如此类的情况屡见不鲜[*8]。但不是所有的内容都需要置于高倍视野[*9]下进行摄影，最好事先明确照片中想要说明的内容（如组织结构或细胞形态等），然后据此决定合适的倍率进行拍摄。总之，这是一个需要不断积累经验、训练直觉的过程。

▶ 5. 展示组织学照片时的放大倍率有大致的原则。例如，在展示分化型胃癌的照片时，很少有人会直接展示物镜40×下的组织学照片，大家往往选择物镜10×或20×视野下拍摄的照片（图IV-3a），因为这样可呈现肿瘤组织的腺腔结构。如果为了展示消化道壁内结节性增殖的淋巴瘤，则倾向于选择在物镜2×或4×视野下进行拍摄。这是因为物镜40×视野下仅呈现淋巴细胞，无法体现病灶呈结节性增殖的形态。

[*7]　也是数码相机的优点之一。

[*8]　用数码相机拍摄组织学照片时，就不用再费力地盯着取景器，可以一边看着电脑画面，一边抓拍显示的图像。

[*9]　高倍视野通常是指物镜40×下的视野。习惯上，取其英文"high power field"的首字母，缩写成h.p.f.（或HPF）。

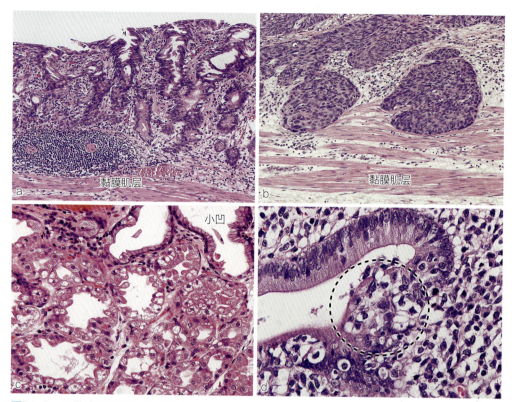

图IV-2 显微镜下照片的拍摄要点

a：胃的中分化管状腺癌。由于拍照时包含了下方的黏膜肌层，因此肿瘤腺管之间反复吻合、侧向进展的表现局限于黏膜中层的特点一目了然。黏膜肌层所处的水平线应与照片框架的水平线对齐，这一点需引起注意。

b：食管的中分化鳞状细胞癌。这张照片是针对肿瘤组织浸润黏膜肌层的部位所进行的特写。仅凭这张照片就能明确肿瘤的浸润深度已达到pT1a-MM。同时要注意黏膜肌层所处的水平线应与摄影框架的水平线对齐。

c：服用质子泵抑制剂患者的胃黏膜。照片包含了小凹上皮和胃底腺的移行部位。进一步提高放大倍率后进行拍摄，除了能看到宛如蝌蚪头部一样凸入腺管管腔壁细胞外，还能清楚地看到壁细胞胞浆的空泡化。

d：回肠的MALT淋巴瘤。可见构成回肠隐窝的上皮细胞。为了体现中心细胞样异型淋巴细胞宛如挤开这些上皮细胞一样的浸润特点，要在高放大倍率下进行拍摄。拍摄的技巧是将部分没有被破坏的隐窝也包含于摄影范围内。另外，可采用中心构图，使淋巴细胞上皮内浸润灶展示在照片中央（虚线部分）。仅凭这张照片，就能准确展示MALT淋巴瘤的特点。

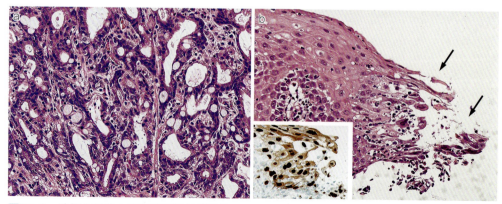

图IV-3 选择合适放大倍率拍摄组织学照片

a：胃的中分化管状腺癌。肿瘤组织的腺腔结构很容易辨认。

b：食管的单纯疱疹病毒感染。首先用适当数量的箭头符号标明病毒感染灶的位置，然后再将免疫组化染色所标记的核内包涵体的高倍率照片以插图的形式展现，这种展示方式视觉效果较好。

☑ 范例 展示 2　　摄影中交点的利用

看到这个标题后产生"交点是什么？"这样想法的读者请继续阅读下去。无论是宏观照片还是微观照片，在拍摄时，只要巧妙利用画面中的交点，就能获得"稳定"的构图。"稳定"一词容易给人以朴素、保守的感觉，由于摄影涉及医学相关领域，因而略带保守感的朴素照片可能更加恰当。

让我们来谈谈交点吧。这里所说的交点如图所示，是指纵横4条分割线相交的点（A、B、C、D）。这种构图技巧就是国际上公认的构图方法——三分构图法（Rule of thirds）的由来。虽然将这种构图法活用于摄影领域的是伊士曼·柯达（Eastman Kodak）公司的技术开发部门，但实际上他们也是从于瑞士艺术家约瑟夫·穆勒·布鲁克曼的设计方法论（俗称瑞士风格）中获得了巨大的灵感。最初的设想是将最想展示的部分（感兴趣的重点内容）叠放在由4条分割线形成的总计9个长方形/矩形（专业摄影师称之为"格子"）中的任何一个上，后来发现这4个交点（A、B、C、D）及分割线在构图布局中起到极其重要的作用，因此将这些交点又称为"甜点"。

实际上，感兴趣的重点内容往往只有一个，但即使有多个，只要活用这些矩形、分割线、交点，也可以达到目的。将画面中有关面的要素叠放在矩形中，线的要素叠在分割线上，点的要素叠在交点上，就会达到良好的效果。在拍摄宏观、微观照片时，请尝试使用三分构图法。这样可能就能拍出和谐、优美的照片。

（二村）

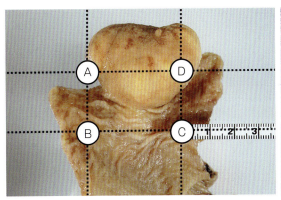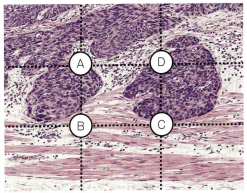

图　依照三分构图法进行构图设计所达到的实际效果

左图是回肠脂肪瘤的大体照片（斜侧俯视角度拍摄）。感兴趣的重点是脂肪瘤的隆起部分。因此，将该部分置于画面中央的矩形之内。还需要注意的是，应将标尺叠放于横向分割线上。右图是食管鳞状细胞癌浸润前沿部位的组织学照片。感兴趣的重点是癌的黏膜肌层的浸润部位。因此把这个部位叠放在各个交点上。也需注意，应保持黏膜肌层的走行沿着横向分割线的方向。

▶6.根据需要在所想显示的部分加上箭头符号，或者将特殊染色图片作为插入图置于主图的左下或右下方，这样图片的表现力会更好（图Ⅳ-3b）[*10]。也要避免滥用箭头符号，在实践中不断累积经验后，就能更合理地运用箭头符号的粗细和数量。

[*10]　虽然通过电脑可以很容易地插入和裁剪图像，但是过度修图可能会适得其反，还会影响照片本身的可信度，要引起注意。

V

资料篇

　　了解各个领域的捷径是掌握该领域使用的专业术语和常用语。本篇我们汇总了病理医生在院内会议、研讨会、学会活动等学术活动中经常使用的术语，并尝试进行简洁的图示及解释说明。与一般的术语词典不同，本篇按照术语之间的相关性进行编排，因此在查看理解某个术语的同时浏览其周边内容，可能会发现与之相关的新术语。另外，在不断修订的过程中，虽然我们逐个检查并研讨这些术语，但有部分惯用术语的定义仍然较为模糊，在这种情况下仅介绍其一般的含义，希望读者能够理解。本篇也收录了正常组织学图像，虽然不如《组织学》教科书详尽，但也满足了部分读者想要查阅正常组织学图像的需求。

1 | 病理诊断相关术语 160

A 病理·细胞标本相关术语

1. 活检（biopsy）：是采集患处组织进行病理诊断的一种检查手段。虽然活检通常是采集患处的一部分进行检查，但对小型病变等也可进行摘除活检，达到治疗的目的。采集组织的方法，除了切除活检外，还有活检钳取等，因器官及具体用途而异。

2. 内镜下黏膜切除术（endoscopic mucosal resrction；EMR）**和内镜黏膜下切开·剥离术**（endoscopic submucosal dissection；ESD）：是指在内镜下将含有病变的黏膜组织从黏膜下层剥离·切除的手术。EMR 是将生理盐水等液体注入黏膜下层，隆起切除部位，用金属圈套器等套住黏膜，然后用高频电流对其进行切割。ESD 是在黏膜下层注入生理盐水等液体，用针状刀、IT 刀、钩刀、Flex 刀等特殊的电刀进行周边切开，从黏膜下层进行剥离的手术。得到的组织会出现不同程度的热凝固变性和挫伤。

3. 超声内镜下穿刺抽吸术（endoscopic ultrasound–fine needle aspiration；EUS–FNA）：经消化道路径，用超声内镜明确病灶的同时进行穿刺，吸取细胞以供后续的活检 / 细胞学检查。

4. 手术切除标本（surgically resected specimen，surgical specimen）：主要是以治疗为目的而进行手术切除的标本。手术方式根据淋巴结清扫的范围分为缩小手术、常规手术和扩大手术。

5. 细胞学检查标本（cytology specimen）：将从人体采集的细胞涂布于玻璃片上并加以固定、染色而制成的标本。大致分为筛查性细胞标本和针对病灶处靶向采集而得到的细胞标本。常规开展的项目除宫颈等处的涂片标本外，还有胸腔积液、腹水等体腔积液的细胞学检查，以及乳腺、甲状腺、淋巴结等穿刺抽吸细胞学检查。在消化系统领域，利用超声内镜（EUS–FNA）（→ 3.）对胰腺和肝脏等实质性器官进行穿刺抽吸细胞学检查的项目越来越多。

6. 细胞蜡块（cell block）**标本**：将液体状的细胞标本进行离心并收集细胞，福尔马林固定，然后用石蜡包埋并固定后获得的标本。可像正常组织标本一样，通过切片和染色来观察细胞形态。由于可制备多张切片，因此具有可以适时进行特殊染色和免疫组化染色的优点。

7. 病理 / 细胞学检查申请单（request form for pathological/cytological examination）：与采集的组织或细胞样本一并提交给病理科的文本，含有患者信息及申请目的等内容的记录。虽然目前医院中的许多文本都逐渐数字化，但对于外科手术切除的标本，特别是对空间方位有要求的标本或需要着重关注的部位，仍需在申请单中通过手绘图示进行体现，其便利性和实用性仍然难以替代。因此，预计许多机构目前还会在一段时间内继续使用手写文本申请单（包括手写文本的数字化扫描件）。

B 标本制作相关术语

8. 福尔马林固定石蜡包埋切片标本〔formalin-fixed paraffine-embedded（FFPE）tissue specimens〕：以病理诊断为目的，经过普通的福尔马林内固定和石蜡包埋后制成的标本。与用于术中快速诊断的冰冻组织切片标本（→9.)不同，也可称为永久切片（石蜡切片）。

9. 术中快速病理标本、冰冻组织切片（frozen section）**标本**（图Ⅴ-1）：以术中快速病理诊断为目的而制备的冰冻组织切片标本。与常规病理标本的制备过程不同，它是将标本与专用的凝胶物质（OCT 包埋剂等）一起达到快速冷冻状态，并切片而得到的组织样本。基于快速标本的术中病理诊断会因标本（器官）及诊断目的而有所不同，但基本都在病理标本送检后 15～30min 的短时间内就生成报告并反馈给术者。有时也使用"冰冻切片"（德语：Gefrierschnitt）这一术语。由于质量低于常规病理切片，只能将其当成给手术下一步处理提供判断依据的应急手段。为此，将用于快速标本的冰冻组织块在诊断结束后浸泡于福尔马林中进行解冻，然后按普通常规流程重新制作标本，以验证快速病理诊断的准确性。此时该标本也被称为冰冻（快速病理诊断）组织重制标本、冰冻组织标本、永久标本（→8.）等。

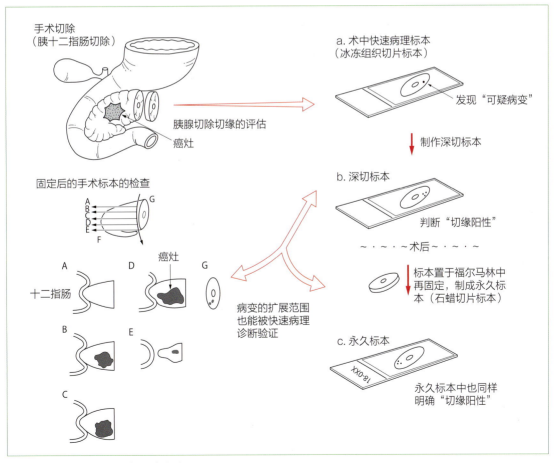

图Ⅴ-1 病理标本的种类及检查流程

10. 组织 / 细胞的固定（fixation）（图Ⅴ-1）：防止组织和细胞的自溶或腐败，使组织和细胞在尽可能接近切除前状态下得以保存，便于后续观察而进行的一种处理。通常使用 10%～20% 的福尔马林或中性缓冲福尔马林固定液作为组织标本的固定液。冰冻切片一般不使用固定液，而是将组织与 OCT 包埋剂（→ 9.）一同急速冷冻后进行切片（→ 17.）从而制成标本。细胞学标本的固定是通过酒精或快速干燥完成的。

11. 福尔马林（formalin），**中性缓冲福尔马林**（neutral buffered formalin）：福尔马林是 40% 的甲醛溶液，是最常用的组织固定液。用于组织固定的 10% 福尔马林中含有 4% 的甲醛。福尔马林遇氧气会变为甲酸，组织固定力减弱，与血红蛋白反应形成褐色颗粒（氧化血红蛋白）。经过长时间放置，甲醛转变为多聚甲醛，妨碍组织的固定。为了防止这种情况的发生，在福尔马林中加入磷酸盐进行中和，使 pH 为 7.4 左右，称为中性（磷酸盐）缓冲福尔马林固定液。将病理标本用于基因组研究时，推荐使用磷酸盐（中性）缓冲福尔马林固定液进行固定。

12. 组织的取材（tissue cutting/dissection）：从福尔马林固定的组织标本中将需要制成切片进行后续观察的部分按一定尺寸进行改刀的操作流程。对哪个部位进行取材制成组织标本是病理诊断中非常重要的判断环节，需要具备一定的肉眼观察力（即从标本或病灶的大体表现推测组织学表现的能力）。由于取材过程和大体观察几乎同时进行，因此也被称为大体检查 / 宏观检查。

13. 组织包埋盒（tissue cassette）（图Ⅴ-2）：用于盛放改刀完成后的组织条块并进行下一步标本处理的塑料容器。包埋盒上下壁均为网眼，即使盖子关闭，溶液也可以进入内部。由于组织从改刀并装入包埋盒到完成蜡块的过程都使用相同的盒式容器，能避免混入其他组织（样本污染）。如今，用不同颜色对各种器官进行区分的包埋盒，以及与大小标本相匹配的包埋盒均已被开发和商业化。

14. 脱钙处理（decalcification）：使用草酸或 EDTA 盐除去钙化组织中的钙盐的操作过程。由于骨组织和钙化病灶较为坚硬，难以切片，需进行脱钙处理。

15. 脱脂（degreasing）：从组织切片中去除脂质的过程。通常使用乙醇及二甲苯，或甲醇和氯仿进行脱脂。

16. 组织包埋（tissue embedding）：用石蜡浸泡组织标本以包裹组织的过程。福尔马林固定后的组织片比固定前坚硬，但硬度不均匀，为了切出数微米厚度的切片，需要将组织硬度进一步加强且均匀化。因此，通过用石蜡等包埋剂浸透组织并再次将其固化，使成为适合切片的状态。将组织连同石蜡一起切割，能更容易地实现靶组织切片的均匀化。

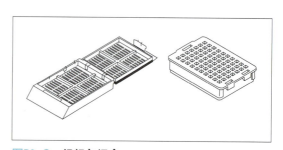

图Ⅴ-2　组织包埋盒

17. 切片（tissue cutting）：使用切片机（microtome）将石蜡包埋后的组织（俗称蜡块）切成薄片（通常标本厚度为 2~5μm），以制备显微镜下观察用的组织薄片。

18. 深切标本（deeper section）（图V-1b）：对包埋组织（石蜡块或冷冻块）进行追加 / 再度切片来改变观察平面，从而制备用于显微镜观察的切片。由于一份组织病理学标本只反映病变的某个横截面，仅将观察面移动数微米至数十微米，就可能得到完全不同的图像。诊断微小病灶或术中冰冻切片时，为了获得更多信息往往进行深切，是极为重要的标本处理技术。

19. 染色（stain，staining）：用各种染料使得样本上的组织、细胞、其他结构、物质等进行着色。染色目的是勾勒出特定的结构和物质，用以辅助显微镜观察。

20. 苏木精 - 伊红染色（hematoxylin-eosin；HE 染色），**HE 染色**：利用从树木提取的苏木精和伊红（一种酸性色素）进行染色的方法。组织病理学诊断就是基于该染色标本开展的。在组织中，细胞核被染成蓝紫色，细胞质和纤维间质组织被染成浅红色~深红色，钙盐和软骨组织被染成深蓝紫色。当组织的染色特质表现出对伊红有亲和性时，称为嗜酸性。当对苏木精有亲和性时，称为嗜碱性。当能被两者染色时，则被称为双嗜（两染）性。

21. 巴氏染色（Papanicolaou stain）：一种结合苏木精、伊红、橙黄 G、亮绿、俾斯麦棕的染色方法。它是细胞学标本的基本染色方法，由于该染色法能使核质的微小变化变得易于观察，因此在怀疑肿瘤性病变的细胞学诊断中，巴氏染色法是必不可少的。细胞核被染成蓝~紫色，正常的细胞质被染成亮绿色。角化的细胞质染成橙色，成熟的鳞状上皮染成粉红色，黏液则染成棕色至浅橙色。

22. 组织 / 细胞化学（histo-/cyto-chemistry）**染色**：基于有机 / 无机化学反应的染色方法。一般称为特殊染色（简称特染）。现已经开发出根据目的对特定组织成分如黏液、胶原纤维、网状纤维、弹性纤维和脂肪进行染色的染色方法。

23. 免疫组织 / 细胞化学（immunohisto-/cytochemistry）**染色**：利用抗原抗体反应对组织标本上的靶物质进行染色的方法，分为荧光抗体法和酶标抗体法。除了可明确有无抗原存在外，还可明确抗原的定位。目前被广泛用于病理诊断的辅助诊断，尤其是在鉴别淋巴瘤以及明确或推断低分化肿瘤的分化方面，是不可或缺的手段，也越来越多地用于分子靶向药物应用的评估。

24. 原位杂交（in situ hybridization）：一种检测组织标本或细胞标本上特定 DNA 或 mRNA 的分布及数量的方法。利用合成的 cDNA 探针或 RNA 探针在组织样本上进行杂交，使得组织内的 DNA 及 RNA 等分子的分布可视化。

C 病理诊断报告相关术语

25. 大体所见（macroscopic/gross findings/features/characteristics）：无须显微镜即可观察到的病变的形态特征。包括病变的大小、切面的性状以及与周边的关系。肉眼下难以感知的病变特征，如硬度等质地特征也包含在广义上的大体所见中。可以说，在临床实践中（包括影像诊断在内），学习并理解能够佐证组织学表现的大体所见是必不可少的。

26. 组织学所见（microscopic/histologic findings/features/characteristics）：通过光学显微镜观察到的病变特征。组织病理学诊断从"这个大体所见在显微镜下是怎样的表现"开始。由于组织标本包含纷繁芜杂的信息，如果不带着一定的目的进行显微镜下的观察，就无法发现重要的病变。

27. 标本不充分 / 不合适 (insufficient/inadequate material for diagnosis)：指标本状况不佳而不适合诊断的情况。有些情况下几乎未采集到组织或细胞，或者因过于严重的干燥·变性导致无法对标本进行详细的显微镜观察。

28. 病理诊断报告 (surgical/diagnostic pathology report)：将病理学检查所获取的大体所见、组织学所见以及最终病理诊断进行记录的文书。近年来，通过电子病历查阅医疗信息的机构在不断增加，许多系统也支持在诊断及病理所见等文本信息上添加大体照片、取材图及组织学照片。在美国，"pathology" 这一术语除了指代切除标本和活检的病理诊断外，还包括临床检查、免疫学和司法解剖等更广泛的含义。因此在用英文写作时，使用 "surgical（或 diagnostic）pathology report" 这样的表述可以避免产生歧义。外科病理和诊断病理几乎是同义词。

29. 诊断标准 (diagnostic criteria)：下达某一诊断所依据的表现及其程度。由于病理诊断是以病灶相对于正常组织·细胞的形态学上的变化为基础，一般难以量化或客观显示。因此，即使对同一病变进行评价时，也会因病理诊断

医生个体的经验和知识的不同造成判断结果的差异，这点与临床诊断和影像学诊断相似，但对于作为疾病最终诊断的病理诊断来说，影响较大。目前，在各个领域不断开展各种方式的尝试，旨在统一病理医生间的诊断标准。

30. 描述性诊断 (descriptive diagnosis)：通过描述组织病理学特征代替特定的疾病名称或组织学分类名称作为主要诊断。用于难以用现有诊断标准或疾病概念定义的病变，或用于样本量过少难以明确诊断的情况，如"具有明显炎症的不典型上皮"这类描述。

31. 病理诊断的复核 (double check)：一名病理医生做出的病理诊断结果交由另一名病理医生审阅，审阅者对报告中的一些疏漏进行检查的过程。上级医生检查下级医生的诊断时，也同时起到一定的教育作用。近年来，质量控制不断受到重视，在具有复核系统的机构中，病理诊断的诊疗费用也得以提升。细胞学诊断由细胞检验员进行筛查和判断，有阳性发现的标本再由细胞诊断专科医生做出诊断。日本临床细胞学会建议将至少 10% 的阴性病例交由具备相关资质的人员进行复查，以防出现假阴性。

32. 签发 (sign out)：对于最终的病理诊断，由负责诊断的医生在病理诊断报告书上签名（包括电子签名），使之成为正式报告的过程。

病理诊断分类相关术语

33. Group 分类：以构成黏膜的腺管的结构异型性和细胞异型性为指标，将胃和大肠活检组织中的黏膜改变分为 Group 1 ~ 5。此分类的目的是为了区分病变是否为癌（上皮性恶性肿瘤），因此并不适用于淋巴瘤和肉瘤等非上皮性肿瘤。

34. 巴氏分类法（Papanicolaou classification）：在细胞学诊断中长期使用的分类方法，用于描述细胞的良恶性，对细胞按良性 ~ 恶性的判断以 1 ~ 5 级（Class1 ~ 5）的形式呈现出来。最初应用于妇科阴道涂片细胞标本，后逐渐应用于其他标本。如今，一些机构仍因为巴氏分类法的简便性而在使用，但直接给出具体诊断的做法也变得越来越普遍。

35. 新犬山分类：由 1996 年爱知县犬山市举办的犬山研讨会提出的慢性肝炎肝组织学所见的评价分类法。从纤维化（分期：F0 ~ F4）和活动度（分级：A0 ~ A3）两个方面分别对病变的各个阶段进行描述。

36. 新悉尼系统（1996 年）：综合胃炎的病因、部位、病理组织学表现及内镜表现的胃炎分类。此评价系统最初由病理医生主导构建，以便于病理医生使用而著称。

37. 京都胃炎分类（2014 年）：以京都召开的第 85 届日本消化系统内镜学会年会为契机，回顾了以往日本国内外的胃炎分类，以幽门螺杆菌的感染状态（现症感染、未感染、除菌后）为基准，对简洁且客观的胃炎表现进行修订进而推出全新的胃炎分类。具体内容于 2014 年汇编成册并出版。请注意不要与京都国际胃炎共识会议混淆。

38. 巴尔的摩共识（Baltimore consensus）：源于美国马里兰州巴尔的摩召开的国际共识会议，旨在推行属于胰腺导管癌前驱病变的胰腺导管内乳头状黏液肿瘤（IPMN）和胰腺上皮内瘤变（PanIN）病理诊断的标准化。会议于 2003 年和 2014 年召开，会议期间分别发表了一些论文。

39. 癌症处理规约（Japanese general rules for the study of ○○○ tumors）：将不同领域的学会和研讨会对各个器官肿瘤的临床处理、病理处理、组织病理学分类等内容进行汇编并出版，适用于日本的肿瘤处理指南。目前已经刊登了 30 余种肿瘤的处理规约，是日本医生和研究人员处理病例时的通用手册（或通用语言）。食管癌、胃癌、结直肠癌、原发性肝癌、胆道癌、胰腺癌等消化系统的癌症处理规约也以英文形式出版。目前，日本病理学会正在各个学会间进行协调，努力统一不同脏器之间的符号和术语。

40.WHO（World Health Organization）肿瘤分类手册：由世界卫生组织（WHO）的外部组织，即国际癌症研究机构（International Agency for Research on Cancer；IARC）出版的有关各个器官肿瘤分类的解说手册。手册定期进行修订，并整合最新的流行病学信息和遗传异常等发现。其内容被视为全球标准，并在肿瘤分类领域奠定了国际地位，具有非常大的影响力。旧版因封面为蓝色，俗称"蓝皮书"。

41. 武装部队病理学研究所（Armed Forces Institute of Pathology；AFIP）**分册**：由美国华盛顿的武装部队病理学研究所出版的病理学分册（约 20 册）。是全世界病理医生广受喜爱的经典教材。

E　大体所见相关术语

42. 病理组织全貌（paranomic/whole-mount view）（图V-3）：含有组织切片的玻片的投影或照片。虽然不是大体图像，但有助于观察或呈现病变的整体外观。数码扫描设备的应用使得病理组织全貌照片的获取更为简便。

43. 矢状切面（sagittal section）（图V-4a）：平行于人体前后方向并垂直于地面的切面。可获得从侧面观察的断层图像。

44. 额状切面 / 冠状切面（coronal section）（图V-4b）：平行于人体左右方向并垂直于地面的切面。可获得从正面观察的断层图像。

45. 横断切面（transverse/horizontal section）（图V-4c）：平行于人体的左右方向，同时也平行于地面的切面。与 CT 扫描相同，可观察人体的横截面图像。

46. 肿物（tumor，mass，nodule）：肿块样病变的总称。几乎与结节性病变同义，也称为"肿块"。虽然形成肿块的病变大多为肿瘤，

但该术语还包括一些非肿瘤性病变（血肿、纤维瘢痕灶、感染灶等）。

47. 实性（solid）：组织成分紧密贴合在一起的状态。往往形成结节样病变。

48. 囊肿（cyst）：含有液体（黏液、浆液）等成分的囊性病变，根据囊的内表面有无内衬细胞分为真性囊肿和假性囊肿。

49. 囊性 / 囊样（cystic）：既可用于描述大体所见，也可用于描述组织学所见（→ 122.）。当描述大体所见时，常指圆形气球样的外观。当使用"胆管或胰管囊性扩张"的表述时，往往指的是管腔的局部膨胀。应该注意，囊肿在用于描述病变外观和作为疾病的诊断名时，含义是不同的。

50. 大囊性（macrocystic）：形成大型囊肿的病变。通常胰腺浆液性囊性肿瘤（serous cystic neoplasm；SCN）的切面是由一团小型的海绵状腔隙（小囊肿）组成。少数情况下 SCN 可形成直径超过 1cm 的多房囊肿。这种情况下，为了区别于"微囊性"肿瘤，通常将其称为"大囊性"肿瘤，WHO 分类将这种情况

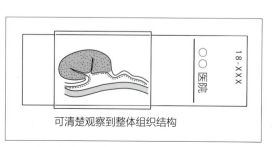

可清楚观察到整体组织结构

图V-3　病理组织全貌

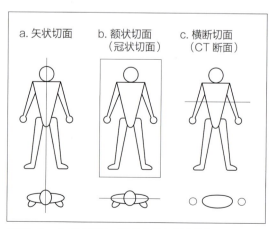

图V-4　矢状切面、额状切面（冠状切面）与横断切面（CT 断面）

归为 SCN 的一个亚型。胰腺黏液性囊性肿瘤（MCN）的大体所见也属于大囊性。

51. 微囊性（microcystic）：尽管衡量囊肿大小的标准相对主观，但在消化系统领域，微囊性常指胰腺浆液性囊性肿瘤（SCN）（→ 185 页）。

52. 边界清晰（well-circumscribed, defined, demarcated）（图V-5a）：病变与周围组织之间的分界清晰。边界清晰的病变除了膨胀性生长的肿瘤外，还包括梗死和出血等因循环障碍所致的病变。表现为膨胀性生长的肿瘤多为良性肿瘤，但进展期肝细胞癌也多呈现为膨胀性生长，形成边界清晰并具有包膜的肿块。早期肝细胞癌和异型增生结节（dysplastic nodule）则呈现不具有包膜的置换性增殖模式，使病变与非病变之间的边界变得模糊。

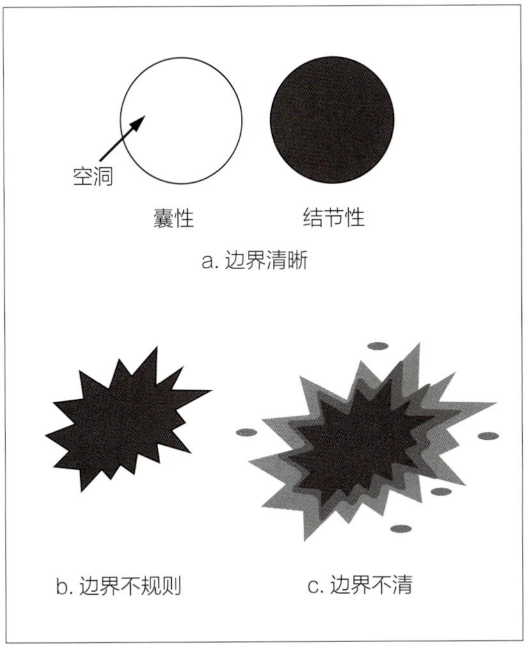

53. 边界不规则（irregular/stellate/spiculated/jagged border）（图V-5b）：病灶与周围组织边界呈现不规则的凹凸感。边界不规则的肿瘤，一般不会与非肿瘤的交界处形成包膜，也提示具有浸润性。许多炎症性病变的边界也常不规则且不清晰。

54. 边界不清（ill-circumscribed, defined, demarcated）（图V-5c）：病灶与周围组织的分界模糊。炎症性改变或浸润性肿瘤都可出现。如果是后者，往往比边界不规则（→ 53.）的肿瘤更具侵袭性（早期肝细胞癌和低异型性胃癌除外）。对于边界不清的胃 / 肠硬癌和浸润性胰腺导管腺癌，它们的微小浸润灶不规则且分散，肿瘤内的纤维组织增生部分与周围组织〔尤其是慢性阻塞性胰腺炎（纤维化）组织〕变得难以区分。

55. 星芒状（stellate，spiculated，asteroid）（图V-6a）：即星形。从病理学角度讲，指的是一种棘状突向周边的形态，而不是严格意义上的"星"或"小行星"的模样。

56. 分叶状（lobulated）（图V-6b）：病灶被分隔等分成若干个区域，类似于分开的叶片。

空洞

囊性　　结节性

a. 边界清晰

b. 边界不规则　　c. 边界不清

图V-5　大体下病变边界的性状

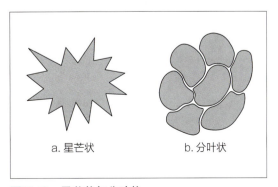

a. 星芒状　　b. 分叶状

图V-6　星芒状与分叶状

57. 膨胀性生长（expansive growth）（图Ⅴ-7a）：病变在不断增大的同时挤压周边组织的生长模式。病灶周边多呈现出一个挤压性边界（pushing border）。相对应的生长方式为浸润性生长（→ 58.）。

58. 浸润性生长（invasive growth）（图Ⅴ-7b）：病变不规则地侵入周围组织的生长模式。往往呈现不规则的边界。相对应的生长方式为膨胀性生长（→ 57.）。

59. 外生性生长（exophytic growth）（图Ⅴ-8a）：病变组织凸出 / 隆起于黏膜等表面的生长模式。产生于空腔脏器的病变，则凸向管腔生长。息肉是外生性生长病变的代表。

60. 内生性生长（endophytic growth）（图Ⅴ-8b）：病变组织从黏膜等表面向深部生长。常见于恶性肿瘤，部分良性病变也呈内生性生长。

61. 隆起型病变（polypoid/protruded lesion）：凸出于表面的这一类病变的通称。

62. 息肉（polyp）（图Ⅴ-9a）：大体上可见在黏膜表面上形成局部隆起的病变的总称。除增生性息肉、腺瘤和腺癌外，炎症形成的水肿和肉芽组织也可呈现息肉形态。

63. 假性息肉（pseudopolyp）（图Ⅴ-9b）：多个溃疡之间的剩余黏膜，外观形似息肉。多见于像克罗恩病和溃疡性结肠炎这样的炎症性肠病中。

64. 无蒂性（Sessile）（图Ⅴ-10）：从周边开始，整体呈缓坡状凸起的隆起形态。《大肠癌处理规约》中记为"Is"。与之对应的为"有蒂性"（→ 65.）。

65. 有蒂性（pedunculated）（图Ⅴ-10）：具有蒂部的隆起形态。蒂部通常由非肿瘤组织组成。在《大肠癌处理规约》中记为"Ip"。

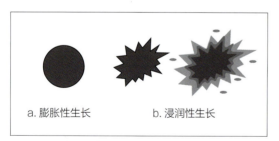

图Ⅴ-7　膨胀性生长肿瘤与浸润性生长肿瘤

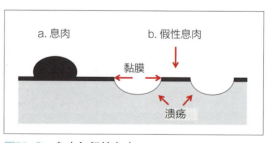

图Ⅴ-9　息肉与假性息肉

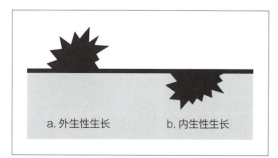

图Ⅴ-8　黏膜病变的生长方向

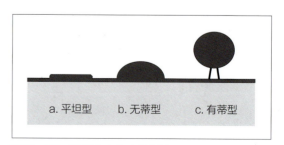

图Ⅴ-10　黏膜病变的大体形态

66. 乳头状（papillary）（图V-11a）：呈现圆钝状凸起的隆起形态。既可用于描述大体所见也可用于描述组织学所见（→ 136.）。

67. 疣状（verrucous）（图V-11b）：类似于核桃外观的乳头状 / 分叶状隆起形态。

68. 颗粒状（granular）：黏膜或脏器表面呈现具有颗粒感的粗糙不规则外观。

69. 天鹅绒状（velvety，velvet-like）：具有天鹅绒般极为柔软的外观。在描述正常胆囊黏膜及小肠黏膜表面性状时会用到此术语。

70. 斑状（macular）：伴有不同色调变化（各种颜色混杂）的扁平样外观。如白斑、斑点、斑驳食管等。

71. 浆液性（serous）：缺乏黏性的（透明的）液体样性状。与之相对的为黏液性（→ 72.）。

72. 黏液性（mucinous）：具有黏性的（透明的）液体样性状。与之相对的为浆液性（→ 71.）。

73. 黏稠性（viscous）：具有较高黏性的性状。

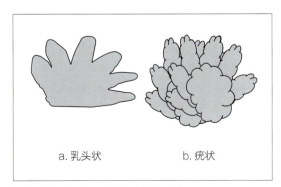

a. 乳头状　　　b. 疣状

图V-11　隆起型病变的生长形态

74. 脓性（suppurative，purulent）：呈乳白色或淡绿色的黏稠液体样性状，混有大量中性粒细胞和坏死物等。

F　组织学所见（总论）相关术语

75. 嗜碱性（basophilic）、**嗜酸性**（eosinophilic）：在苏木精·伊红（HE）染色时，被碱性染料苏木精染色的情况称为嗜碱性，被酸性染料伊红染色的情况称为嗜酸性。细胞的特征之一便是细胞的胞浆可呈嗜碱性、嗜酸性或嗜双色性。

76. 炎症细胞浸润（inflammatory cell infiltration）（图V-12）：粒细胞、淋巴细胞、浆细胞等游走出血管，并在患处组织聚集的表现。该现象一般见于炎症，故得名。但它几乎与免疫细胞同义，且肿瘤中也可出现不同程度的炎症细胞浸润。出现的细胞种类因不同病理状态而异，如急性细菌性炎症中以中性粒细胞为主，过敏性疾病和寄生虫病中以嗜酸性粒细胞为主，肉芽肿性炎症中以组织细胞为主。因此，通过观察浸润的炎症细胞的种类，可在一定程度上推测炎症的原因。

77. 肉芽组织（granulation tissue）（图V-13）：由新生的毛细血管及增生的成纤维细胞构成。主要出现在组织修复过程中，即修复性组织。后期慢慢转变成主要由胶原纤维和基质组成的纤维结缔组织。肉芽组织或多或少伴有炎症细胞浸润，当浸润明显时称为炎性肉芽组织。

78. 肉芽肿（granuloma），**上皮样细胞肉芽肿**（epithelioid cell granuloma）（图V-14）：组织细胞聚集形成的结节灶。是机体对异物和病原体的一种组织反应。组织细胞形态变得像上皮细胞一样（上皮样细胞化），有时会融合成多核巨细胞。肉芽肿可伴有不同程度的淋巴

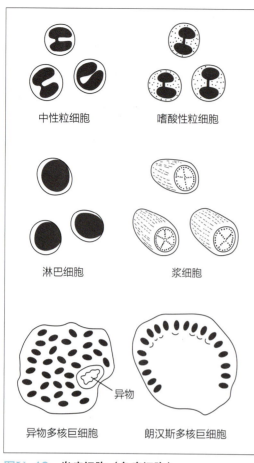

中性粒细胞　　嗜酸性粒细胞

淋巴细胞　　　　浆细胞

异物

异物多核巨细胞　　朗汉斯多核巨细胞

图Ⅴ-12　炎症细胞（免疫细胞）

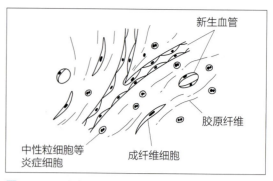

新生血管

中性粒细胞等
炎症细胞　　　成纤维细胞　　胶原纤维

图Ⅴ-13　肉芽组织

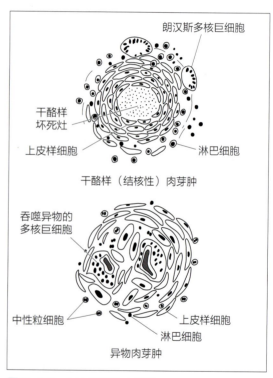

朗汉斯多核巨细胞

干酪样
坏死灶

上皮样细胞　　　　　　　淋巴细胞

干酪样（结核性）肉芽肿

吞噬异物的
多核巨细胞

中性粒细胞　　　　　　　上皮样细胞

淋巴细胞

异物肉芽肿

图Ⅴ-14　上皮样细胞肉芽肿

细胞、浆细胞等炎症细胞的浸润。肉芽肿和肉芽组织（→ 77.）经常混淆，在病理学上应将两者明确区分。虽然都属于反应性变化，但肉芽肿是更为特殊的组织反应，可以从其组织形态推测疾病和病理状态（如肺结核、结节病、克罗恩病、异物等）。

79. 脓肿（abscess）：急性炎症引起明显的中性粒细胞浸润及局部组织破坏，这些物质未被吸收，坏死物和渗出物混合并化脓，形成一个封闭的腔隙而潴留于体内，这种状态称为脓肿。与之对应的为蜂窝织炎（→ 142.）。

80. 变性（degeneration）：为细胞退行性变化的一种，细胞或组织受到损伤，使细胞或组织

内出现异常物质的蓄积，或虽为正常物质但大量蓄积于细胞或组织中的状态。在进展成坏死的病理过程中也可见到。具体类型有脂肪变、黏液样变、玻璃样变、淀粉样变等。

81. 坏死（necrosis）：即细胞死亡。与细胞凋亡（→ 82.）不同，坏死是一种被动的细胞死亡。可由缺血、感染、物理或化学损伤等引起。缺血引起的坏死也称为梗死（infarction）。

在形态上，经历细胞质肿胀、核固缩、核碎裂和核溶解等过程。具体类型有凝固性坏死、干酪样坏死、液化性坏死等。

82. 凋亡（apoptosis）：程序性的主动细胞死亡。与坏死（→ 81.）不同。细胞增殖和凋亡之间的平衡是维系生命的基础。凋亡在形态上，可见到细胞皱缩、染色质于核膜周围边集固缩、细胞核裂解（形成凋亡小体）。最终细胞裂解，并被吞噬细胞吞噬、降解。

83. 自溶（autolysis）：当血液循环中断时，生物组织开始变性（→ 80.）。在这个过程中，细胞内存在的酶等物质的释放会造成细胞自身和周围细胞的消化，此过程称为自溶。自溶极易发生于酶含量高的肝脏、胰腺、胃黏膜等部位。由于处于自溶状态的组织染色性显著降低，影响后续显微镜下观察，因此用于病理检查的标本要迅速进行固定。

84. 玻璃样变 / 透明变（hyalinous，hyalinized）**组织**：HE 染色（→ 20.）标本上呈现的结构相对均匀的粉红色物质，大部分成分为粗胶原纤维。有时需要与淀粉样变区别开。此外，有时会组织和细胞内的球状变性物称为玻璃样小滴 / 玻璃样小体（hyaline globule/body）。

85. 化生（metaplasia）：分化成熟组织的一部分被另外一种分化成熟的细胞群取代的现象。它是一种细胞谱系转换的现象，被认为是细胞适应环境改变的形态学表现。具体类型有腺上皮鳞状上皮化生、胃黏膜肠上皮化生、十二指肠黏膜胃上皮化生等。

86. 增生（hyperplasia）：表示细胞增殖的术语，一般仅用于描述非肿瘤性病变。最近一些

详细的基因分析等研究结果表明，即使是在形态学上表现为增生性的病变，也能从中检测出暗含肿瘤特质的基因异常，近年来增生与肿瘤之间的界限变得模糊。结直肠的锯齿状病变就是一个典型例子。

87. 异型增生（dysplasia）：可能进展为癌的异型上皮细胞的增殖性病变。许多消化系统病变沿用的异型增生这一概念，由于受到 WHO 分类的定义的影响，往往被"上皮内瘤变"（→ 96.）所取代。此外，异型增生的前提是伴有组织、细胞形态的异型性，但上皮内瘤变也适用于形态上不一定具有可识别的异型性的情况（如部分胰腺低级别 PanIN）。

88. 异型性（atypia）（**图 V−15**）：用于描述肿瘤组织与起源的正常组织在形态上的偏差。病理组织学上的异型性大致可分为结构异型性（组织结构异常）和细胞异型性（细胞·核形态异常），这些差异的程度称为异型度。一般来说，良性肿瘤异型性较小，恶性肿瘤异型性较大。但细胞异型性和生物学行为的恶性度并不总是相关的，如神经内分泌肿瘤。

89. 组织学分级（histological grade）（**图 V−15**）：从组织病理学角度对肿瘤恶性程度进行推测的分级评估。虽然主要基于肿瘤组织的细胞异型程度和结构异型程度进行分类，但许多肿瘤都有各自的分级体系。

90. 再生异型性（regenerative atypia）：出现在组织修复等非肿瘤性改变中，表现为细胞核 / 核仁肿胀、细胞排列紊乱等形态异常。溃疡底部与其边缘的再生上皮以及处于留置导管状态下的胆管上皮往往呈现明显的再生异型性。

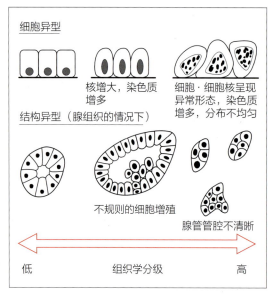

图V-15　异型性与组织学分级

91. **多形性**（pleomorphism）：细胞形态多样且失去均一性的状态。

92. **单形性**（monomorphic），**单一性**（monotonous）：细胞形态和组织结构均一，无明显参差不齐的状态。

93. **异位**（heterotopic，ectopic）**组织**：成熟组织出现在原本不应存在的部位的状态称为异位。这种成熟组织称为异位组织，异位组织形成结节状或肿块样形态时称为迷离瘤（→ 95.）。

94. **错构瘤**（hamartoma）：成熟组织以异常的比例分布在原来存在的区域，形成结节或肿块样形态。在消化道以血管瘤和淋巴管瘤为代表。不同于属于异位组织的迷离瘤（→ 95.），错构瘤是非异位组织。但两者均属于非肿瘤组织。

95. **迷离瘤**（choristoma，aberrant/ectopic/heterotopic tissue）：形成结节或肿块样形态的非肿瘤性异位组织（→ 93.）。在消化道中以异位胰腺（迷走胰腺）为代表。

96. **上皮内瘤变**（intraepithelial neoplasia）：病理诊断中常用的一种诊断术语，指在多个脏器中假定为癌前病变的异型增生上皮，既可用于腺上皮，也可用于鳞状上皮，还可用于消化系统中的口腔、食管、胰腺、胆管和胃肠道。需要注意的是，此术语在各个器官的定义和诊断标准都有所不同。

97. **原位癌**（carcinoma in situ），**非浸润癌**（non-invasive carcinoma）：未突破上皮层的癌。对于消化系统肿瘤，国际上有用"高级别上皮内瘤变"这一术语进行统一规范的趋势，但日本的癌症处理规约（尤其是食管）仍然采用自己的定义，这一点需引起注意。

98. **良性肿瘤**（benign neoplasm）：局部生长且没有浸润或转移潜能的肿瘤。通常具有缓慢生长、膨胀性生长的特点，且良性肿瘤通常不会直接致死。如果肿瘤变大，可能会损害邻近器官的功能。部分良性肿瘤还可能恶变。

99. **恶性肿瘤**（malignant neoplasm）：具有浸润和转移潜能的肿瘤。上皮来源的通常被称为"癌"。如果不及时治疗，肿瘤过度增殖最终会导致个体死亡。

100. **交界性病变**（borderline lesion）：形态学上介于恶性和良性之间的病变，或无法从组织学上确定是恶性还是良性的病变。由于病理诊断不能完全消除主观因素，因此不同病理医生可能会有不同的诊断结果。将这种诊断间的偏差降到最低相当重要，但最终也存在无法完全区分良恶性的交界区域（灰色地带）的病变。随着肿瘤的进展过程（如多步骤致癌过程）

被不断阐明深化，学界也更容易理解和接受交界性病变的存在。

101. 细胞分化（cell differentiation）：各个干细胞为了形成某种组织的组成成分而发生功能和形态的变化，进而构成正常的人体脏器。这种细胞朝着特定方向演变的过程称为分化。异型性较低的肿瘤往往保留了分化。

102. 高分化（型）癌（well differentiated carcinoma）、**低分化（型）癌**（poorly differentiated carcinoma）：肿瘤分类中的高分化癌是呈现类似特定正常组织分化倾向的癌。尽管病理学上通常依据形态的相似性进行判断，但也有一部分需结合细胞功能进行判断，如能产生黏液的高分化（型）腺癌和产生胆汁的中分化（型）肝细胞癌。通常高分化肿瘤的预后比低分化肿瘤良好。

103. 去分化（dedifferentiation），**间变**（anaplasia）：曾经分化的细胞再次朝未分化方向改变其功能或形态的过程。多步骤致癌过程是一个反复去分化的过程。因此，间变性癌的周围常伴有分化性肿瘤成分（如腺癌和鳞状细胞癌）。

104. 层状分化（stratified differentiation）（图V-16）：鳞状上皮从基底层向表层移动的过程，即类圆形细胞在保持秩序的同时一步步向鳞状细胞演变的过程（角化细胞也是用于衡量鳞状上皮分化的一个指标）。在癌变的情况下，这个分化过程出现异常，表层也往往出现类似于副基底细胞的异型细胞。

105. 表层分化（gradual epithelial maturation）（图V-16）：在正常的消化道腺管上皮中，细胞 NC 比（→ 154.）从增殖细胞带到表层逐渐降低的现象。表明表层分化得以维持，也是区别于肿瘤（尤其是癌）腺管的重要依据。专用于鳞状上皮的层状分化（→ 104.）与表层分化几乎是同一概念。

106. 促纤维间质反应（desmoplasia）：在癌细胞向周围组织浸润的过程中，癌细胞周围出现纤维结缔组织增生和新生血管的现象。这样的表现称为促纤维间质增生或促纤维间质反应，是癌已浸润间质的证据。最近，在癌周围增生的成纤维细胞也被称为 CAF（肿瘤相关成纤维细胞），它们与癌细胞之间的相互作用也已成为热门话题。

107. 基膜（basement membrane）：在光学显微镜下可观察到的上皮细胞与深部结缔组织之间分隔的薄膜状结构。正常的上皮细胞保持极性，规则排列并黏附在基膜上。光镜下的基膜在电子显微镜下是含有基板（basal lamina）的 3 层结构，近距离观察可见胶原纤维等物质。对于上皮肿瘤，突破基膜是肿瘤浸润的第一步。

108. 增殖细胞带（proliferative cell zone）：即增殖细胞（具有增殖能力的细胞）集中的区域。构成增殖细胞带的细胞是一群具有细胞分裂能力但分化方向尚未确定的未分化细胞。增殖细胞带大致位于咽和食管黏膜上皮层的副基底层区域、胃黏膜的腺体颈部、小肠黏膜的隐窝、大肠以及肠化胃黏膜的腺底部。用抗 Ki-67 抗体进行免疫组化染色有助于定位。

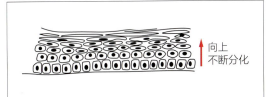

向上
不断分化

图V-16　层状分化 / 表层分化

109. 细胞密度（cellularity）：准确地说，是单位面积的细胞数，但在病理学组织上并没有严格的定义。一般来说，细胞密度随着恶性程度的增加而增加，但由于肿瘤细胞自身体积会变大，且 NC 比（→ 154.）也增大，所以有时候仅表现为细胞核变得醒目，实际单位面积的细胞数不一定增加。

110. 有丝分裂指数（mitotic index）：在高倍视野（40 倍物镜）中观察到的核分裂象的数目。可用于评估肿瘤的恶性程度等。通常以每 10 个高倍视野来判断。近年来，使用抗 Ki-67 抗体的免疫组化染色标本计算出的核阳性率也与核分裂象一同应用于评估肿瘤的恶性程度。

111. 染色质增加 / 核深染（hyperchromasia）：HE 染色（→ 20.）标本中的细胞核被苏木精过度深染的表现。通常反映细胞增殖和细胞分裂旺盛，但也有例外情况。

112. 浸润前缘（invasive front，advancing margin）：癌浸润灶的前沿或最深处。肿瘤浸润前缘可以说是肿瘤与宿主"战斗"的最前线（前锋），在这里会产生各种相互作用。此外，肿瘤在浸润前缘往往表现出低分化的倾向，可观察到巢状或单个肿瘤细胞。

113. 出芽（sprouting，tumor budding）：今井在 1954 年定义的一种肿瘤生长模式。即"单个游离肿瘤细胞或最多相当于 2、3 个肿瘤细胞宽度的细胞簇，多少呈现低分化倾向的表现"。通常出现在癌的浸润前缘的间质中。近年来，已作为判断内镜下治疗后的结直肠黏膜下浸润癌是否需追加外科手术的重要组织学依据之一。

114. 边界线形成（formation of front）：组织标本中病变部位和非病变部位之间形成清晰边界的状态。通常作为肿瘤性病变的组织学依据之一，也可用于表示腺瘤和腺癌之间的骤然变化（abrupt transition）。边界线在日语中又称为"增殖前锋线"。

115. 血管侵犯（vascular invasion），**淋巴管侵犯**（lymphatic invasion）：癌侵犯静脉和淋巴管腔时的表现。通过用弹性纤维染色对静脉壁的弹性膜进行染色，可以更准确地观察到静脉侵犯情况。尽管淋巴管浸润有时难以评估，但在实际病理诊断中，多将癌细胞团出现在无弹性纤维、仅由单层内皮细胞围成的管腔中的表现视为淋巴管侵犯。还可使用抗淋巴管内皮细胞抗体（D2-40）对淋巴管内皮细胞进行免疫组化染色。脉管侵犯被视为是许多恶性肿瘤的一个重要的不良预后因子。

116. 神经周围浸润（perineural invasion）：癌细胞浸润神经纤维及其周围腔隙的表现。被认为是某些肿瘤预后的预测因子之一。神经周围浸润常见于胆管癌、胰腺导管癌和直肠癌。

G 组织学所见（组织结构表现）相关术语

117. 过度角化（hyperkeratosis）：指角化亢进、角化层增厚的状态。

118. 角化不良（dyskeratosis）：指角质形成细胞在到达角质层之前就出现过早角化。

119. 不全角化／角化不全（parakeratosis）：角化不完全，甚至在角质层中的细胞仍保留细胞核。

120. 黏液性（mucinous）：描述液体黏稠（主要由黏蛋白等结合蛋白质组成）的一种状态。既可用于描述大体所见，也可用于组织学所见。除了用于描述黏液，有时还用于描述胶体或胶冻样表现。

121. 黏液瘤样（myxoid，myxomatous）：指如同黏液瘤样的表现。黏液瘤由黏液基质以及小圆形、梭形或星形的细胞和少量网状纤维组成。切面的大体所见为凝胶状，具有透明感。由于黏液基质含有透明质酸，用阿尔新蓝可使之染成蓝色。许多肿瘤（尤其是非上皮肿瘤）中都可以见到类似黏液瘤样的表现。

122. 囊性（cystic）：在组织水平上，因某种原因（液体潴留、瘀滞等）使组织形态呈球形或空洞样扩张的状态。

123. 器官样排列（organoid pattern）：肿瘤细胞聚集并呈现特定的排列，与间质组织的分界明显。另一方面，当肿瘤细胞弥漫分布并与间质组织混杂时，称为组织样排列（histioid pattern 或 histoid pattern）。呈器官样排列的多为细胞间黏附性强、容易形成细胞巢的上皮性肿瘤。器官样排列在神经内分泌肿瘤中可作为评估肿瘤分化的指标。

124. 细胞巢（cell nest）：指肿瘤细胞集中并紧密排列在一起的表现。反映了上皮细胞自身的一大特性，即细胞间具有黏附性。细胞巢是上皮性肿瘤的一种形态表现，是器官样排列的一种。

125. 腺样结构，腺样排列（glandular structure/pattern）：肿瘤细胞排列成一圈形成管腔样结构，和正常的导管或腺体结构一样。可做为诊断腺上皮来源肿瘤的依据之一。

126. 筛孔状（cribriform structure/pattern）（图V–17）：一个细胞巢中出现多个（腺腔样）空隙的表现，形似莲藕的横切面。具有形成腺腔能力的肿瘤细胞组成的细胞巢中往往能观察到筛孔样结构。具有筛孔状结构的肿瘤大多是腺癌（即恶性）。

127. 编织状／席纹状（storiform pattern）（图V–18）：形容樱花全盛期结束时，花瓣散落一地，看起来宛如花席一般的表现。用于形容交错、增生的纤维间质组织伴炎症细胞浸润的表现。纤维组织有时可呈漩涡状。自身免疫性胰腺炎所见的纤维化与通常的慢性胰腺炎的纤维化不同，因为纤维化病灶中细胞成分较醒目，故称呈现出席纹状结构。

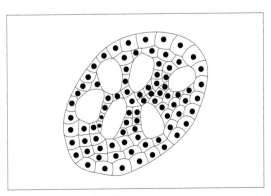

图V–17　筛孔状结构

128. 地图状（geographical）：像地图一样不规则的表现。

129. 树枝状（arborizing, arborescent, dendritic）：不同于通常的乳头状和绒毛状结构，它是在每个乳头状结构的基础上进一步分支、凸出而形成的结构。

130. 无结构状（pattern-less pattern）：细胞或组织表现中没有特定倾向或特定纹理的状态。

131. 背靠背征象（back-to-back）（图V-19）：腺管密集排列的表现，构成相邻腺管的细胞紧密贴合在一起，几乎无法看到间质。被认为是一种异常的腺管增殖表现，提示有腺癌存在的可能。

132. 小梁状结构（trabecular structure/pattern）（图V-20a）：与腺管样排列（→ 125.）不同，细胞集中没有空隙，细胞呈条索状排成几列。肝细胞癌通常模仿正常肝细胞索那样形成小梁状结构。小梁状排列若形成复杂融合则呈现"绸带状"，常见于神经内分泌肿瘤中。

133. 栅栏状结构（palisading pattern）（图V-20b）：细胞（细胞核）像栅栏一样有序排列的样子。

134. 菊形团形成 / 玫瑰花结形成（rosette formation）（图V-21）：细胞核围绕某一中心呈放射状排列的表现。日语习惯称其为花冠状排列。是神经内分泌肿瘤中经常能观察到的表现之一。

135. 假菊形团 / 假玫瑰花结形成（pseudorosette formation）：细胞围绕血管排列的一种表现。

136. 乳头状结构（papillary structure/pattern）（图V-22a）：圆钝凸出的结构。任何组织学类型的肿瘤（包括腺上皮、鳞状上皮和尿路上皮等来源）都可呈现乳头状结构。乳头状结构中心通常由包括血管在内的纤维间质组织支持营养，但有些未见间质而仅由肿瘤细胞增殖形成的凸起也称为乳头状，多提示恶性。

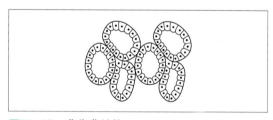

图V-19   背靠背结构

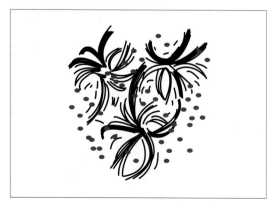

图V-18   编织状 / 席纹状结构

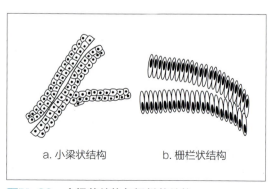

a. 小梁状结构   b. 栅栏状结构

图V-20   小梁状结构与栅栏状结构

137. 微乳头结构 （micropapillary pattern/feature）

（图V-22b）：不具有血管轴心的微小乳头状细胞巢结构。细胞巢的外缘常表现正常腺管的内腔面的性质，MUC1 染色时外缘呈阳性（也称为"翻转性生长 / 极性倒置"）。乳腺的浸润性微乳头状癌往往具有典型的微乳头状结构。有报道指出胃癌和结直肠癌等胃肠道癌也可出现相似表现。目前认为具有这种组织学模式的癌具有极强的淋巴管侵犯倾向。

138. 假乳头状结构 （pseudopapillary structure/ pattern）（图V-22c）：外形酷似乳头状，但实际上增殖的细胞未形成乳头状结构，肿瘤崩解、脱落的过程中，肿瘤细胞仅残存于树

枝状血管的周围，看起来如同乳头状结构。胰腺实性假乳头状肿瘤（solidpseudopapillary neoplasm；SPN）的名称就是来源于这种组织学表现。

139. 绒毛状结构 （villous）（图V-23a）：与头端圆钝的乳头状结构不同，绒毛状结构头端略尖。该术语不仅用于描述头端的表现，还可描述胃·肠的绒毛状腺瘤从基底部向外延伸、像牙刷一样的组织形态。

140. 锯齿状 （serrated）（图V-23b）：形似锯条上的尖齿或蕨叶样外观的形态。结直肠腺瘤的组织学结构可分为管状、绒毛状和锯齿状。有些具有锯齿状结构的病变细胞异型性较低，难以区分是增生性病变还是腺瘤。

141. 隐窝炎 （cryptitis），隐窝脓肿 （crypt abs-cess）：肠黏膜隐窝上皮内出现中性粒细胞浸润的情况称为隐窝炎。若中性粒细胞及组织坏死崩解物潴留于隐窝腔内则称为隐窝脓肿。常见于活动期溃疡性结肠炎，但这并非特异性表现。

图V-21　菊形团排列

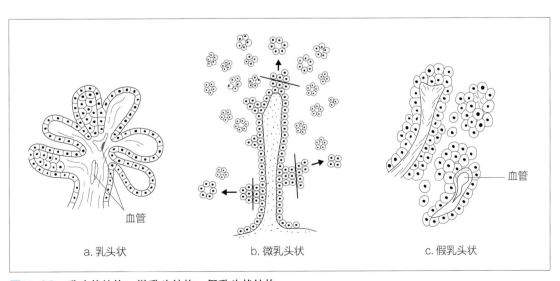

a.乳头状　　　　b.微乳头状　　　　c.假乳头状

图V-22　乳头状结构、微乳头结构、假乳头状结构

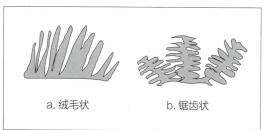

a. 绒毛状　　　　b. 锯齿状

图Ⅴ-23　绒毛状、锯齿状结构

142. 蜂窝织炎（phlegmon）：炎症（多为化脓性）无法局限，而在组织间隙中弥漫性扩散。常见于急性阑尾炎和肠系膜脂膜炎。与蜂窝织炎相对应的是脓肿（→ 79.）。

143. 富细胞性（hypercellular）：细胞密度较高的组织表现。

144. 髓样（medullary）：形容富含细胞成分的表现。最初用于描述像脑组织这种柔软物质的大体所见。例如，受淋巴瘤侵犯的淋巴结富含细胞成分，当未经固定时其切面膨隆，这样的状态称为髓样切面。在组织学表现中，缺乏间质成分的肿瘤组织的增殖模式称为髓样增殖。与髓样相对应的是硬癌样（→ 145.）。

145. 硬癌样 / 硬质样（scirrhous）：形容富含间质纤维成分的表现。scirrhous 在英语中是描述坚硬状态的形容词。其英语名词形式为"scirrhus"，两者的英文发音相同。4 型（弥漫性浸润性）胃癌通常称为皮革胃或胃硬癌（scirrhous gastric carcinoma）。通常将伴有弥漫、高度间质纤维增生的肿瘤细胞的浸润增殖状态称为 scirrhous infiltration 或 scirrhous fashion，可造成肿瘤累及的器官呈现独特的大体和临床表现。

146. 淋巴上皮病变（lymphoepithelial lesion；LEL）：B 细胞淋巴瘤细胞浸润引起的腺体组织变性或破坏的表现。LEL 最常见于 MALT（黏膜相关淋巴组织）淋巴瘤。但它不是特异的组织学表现，在消化道滤泡性淋巴瘤中也可见到。肠病相关 T 细胞淋巴瘤中经常见到的上皮内淋巴细胞不适用于本术语。

H　细胞学检查相关术语（图Ⅴ-24, 25）

147. 肿瘤性背景（tumor diathesis）：提示存在肿瘤可能的背景表现。细胞学检查不仅需要关注出现异型细胞，其背景也是重要的信息来源。尤其对于恶性肿瘤，由于肿瘤细胞的黏附性降低、消失，常见肿瘤细胞大量游离，以及明显的坏死物及炎症细胞等所见（有时也分别称为坏死性背景、炎症性背景）。这些表现总称为肿瘤性背景。

148. 细胞黏附性（cohesiveness，cohesive）：不同种类的细胞各自的粘附性也有差异。上皮性细胞粘附性强，非上皮性细胞黏附性差。恶性肿瘤会失去其黏附性，容易变得分散（discohesive）。细胞学标本中，这种细胞间的结合能力的强弱很容易观察到，是鉴别标本良恶性的一个指标。

149. 团簇（cluster）**状或乳头状细胞团**（papillary cluster）：细胞呈三维立体排列。通过不断地来回微调显微镜的焦距，可对该立体结构进行仔细观察。常见于腺癌。

150. 片状 / 平面状细胞团（sheet-like）：细胞团呈二维平面排列，看起来像一张薄片。上皮细胞具有较强的黏附性，从而使不同器官呈现各自的特征。通常脱落的正常（腺来源）上皮等可呈现这样的排列。鳞状上皮细胞即使在肿瘤中也常呈现这种平面排列。

151. 散在性（scattered）：细胞或细胞团分散

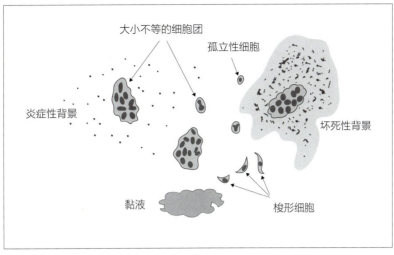

图V-24　细胞学检查标本可见的各种表现

排列，呈现散在分布的状态。

152. 孤立性细胞 (isolated cells)；单个细胞 (single cells)
彼此之间失去黏附性而表现为显微镜下散在分布的细胞。由于脱落的正常上皮细胞间的黏附性强，一般以大片状细胞团的形式呈现。而恶性细胞的黏附性降低，有散在出现的倾向。这种表现尤其容易在低分化或未分化的癌以及非上皮性肿瘤中见到。

153. 核间距离
细胞核与细胞核之间的距离。正常情况下各个细胞核的距离是均匀的，但肿瘤细胞（尤其是恶性细胞）之间的距离不均匀。核间距离通常是对观察对象距离的一种主观判断，并不强调精确的测量值。

154. NC 比 (nucleocytoplasmic ratio)
即核质比（核浆比），指细胞核与细胞质在大小（容积）上的比例。与正常细胞相比，恶性细胞的 NC 比一般增加，因此 NC 比被认为是判断细胞良恶性的一个重要指标。但也有例外，如 NC 比较低的印戒细胞、NC 比较高的成熟淋巴细胞等。

155. 偏位核 (eccentric nuclei)、中位核 (centrally located nuclei)
浆细胞和腺细胞来源的细胞核通常位于细胞靠近边缘的地方，而鳞状细胞来源的细胞核往往位于细胞的中心。进行细胞学观察时，核的分布特点可作为细胞来源的参考。

156. 核周空晕 (perinuclear halo)
细胞核的周边区域呈现明亮透彻的一种表现。

157. 裸核 (naked nucleus)
所见细胞仅观察到细胞核（未观察到细胞质）。由于细胞质变性或因物理因素（包括采集细胞时的人为因素等）损耗而造成的一种表现。

158. 细胞核镶嵌 (nuclear molding)、配对细胞 (pair cell)、包涵细胞 (inclusion cell)
一个细胞包含另一个细胞的表现。这种表现一般不认为是细胞间的吞噬现象，而是细胞高度密集造成的。此表现容易在恶性肿瘤中观察到，在神经内分泌细胞癌（小细胞型）中经常出现。

腺癌中容易出现的细胞学表现

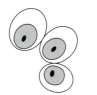
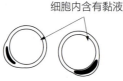
细胞内含有黏液
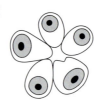
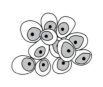

核偏位，染色质细密
且明亮。核仁明显。
细胞内有黏液潴留，
呈印戒细胞样表现

印戒细胞癌

高分化腺癌呈现腺样
排列或乳头状排列。
低分化癌的细胞间的
黏附性则会降低

细胞彼此不规则地重叠
在一起

鳞状细胞癌中容易出现的细胞学表现

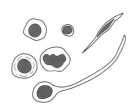

可见细胞核大小不一，染色质增加，核形态
不规则。
细胞质呈蛇形、纤维状、蝌蚪状等多种形
态，具有明显厚实感

图Ⅴ-25　腺癌，鳞状细胞癌的细胞学表现

159. 反应性改变 / 上皮（reactive change/epith-elium）：伴有炎症改变等非肿瘤性的细胞表现。与正常细胞相比有增生感。核肿大，NC 比例也随之上升。但核形态和核染色质大多比较均一，这也是与恶性细胞的鉴别要点。

160. 反应性 / 活动性间皮细胞（reactive/active mesothelial cells）：在生理状态下，腹腔内不会出现零散的间皮细胞。如果出现肝硬化、腹腔内炎症或肿瘤等情况时，扁平的间皮细胞就会变成立方状、圆柱状，并形成立体的团块出现在腹水中，称为反应性间皮。反应性间皮往往难以与腺癌细胞相鉴别。目前已有数款抗体上市，可借助免疫组化染色鉴别间皮、间皮瘤以及腺癌。

◆参考文献

1）Lester CS：Manual of surgical pathology. Churchill Livingstone, 2001
2）向井清，他（編）：外科病理学，第 4 版. 文光堂，2006
3）真鍋俊明：外科病理学入門. 医学書院，1986
4）日本臨床細胞学会（編）：細胞診用語解説集. 医学書院，1996
5）伊藤正男，他（編）：医学書院 医学大辞典，第 2 版. 医学書院，2009
6）日本消化器内視鏡学会用語委員会（編）：消化器内視鏡用語集，第 3 版. 医学書院，2011
7）南山堂医学大辞典，第 20 版. 南山堂，2015
8）「胃と腸」編集委員会（編）：図説「胃と腸」所見用語集 2017. 胃と腸（増刊号）52(7). 医学書院，2017

2 | 正常组织学图谱

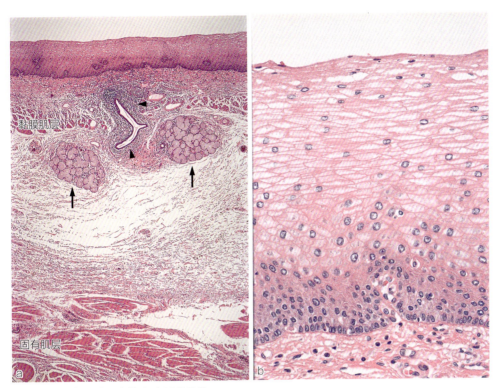

黏膜肌层

固有肌层

图Ⅴ-26 食管壁和食管上皮层的结构

a：食管壁的切面。食管的黏膜肌层比胃、肠道壁更厚。黏膜下层浅层存在着由黏液分泌细胞组成的食管腺（↑），其导管（▲）贯穿黏膜肌层并开口于表面（参照图Ⅴ-27）。导管周围可见淋巴细胞浸润。

b：食管上皮的分层结构。覆层鳞状上皮的底部 1/5 是由副基底细胞和基底细胞组成的基底层。副基底细胞分布的区域称为增殖细胞带。表层是由富含糖原并具有透亮细胞质的棘细胞和最外面的非角化角质细胞组成。棘层是与碘液反应的部位。表层与基底层相比，细胞（核）密度偏低，细胞核形态也趋于扁平。与皮肤表皮不同的是，食管上皮没有明显的角化，最外层的细胞有细胞核。

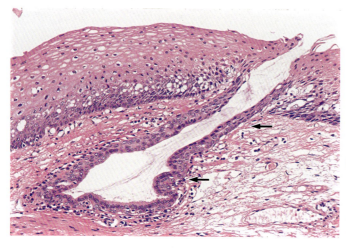

图V-27　开口于食管腔内的食管腺的导管

黏膜下层食管腺分泌的黏液通过导管排入食管腔内（←）。该导管由双层上皮组成，而非单层上皮。

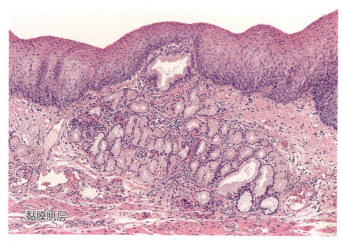

黏膜肌层

图V-28　食管贲门腺

在近贲门的食管下段的黏膜固有层中，分布着形态与胃贲门腺相似的腺体组织。这些腺体与上述食管腺的区别在于它们局限于固有层。

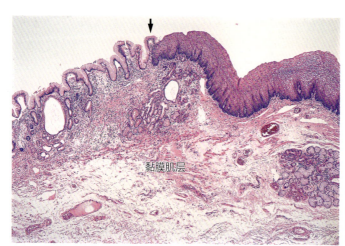

黏膜肌层

图V-29　鳞状上皮-柱状上皮交界处的黏膜

在鳞状上皮-柱状上皮交界处（squamocolumnar junction；SCJ）（↓）的黏膜固有层中可观察到由黏液腺和壁细胞组成的胃贲门腺。3点钟方向的黏膜下层可见食管腺。

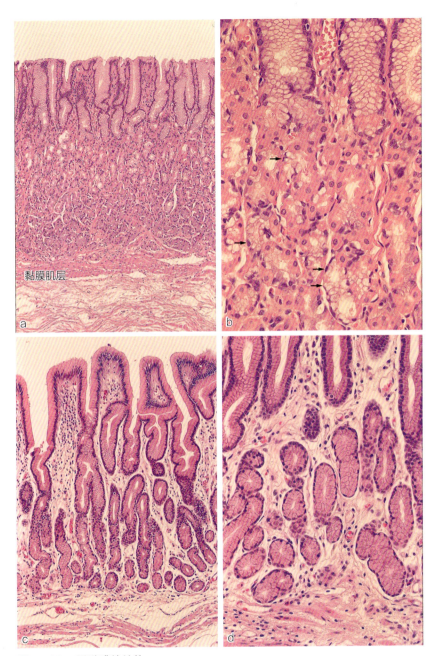

图V-30　胃黏膜的结构

a：胃底腺（胃体部腺）区域的胃黏膜。覆盖于黏膜表面和胃小凹的单层柱状上皮为小凹上皮。与小凹上皮相延续的胃底腺体属于单管状腺体或复管状腺，主要由颈黏液细胞、壁细胞（泌酸细胞）和主细胞（胃酶细胞）组成。胃小凹与胃底腺长度之比约为1：3。

b：胃小凹与胃底腺的交界处。两者交界处称为腺颈部，此处有增殖细胞带分布。在此部位分裂和增殖的未成熟上皮细胞向表层移动分化形成小凹上皮，向深层移动分化形成胃底腺的各类细胞。图片的上1/4为小凹上皮，下3/4为胃底腺。在胃底腺中，细胞质淡染、细胞核紧贴基底部的为颈黏液细胞（→），细胞质明显嗜酸性且细胞核圆形的则为壁细胞。

c：幽门腺区域的胃黏膜。胃小凹与幽门腺长度之比约为1：1。相比前面提到的胃底腺，幽门腺区域的胃小凹要深得多。幽门腺呈复管状结构，排列较胃底腺稀疏。

d：幽门腺的中倍放大图像。腺体主要由黏液分泌细胞所构成，同时有少数内分泌细胞（主要是胃泌素细胞）并存。在胃小凹与幽门腺的交界处有增殖细胞带分布。

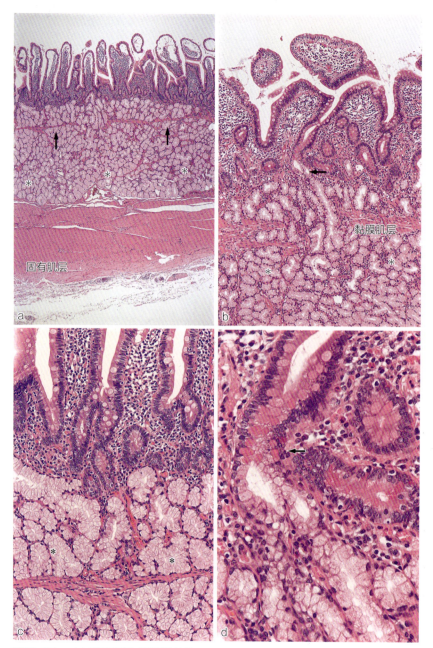

图V-31　十二指肠壁与黏膜的结构

a：十二指肠壁的切面。从黏膜固有层深层到黏膜下层分布着由黏液腺构成的极其发达的十二指肠腺（即布氏腺 *）
　　（Brunner's gland）。其间可看到有错综分布倾向的黏膜肌层（↑）。

b：十二指肠黏膜的低倍放大图像。十二指肠腺（布氏腺 *）穿插分布于黏膜肌层并开口于肠隐窝底部（←）。从幽门到
　　十二指肠 Vater 壶腹部的区域均可见这种十二指肠腺的分布。

c：十二指肠黏膜的中倍放大图像。十二指肠腺（布氏腺 *）在组织形态和黏液成分上都与胃的幽门腺非常相似。

d：十二指肠隐窝的高倍放大图像。可以看到肠隐窝底部的潘氏细胞（Paneth cell）（←）。潘氏细胞的细胞核偏向于基
　　底部，在细胞核上方可见红染的嗜酸性颗粒。

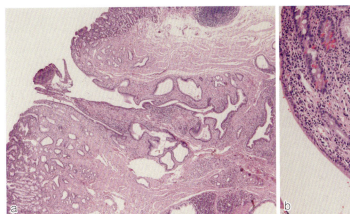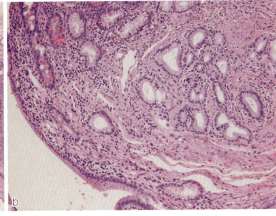

图V-32 十二指肠 Vater 壶腹部区域

a：主胰管和胆总管在 Vater 壶腹部区域汇合，使胆汁和胰液流入十二指肠。主胰管和胆总管汇合处被平滑肌束包围，称为奥狄括约肌（sphincter of Oddi）。

b：在主胰管和胆总管汇合处附近存在非常发达的附属腺。

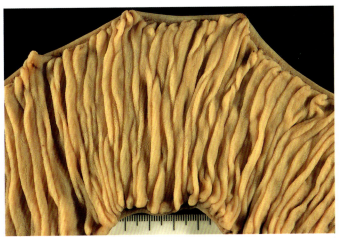

图V-33 空肠黏膜的大体所见

垂直于肠道长轴凸出的环形皱襞（Kerckring 皱襞）表面呈天鹅绒状。这些皱襞在十二指肠远端到近端空肠的区域最为发达，在回肠末端则不明显。

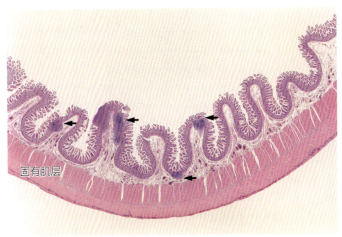

固有肌层

图V-34 空肠壁的切面

环形皱襞由黏膜层和黏膜下层组成，皱襞及其间的黏膜可见像指状小凸起样的肠绒毛密集分布。这种形态可扩大黏膜的表面积，利于提高消化吸收的效率。穿插于黏膜肌层的次级淋巴小结（淋巴滤泡）（←）散在分布。次级淋巴小结可单个存在或集簇分布。图V-37、38 中提到的派尔斑（peyer patch）就是大量次级淋巴小结的集合体。空肠壁上没有十二指肠腺（布氏腺）。

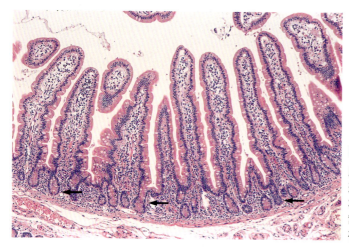

图V-35　肠绒毛的低倍放大图像

肠绒毛是黏膜上皮被固有层推向管腔而形成的一种结构。肠绒毛之间形成深度300～500 μm的上皮凹陷（←），称为肠隐窝（Lieberkuhn腺或小肠腺）。增殖细胞带存在于肠隐窝之中。

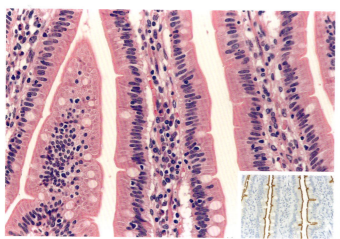

图V-36　肠绒毛的高倍放大图像

肠绒毛主要由高柱状吸收细胞组成，同时存在少量杯状细胞。在吸收细胞的管腔面（游离面）可见具有折光性的小皮缘（也称为纹状缘或刷状缘）。此区域存在由糖蛋白构成的糖被，PAS染色阳性。

在免疫组化染色中，刷状缘可用CD10进行标记（插图）。吸收细胞之间和黏膜固有层中的淋巴细胞及浆细胞的浸润处于生理范围内。

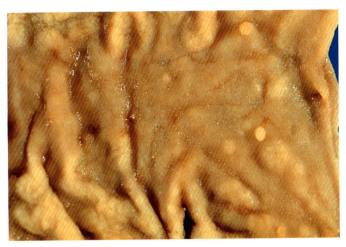

图V-37　回肠末端派尔斑的大体图像

在环形皱襞不发达的黏膜上可见轻度凹凸感的区域，即派尔斑（peyer patch），也称为集合淋巴小结。是由大量具有生发中心的淋巴小结聚集而成的黏膜相关淋巴组织。是产生针对从肠腔内侵入的非自身物质的抗体的场所。

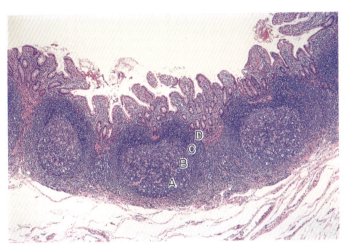

图V-38　回肠末端派尔斑的结构

黏膜深部可见具有生发中心的淋巴小结聚集。A. 由生发中心母细胞和巨噬细胞组成的暗区；B. 由生发中心细胞组成的明区；C. 套区；D. 滤泡边缘区（marginal zone）。生发中心内的细胞分布具有一定的极性，黏膜肌层侧的暗区与管腔侧的明区形成鲜明的对比。这种对比（极性）是否存在对滤泡性淋巴瘤和反应性淋巴滤泡增生间的鉴别诊断极为有用。

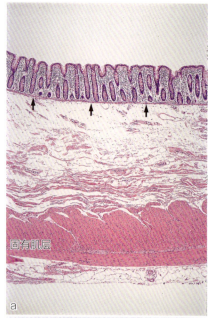

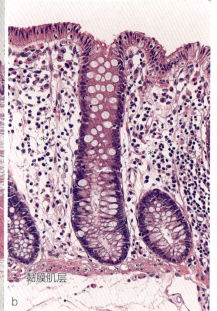

固有肌层

黏膜肌层

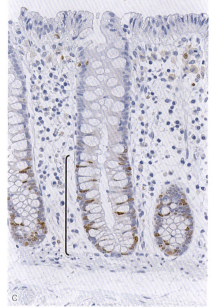

图V-39　结肠壁及黏膜的结构

a：横结肠肠壁的切面。由于缺乏绒毛结构，黏膜表面相对平坦。隐窝通常呈现试管样的单管状腺形态。与隐窝底部相接的黏膜肌层（↑）菲薄。

b：肠隐窝的中倍放大图像。肠隐窝主要由吸收细胞和杯状细胞组成，还包括图片上难以辨认、散在分布的内分泌细胞（基底颗粒细胞）。肠隐窝深层的细胞核密度高于表层，在此处形成增殖细胞带。向着表层的方向核密度逐渐降低。在肠隐窝周围相当于间质的固有层（*）中，可看到小淋巴细胞、浆细胞、成纤维细胞以及毛细血管。

c：肠隐窝中的增殖细胞带。用抗 Ki-67 抗体标记的细胞核局限于肠隐窝深部，并形成增殖细胞带（〔）。

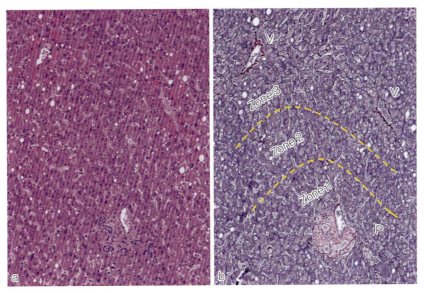

图V-40　肝脏

a：HE 染色标本。

b：嗜银染色标本（a 的连续切片）：在认识肝脏疾病之前首先要掌握正常肝组织的表现，正常肝组织是由门管区（Glisson 系统）（P）、中央静脉（V）和肝实质组成。Glisson 系统包含门静脉、肝动脉和胆管三种结构，又称肝门三元体（portal triad）。肝实质以门静脉为中心划分为若干个功能区（Zone），Zone 1 是门静脉周围氧浓度最高的区域，Zone3 是位于中央静脉周围氧浓度最低的区域，两者之间的区域称为Zone2。从代谢的角度来看，Zone3 中肝细胞酶较丰富，因此药物等引起的毒性损伤在 Zone3 中表现得最为明显。

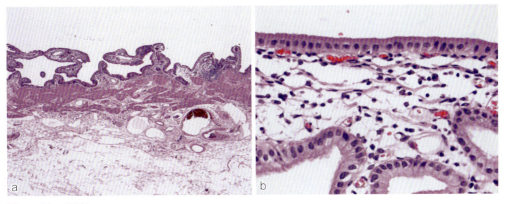

图V-41　胆囊

a：胆囊由黏膜固有层、肌层和浆膜下层（胆囊的肝实质面往往缺乏浆膜）组成。胆囊与胃肠道不同之处在于其缺乏黏膜肌层，肌层内的平滑肌束也较为稀疏，且与纤维结缔组织交错。上皮陷入黏膜固有层甚至肌层形成的憩室样结构称为罗—阿氏窦。

b：胆管黏膜上皮由单层柱状上皮构成，胆囊上皮也是如此。

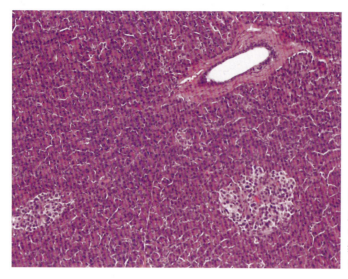

图Ⅴ-42　胰腺组织的构成

胰腺的 80%～85% 由外分泌组织组成，其中大部分为腺泡细胞，其余为导管。含有神经内分泌组织的胰岛（Langerhans 岛）在 HE 标本上染色略浅。

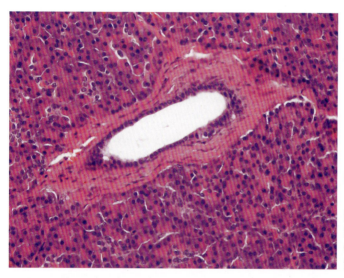

图Ⅴ-43　胰腺导管和胰腺腺泡组织的构成

胰腺导管上皮由单层立方上皮构成。胰腺腺泡细胞具有外分泌颗粒（酶原颗粒），嗜碱性的细胞质中充满嗜酸颗粒，细胞整体呈现深染。

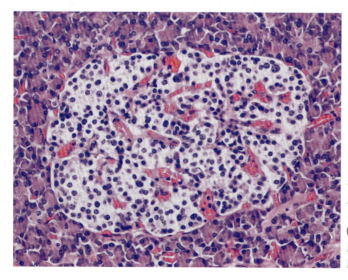

图Ⅴ-44　胰岛

构成胰岛的细胞有 4 种，分别为：α 细胞（15%～20%）、β 细胞（60%～80%）、δ 细胞（5%）和 PP 细胞（胰多肽细胞）（2%）。α 细胞分泌胰高血糖素，β 细胞分泌胰岛素，δ 细胞分泌生长抑素，PP 细胞分泌胰多肽。

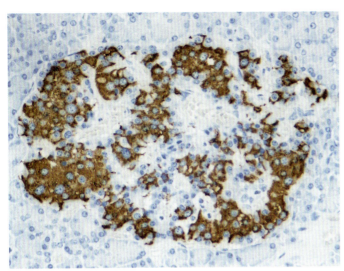

图V-45 胰岛

免疫组化染色（胰岛素）。胰岛素标记阳性的细胞多位于胰岛中央。

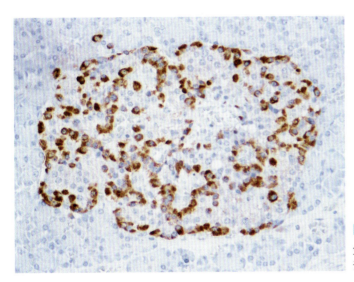

图V-46 胰岛

免疫组化染色（胰高血糖素）。胰高血糖素标记阳性的细胞多位于胰岛边缘侧。

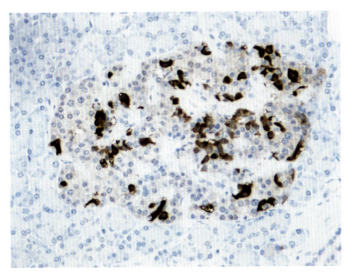

图V-47 胰岛

免疫组化染色（生长抑素）。生长抑素标记阳性的细胞多位于胰岛边缘侧。

作者介绍

福嶋 敬宜（Noriyoshi Fukushima）

自治医科大学教授·病理学 / 自治医科大学附属医院部长·病理诊断部·病理诊断科

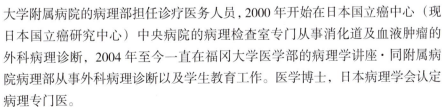

　　出生于宫崎县。1990 年从宫崎医科大学（现宫崎大学医学部）毕业后，先后担任关东递信病院（现 NTT 东日本关东病院）临床及病理诊断科住院医师、日本国立癌中心（现日本国立癌研究中心）研究所分所研究员、日本国立癌中心中央病院医务人员（负责肝胆胰病理、细胞学诊断），2001 年至 2003 年任美国约翰·霍普金斯大学病理学部研究员。回国后，先后任东京医科大学讲师、东京大学大学院医学系研究科准教授、东京大学医学部附属病院病理部副部长。2009 年 9 月至今就职于现单位。医学博士（东京大学），日本病理学会认定病理专门医·专门研修指导医，日本临床细胞学会细胞学诊断专门医·指导医。

　　通过团队合作和网络平台开展立足于患者的病理诊断学。兴趣是在休息日"逛书店"，以及参加不同领域的交流。

二村 聪（Satoshi Nimura）

福冈大学医学部准教授·病理学讲座

　　出生于福冈县。1995 年从久留米大学医学部医学科毕业后，便进入东京慈惠会医科大学第一病理学教室。第二年在该大学附属病院的病理部担任诊疗医务人员，2000 年开始在日本国立癌中心（现日本国立癌研究中心）中央病院的病理检查室专门从事消化道及血液肿瘤的外科病理诊断，2004 年至今一直在福冈大学医学部的病理学讲座·同附属病院病理部从事外科病理诊断以及学生教育工作。医学博士，日本病理学会认定病理专门医。

　　自我愿景：希望今后也能在可以听到临床医生心声的地方从事外科病理诊断工作。

抗体一览表　※按英文字母顺序

抗体名*	定位	可阳性表达的正常组织	阳性主要提示的肿瘤	备注
α–fetoprotein；AFP	细胞质（颗粒状）	胎儿肝组织，再生肝细胞	肝细胞癌（70～90%），肝母细胞瘤，产生 AFP 的胃癌等	胰腺腺泡细胞癌也可阳性
α–inhibin	细胞质	卵巢颗粒层细胞，支持细胞，卵泡，肝细胞等	卵巢颗粒细胞瘤，支持-间质细胞肿瘤，绒癌	胰腺黏液性囊性肿瘤（MCN）的卵巢样间质内也可见阳性细胞
αSMA	细胞质	平滑肌，肌上皮细胞，血管	肌源性肿瘤	有时也是肌成纤维细胞的标记物
AE1/AE3	细胞质	上皮细胞	几乎所有的癌	广泛覆盖上皮源性细胞
ALK1	细胞质、细胞核、细胞膜		间变大细胞淋巴瘤	
Arginase–1	细胞质	肝细胞	肝细胞癌	低分化肝细胞癌也呈阳性
β–catenin	细胞膜-细胞核	多数上皮细胞	肝细胞癌，胰母细胞瘤，实性-假乳头状肿瘤	通常定位于细胞膜，但如左边所示的这些肿瘤为核内表达
BCL–2	细胞质、细胞膜	胸腺上皮，套区的小淋巴细胞（生发中心以外的 B 细胞、T 细胞）	大多数 B 细胞淋巴瘤	滤泡性淋巴瘤中可见肿瘤结节呈阳性，反应性淋巴滤泡增生中生发中心 B 细胞呈阴性，套区阳性
BCL–6	细胞核	淋巴滤泡的生发中心	滤泡性淋巴瘤，Burkitt 淋巴瘤	
BCL–10	胞浆	胰腺腺泡组织	胰腺腺泡细胞癌	
CA125	膜表面及分泌物	胎儿组织，顶泌汗腺细胞，乳腺的导管	乳腺癌，间皮瘤	多数肿瘤可被染色，特异性较低。子宫内膜异位症的内膜腺上皮也可阳性
CA19–9	细胞质	结肠，胰腺，肝脏，其他上皮	消化系统的腺癌，其他	
Calretinin	细胞质、细胞核	间皮，卵巢生殖上皮，施万细胞	间皮瘤	
Calponin	细胞质	肌肉，肌上皮细胞，肌成纤维细胞		肌上皮或肌源性标记
CAM5.2	细胞质	上皮细胞（鳞状细胞除外）	肝细胞癌，部分肾上腺皮质肿瘤	
CD1a	细胞膜	胸腺皮质细胞，朗格汉斯细胞	朗格汉斯细胞组织细胞增生症	
CD3	细胞质	T 淋巴细胞	T 细胞淋巴瘤	广谱 T 细胞标记物。固定标本中细胞质阳性
CD4	细胞膜	T 淋巴细胞，组织细胞，朗格汉斯细胞	T 细胞淋巴瘤	
CD5 (Leu 1)	细胞膜	T 淋巴细胞，一部分的 B 淋巴细胞	套细胞淋巴瘤，T 细胞淋巴瘤	有助于惰性 B 细胞淋巴瘤的分类
CD8	细胞膜	T 淋巴细胞	T 细胞淋巴瘤	
CD10	细胞膜	前体 B 细胞，生发中心 B 细胞，小肠上皮的刷状缘，子宫内膜间质，胆小管	滤泡性淋巴瘤，Burkitt 淋巴瘤，胰腺实性-假乳头状肿瘤	有助于肠道子宫内膜异位症的诊断
CD15	细胞质内·细胞膜	中性粒细胞，单核细胞，组织细胞	霍奇金淋巴瘤	各种上皮性肿瘤（多见于腺癌）也可阳性
CD20 (L26)	细胞膜	B 淋巴细胞	B 细胞淋巴瘤	广谱的 B 细胞标记，但前体 B 细胞不表达
CD21	细胞质、细胞膜	淋巴滤泡的滤泡树突状细胞	血管免疫母细胞性 T 细胞淋巴瘤	有助于辨认生发中心的结构
CD30	细胞质·细胞膜	活化 B、T 细胞	霍奇金淋巴瘤，CD30 阳性淋巴瘤	
CD31	细胞质、细胞膜	内皮细胞，血小板，巨核细胞，其他造血细胞	血管源性肿瘤	常提示靶组织出现内皮细胞分化
CD34	细胞质、细胞膜	造血干细胞，内皮细胞，其他	血管源性肿瘤，GIST，纤维性肿瘤，其他	常提示靶组织出现内皮细胞和肌纤维细胞分化
CD45RO	细胞膜	T 淋巴细胞，巨噬细胞	T 细胞淋巴瘤	
CD56 (NCAM)	细胞膜	自然杀伤（NK）细胞	NK 细胞淋巴瘤，部分 T 细胞淋巴瘤，神经内分泌肿瘤	作为神经内分泌肿瘤的标记物来讲，其特异性还有待商榷
CD68	细胞质、细胞膜	组织细胞		广谱组织细胞标记物
CD79a	细胞膜	B 细胞，浆细胞	B 细胞淋巴瘤	接近浆细胞分化阶段的 B 细胞也可阳性
CD99 (MIC2)	细胞膜	胸腺皮质，胰腺胰岛细胞及部分内皮细胞	尤文肉瘤，PNET，部分淋巴瘤	
Cdx–2	细胞核	肠的黏膜上皮	消化道肿瘤，胰腺导管肿瘤（肠型）	肠上皮的标记物
CEA	细胞质	胚胎组织	腺癌，尿路上皮癌	通常，肾细胞癌和前列腺癌阴性

续表

抗体名 *	定位	可阳性表达的正常组织	阳性主要提示的肿瘤	备注
Chromogranin A	细胞质（颗粒状）	胰岛，其他的内分泌细胞	神经内分泌瘤，其他神经内分泌肿瘤	常提示靶组织出现神经内分泌细胞分化
Cyclin-D1	细胞核	上皮，组织细胞，血管内皮	套细胞淋巴瘤	浆细胞性肿瘤也可阳性
各种 Cytokeratin	细胞质	上皮细胞	癌，间皮瘤，上皮样肉瘤等	即使在上皮细胞中，阳性细胞的种类也因分子量而异
D2-40/podoplanin	细胞膜	淋巴管内皮细胞		有时有助于淋巴管侵犯的判断
Desmin	细胞质	横纹肌，部分平滑肌	肌源性肿瘤	在消化道中有助于黏膜肌层的确定
DOG1	细胞质、细胞膜		GIST	
E-cadherin	细胞膜	上皮细胞		乳腺小叶癌及低分化癌阴性
EGFR	细胞膜		部分腺癌	即使在细胞膜上发现少量的阳性表现也判断为"阳性"
EMA	细胞质、细胞膜	上皮细胞	癌，间皮瘤，部分肉瘤，部分淋巴瘤，其他	常提示靶组织出现上皮细胞分化
Estrogen recepter (ER)	细胞核	乳腺上皮细胞，子宫内膜组织	乳腺癌，妇科肿瘤，其他	胰腺黏液性囊性肿瘤的卵巢样间质内也可见阳性细胞。有助于肠道子宫内膜异位症的活检诊断
Factor Ⅷ	细胞质	内皮细胞，骨髓巨核细胞	血管源性肿瘤	
Glypican-3(GPC3)	细胞质、细胞膜		肝细胞癌	癌胚性蛋白质。可用于良恶性结节的鉴别。但有时肝损伤时也可阳性
hCG-β	细胞膜	滋养层细胞	绒癌	
Hep-Par1	细胞质	肝细胞	肝细胞癌	胆管内乳头状肿瘤有时也可阳性
HMB45	细胞质	胎儿期的黑素细胞	恶性黑色素瘤，血管平滑肌脂肪瘤	
IMP3	细胞质		间皮瘤，癌	脏器特异性及肿瘤特异性均不高
KIT (CD117)	细胞质、细胞膜	肥大细胞，间质 Cajal 细胞，皮肤黑素细胞，睾丸间质细胞，滋养层细胞，乳腺导管上皮，间皮细胞	除了 GIST，精原细胞瘤，成熟畸胎瘤，低分化癌等也可阳性	是 GIST 诊断所必须的标记物
Ki-67 (MIB-1)	细胞核	G0 期以外的细胞	G0 期以外的肿瘤细胞	有助于判断消化道黏膜中细胞增殖带的分布。其计算所得的标记指数可作为反映肿瘤恶性程度的指标
LCA (CD45)	细胞膜	几乎所有白细胞		广谱淋巴细胞标记物
Maspin	细胞质、细胞膜		胰腺癌	
Melan A	细胞质	黑素细胞	恶性黑色素瘤，血管平滑肌脂肪瘤	
各种 MUC	细胞质、细胞膜	MUC1：胃底腺上皮细胞膜表面 MUC2：小肠·大肠的杯状细胞 MUC5AC：胃小凹上皮细胞 MUC6：胃幽门腺上皮细胞，颈黏液细胞，十二指肠布氏腺及胆囊黏膜上皮	多种消化系统肿瘤	MUC1 是膜型黏蛋白的代表，通常仅存于上皮细胞的细胞膜表面，但当发生癌变时，其可在细胞质中表达或出现过表达。通常认为，在同一器官中，表达 MUC2 的肿瘤比表达 MUC1 的肿瘤预后更好
Neurofilament	细胞质	神经源性细胞，肾上腺髓质	神经源性肿瘤	常提示靶组织出现神经细胞分化
NSE (neuron specific enolase)	细胞质	神经源性细胞，神经内分泌细胞	神经源性肿瘤	特异性并不高
p53	细胞核		多数恶性肿瘤	部分良性肿瘤也可阳性
p63	细胞核	肌上皮细胞，基底细胞，复层鳞状上皮		肌上皮标记物
各种 Pancreatic hormone	细胞质	分泌激素的细胞	分泌激素的肿瘤	
Progesteron receptor (PR)	细胞核	乳腺导管上皮细胞，子宫内膜组织	乳腺癌，妇科肿瘤，胰腺 MCN 的卵巢样间质，其他	有助于肠道子宫内膜异位症的活检诊断
S100	细胞核、细胞质	神经胶质细胞·施万细胞，黑素细胞，软骨细胞，肌上皮细胞，其他	部分乳腺癌，恶性黑色素瘤，神经鞘瘤，其他	
SSTR2	细胞膜	神经内分泌细胞	神经内分泌肿瘤	高分化的肿瘤阳性率较高
Synaptophysin	细胞质	神经源性细胞，神经内分泌细胞	神经内分泌瘤，胰岛肿瘤，其他	
Vimentin	细胞质	多数非上皮性细胞	平滑肌性肿瘤，GIST，间皮瘤，恶性黑色素瘤，肾细胞癌	有助于诊断肾细胞癌的转移灶

经常应用的组织化学染色

	染色结果	应用等
黏液染色		
Alcian blue 染色	酸性黏液被染成蓝色（胞体呈淡粉色，细胞核呈淡红色）。被染色的黏液类型因 pH 而变化	如果想明确为透明质酸则需用透明质酸酶进行处理。对于低分化癌，如癌组织可着色，可证明其有向腺癌分化
PAS (periodic acid–Schiff) 染色	PAS 可将糖原、中性黏液、糖蛋白、糖脂等染成红色	在用淀粉酶对组织处理，使糖原消化分解后进行的 PAS 染色（D–PAS），相比常规的 PAS 染色，可区分着色对象是黏液还是糖原
胶原纤维染色		
Azan 染色	胶原纤维染成深蓝色，肌组织染成红色	有助于判断肝活检等标本的纤维化程度
Masson–trichrome 染色	胶原纤维染成蓝色，肌组织染成红色	
van Gieson 染色	胶原纤维染成红色，肌组织染成黄色	多与弹性纤维染色一并组成复合染色（elastica van Gieson）
弹性纤维染色		
Elastica 染色（Weigert 法）	弹性纤维染成深蓝 ~ 黑色	可染出多数血管的弹性膜
Victoria blue	弹性纤维染成蓝色	
网状纤维染色		
镀银染色	网状纤维染成黑色，胶原纤维染成褐色	应常规用于肝活检标本的染色
微生物染色		
抗酸染色（Ziehl-Neelsen 染色）	将结核杆菌等分枝杆菌染成红色	多见于坏死物的周围以及多核巨细胞内等处。不单单是考虑结核的病例，对于组织中具有坏死灶的上皮样肉芽肿也要进行抗酸染色
PAS 染色	各类真菌染成红色	对于存在肉芽肿的病例也要考虑到真菌感染并予以鉴别，需要进行 PAS 染色或进一步进行 Grocott 染色
六胺银染色（Grocott 染色）	各类真菌染成黑色	
脂肪染色		
Oil red O 染色	各类脂质染成深红 ~ 黄红色	由于脂质溶于有机溶剂，故需避免将其包埋于石蜡中，而是在冷冻后进行冰冻切片
SudanⅢ染色	各类脂质染成深红 ~ 橙红色	
Sudan black B	各类脂质染成深蓝 ~ 黑色	
颗粒·沉积物染色		
Grimelius 染色	神经内分泌颗粒（argentaffin, argyrophil 颗粒）染成黑色，通常胞内可见到微小颗粒状着色	用于胰岛肿瘤的诊断等。但许多情况下，其与免疫组化染色联合使用或被免疫组化染色取代
Berlin blue 染色	铁（3 价铁）染成蓝色	肝脏的含铁血黄素沉着症等
Fontana–masson 染色	黑色素及内分泌颗粒（argentaffin,chromaffin 颗粒）染成茶褐色	
Congo red 染色 DFS 染色	淀粉样蛋白染成淡红色（细胞核蓝色）	置于偏振光显微镜明确有无绿色表现是必要步骤。进一步确认淀粉样变性的类型需结合免疫组化染色
PAS 染色	糖原染成红色	

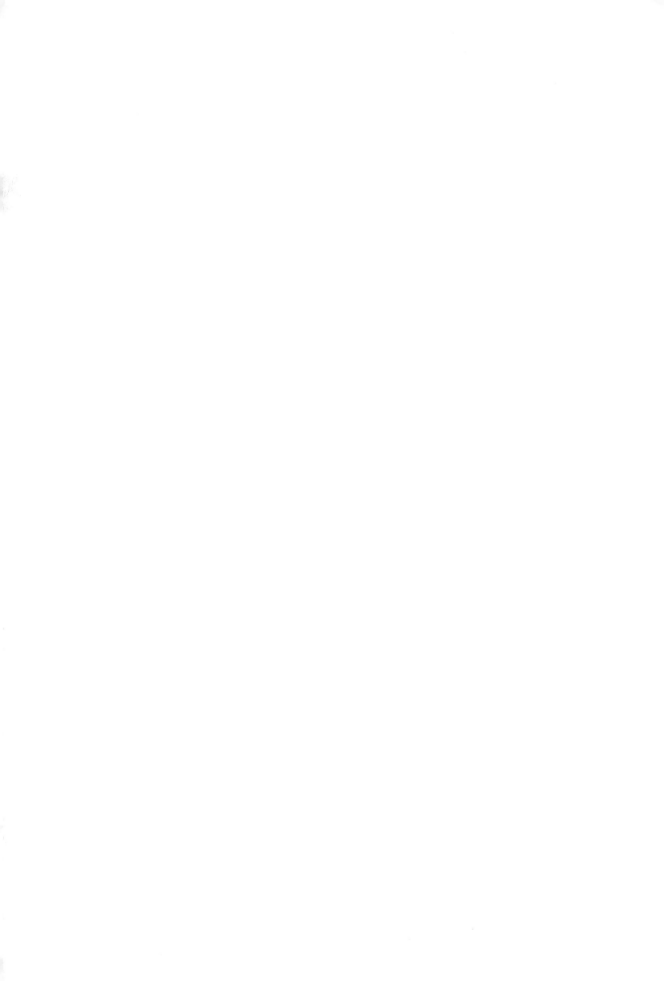